中国百年百名中医临床家丛书

干祖望

俞无名 干千 编著

中国中医药出版社

·北京·

图书在版编目（CIP）数据

干祖望 / 俞无名，干千编著 . -- 北京：中国中医药出版社，2001.9（2025.3 重印）

（中国百年百名中医临床家丛书）

ISBN 978-7-80156-259-3

Ⅰ . ①干… Ⅱ . ①俞… Ⅲ . ①中医学临床－经验－中国－现代 Ⅳ . ① R249.7

中国版本图书馆 CIP 数据核字 (2001) 第 064272 号

中国中医药出版社出版

北京经济技术开发区科创十三街 31 号院二区 8 号楼

邮政编码　100176

传真　010-64405721

廊坊市佳艺印务有限公司印刷

各地新华书店经销

开本 850×1168　1/32　印张 15　字数 337 千字

2001 年 9 月第 1 版　2025 年 3 月第 5 次印刷

书号　ISBN 978 - 7 - 80156 - 259 - 3

定价 55.00 元

网址　www.cptcm.com

服 务 热 线　010-64405510

购 书 热 线　010-89535836

维 权 打 假　010-64405753

微信服务号　zgzyycbs

微商城网址　https://kdt.im/LIdUGr

官方微博　http://e.weibo.com/cptcm

天猫旗舰店网址　https://zgzyycbs.tmall.com

如有印装质量问题请与本社出版部联系（010-64405510）

版权专有　侵权必究

出版者的话

祖国医学源远流长。昔岐黄、神农，医之源始；汉仲景、华佗，医之圣也。在祖国医学发展的长河中，临床名家辈出，促进了祖国医学的迅猛发展。中国中医药出版社为贯彻卫生部和国家中医药管理局关于继承发扬祖国医药学，继承不泥古、发扬不离宗的精神，在完成了《明清名医全书大成》出版的基础上，又策划了《中国百年百名中医临床家丛书》，以期反映近现代即 20 世纪，特别是新中国成立 50 年来中医药发展的历程。我们邀请卫生部张文康部长做本套丛书的主编，卫生部副部长兼国家中医药管理局局长佘靖同志、国家中医药管理局副局长李振吉同志任副主编，他们都欣然同意，并亲自组织几百名中医药专家进行整理。经过几年的艰苦努力，终于在 21 世纪初正式问世。

顾名思义，《中国百年百名中医临床家丛书》就是要总结在过去的 100 年历史中，为中医药事业做出过巨大贡献、受到广大群众爱戴的中医临床工作者的丰富经验，把他们的事业发扬光大，让他们优秀的医疗经验代代相传。百年轮回，世纪更替，今天，我们又一次站在世纪之巅，回顾历史，总结经验，为的是更好地发展，更快地创新，使中医药学这座伟大的宝库永远取之不尽、用之不竭，更好地服务于人类，服务于未来。

本套丛书第一批计划出版 140 种左右，所选医家均系在中医临床方面取得卓越成就，在全国享有崇高威望且具有较高学术造诣的中医临床大家，包括内、外、妇、儿、骨伤、针灸等各科的代表人物。

本套丛书以每位医家独立成册，每册按医家小传、专病论治、诊余漫话、年谱四部分进行编写。其中，医家小传简要介绍医家的生平及成才之路；专病论治意在以病统论、以论统案、以案统话，即将与某病相关的精彩医论、医案、医话加以系统整理，便于临床学习与借鉴；诊余漫话则系读书体会、札记，也可以是习医心得，等等；年谱部分则反映了名医一生中的重大事件或转折点。

本套丛书有两个特点是值得一提的：其一是文前部分，我们尽最大可能收集了医家的照片，包括一些珍贵的生活照、诊疗照，以及医家手迹、名家题字等，这些材料具有极高的文献价值，是历史的真实反映；其二，本套丛书始终强调，必须把笔墨的重点放在医家最擅长治疗的病种上面，而且要大篇幅详细介绍，把医家在用药、用方上的特点予以详尽淋漓地展示，务求写出临床真正有效的内容，也就是说，不是医家擅长的病种大可不写，而且要写出"干货"来，不要让人感觉什么都能治，什么都治不好。

有了以上两大特点，我们相信，《中国百年百名中医临床家丛书》会受到广大中医工作者的青睐，更会对中医事业的发展起到巨大的推动作用。同时，通过对百余位中医临床医家经验的总结，也使近百年中医药学的发展历程清晰地展现在人们面前，因此，本套丛书不仅具有较高的临床参考价值和学术价值，同时还具有前所未有的文献价值，这也是我们组织编写这套丛书的初衷所在。

中国中医药出版社

2000 年 10 月 28 日

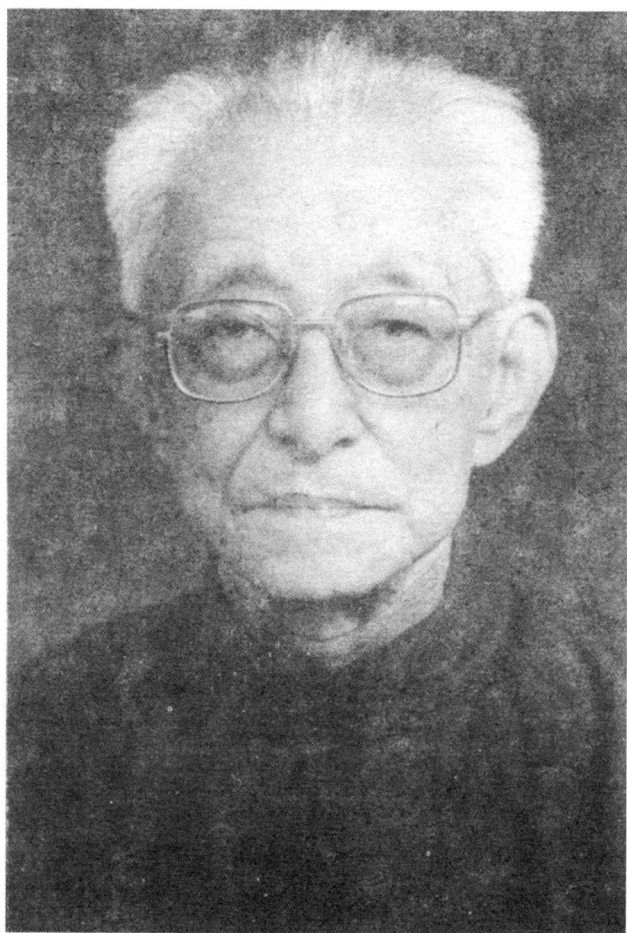

干祖望先生

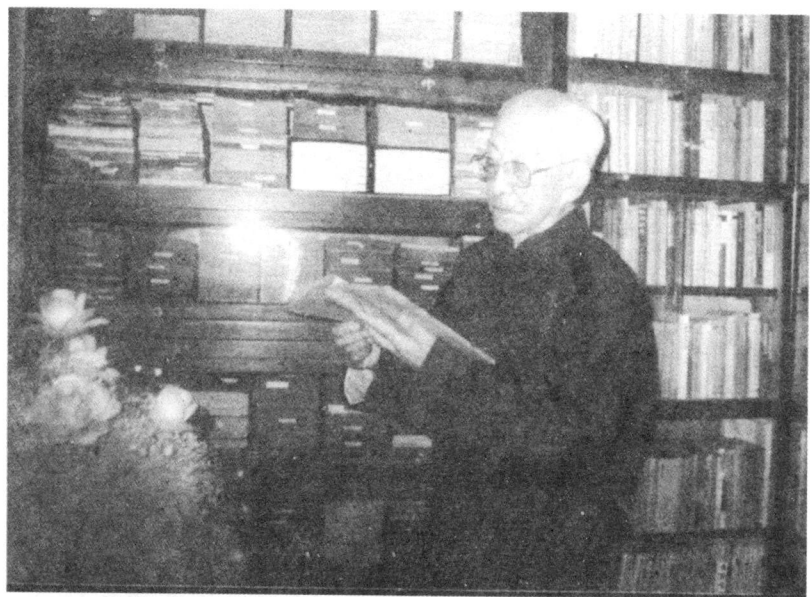

干祖望先生在查阅资料

干祖望先生手迹

干祖望教授医案录

编号

姓 名	性别	年龄	单位或住址	联系电话	病 名	初(复)诊日期
张希定	男	54	苏州威望堰专科教师		软腭增生慢性咽炎	99年5月25日

病史及检查

　　断续一年半，局部持有咽喉、疼痛症状，有故烟的阳面干灼等难受，伴少咳嗽咳多咳粒感。曾经治疗多次无效，在苏州上海做过两次CT，都告之排除恶性病变。胸膈窒闷，血压偏高，失眠已久，两便正常。

　　检查：咽后壁及增生丘。

　　声带肥厚，左侧大些的表现多些些，两侧传声增里厚些，左侧厚生，室起望球状起起越难重，左侧至盖于声带上1/2，右侧加1/4，两披梨隆腺，右室厚膜，咽后壁接近狭窄。老色（暗略型）

　　舌薄试苔，脉细细涩。

辨证：　　本重停帐，取此望疾病是已奠定基础，加之安顿于威望之辰良心此积之残积，内侵脾胃，时间一久，大有应用调减。伏却欠固气短怎越之逢和气一伟病两级气体血瘀围找于了单起之地五除久，声门变有双狭薄之理，亭枫一咳叶易苦，牵心无经为力，些珍嗽制狂攻心对付误疾。亦从珍腭到气波劳入手，型步心牵前仙张难收。好孟至苹来之久，正气尚充，足够接受。

处方

　　三棱6g　莪术6g　青枝6g　松壳研9g　石块枝6g
　　桃仁10g　漆叶6g　防己6g　白芷6g　地肤6g
　　　　　　　　　　　　　九材

15000
干祖望

　　　　　　　　　　　　　　　　　　　签　名

干祖望先生医案手迹

雲儿编著此书 付梓之序
占此七诗以代序

妩妾言之以妾听，

絲平芳酒祝长春。

信书不言之书好，

硬復訊善文负採薪！

于祖望
辛巳之春
告年九十

姑妄言之以妄听，能乎芳酒祝长春？信书不若无书好，覆瓿芜文负采薪！

注：

（一）第一句，引用《庄子·齐物论》"子尝为女妄言之，女以妄听之"全文。

（二）第二句，引用宋·晏殊《木兰花》词"百分芳酒祝长春"原句。

（三）第三句，引用《孟子·尽心下》"尽信书，则不如无书"原文。为了平仄，把"如"改为"若"。

（四）第四句，覆瓿的低级写作，徒然欠下了采薪者的一笔债务。采薪，《幼学琼林》解释为"抱病"，也就是病人。

（五）这里第四句，为家父的谦虚之词。

目　录

医家小传

家乡人公认为"医林一怪"的家父，我俩虽然绕膝数十年，但确无法定型来形容描述他。只知道他读书贪婪、待人宽厚、对子女严厉、自奉刻薄、工作尽责、不攀豪贵。我们认为家父取得这些成绩，其有别于他人的几个方面有：①知识广博。家父的文学根基打得深而且扎实，从小就博览群书。当家父青少年跟师学徒时，由于常坐于老师作为书房的江厅中读书而被戏称为"江厅土地"。②守旧崇古而又能接受新事物。一般人到了一定的年龄，总是有意无意间会拒绝接受自己还不认识的东西。而家父却能接受那些新生事物，当在他写的文章中引用那些新名词时常常会让人们认为执笔的人应该是年轻人。③勤奋。家父数十年如一日孜孜不倦地读书、著作。家中常见的就是他在书桌前的身影。当然，除了工作之外的凡家中大小事物家父是从不关心的。④由于出身及历史原因，几十年间都没能学以致用。而家父在此环境下不仅没有放弃反而利用此时间加强了对业务的钻研。

家父于 1912 年出生于上海市金山县（1987 年版《中医年鉴》作松江县）。5 岁进"南社四子"之一姚石子家塾读书，专攻古文。18 岁时师从浙江省嘉善县西塘名医钟道生学习中医内外科。22 岁业成后开业。41 岁至沪参加上海市松江第四联合诊所。45 岁（1956 年）调江苏省工作。现任南京中医药大学教授、附院（省中医院）主任医师（未退休、照常上班）。兼任全国中医耳鼻喉科学会主任委员、江苏省中医耳鼻喉科学会名誉主任、江苏省中西医结合耳鼻喉科学会名誉主任等。1985 年获江苏省政府"特殊津贴奖及证书"。1999 年他的中医耳鼻喉科科室荣获全国唯一的"中医耳鼻喉科建设中心"称号。

家父系中医耳鼻喉科奠基人、创业者之一。对该科的贡献：① 1952 年在松江第四联合诊所建立起第一个中医耳鼻咽喉专业科。②手撰第一部中医耳鼻喉科专著"中医耳鼻喉科学"1956 年在《新中医》杂志上长期连载。③现在临床常见病在中医书籍中失载、付缺者有 2/5 以上，经过 30 多年时间予以填空补白，完成了中医一套完整的理论和处理方法，使现在这个中医专科可以运用裕如。④摸索出专科用方数十首，内十首左右疗效显著，如五味子合剂现在上海眼耳鼻喉科医院制成成药作为常用有效药；参梅含片在江苏省中医院作为王牌药使用，30 年来经常供不应求。其他的也通过《名医名方录》《现代名医经验方》等媒体的扩散而全国都在运用。⑤纠正了古来诊断不符临床、理论迹近误导者，推出新的说法以补充它。⑥第一个发现及报道"多涕症"和"喉源性咳嗽"两个新病种，并作出详细周全的理论、诊断、治法、用药，在全国影响极大，现全国绝大多数同仁在运用，而且见之于公开发行的医刊杂志上这个专题讨论已不少。

⑦蓄意攻克国际上认为尚无有效措施的顽症、难治病的难关，多年来已对慢性咽炎、慢性喉炎（除恶性肿瘤）可以达到治愈率80%，有效率98%。⑧培养第二代人才方面：其一受命手办"全国中医耳鼻喉科师资培训班"，从编写讲义到亲自上课，教研组是家父一个人组成的。1980~1986年，共办五期（全国共10期，广州3期，上海2期）。其二为中医传统的带徒形式。从1956年开始带徒到现在已有160名左右，前期为内科，中前为外科，近30年的后期为耳鼻喉科。响应1990年国家人事部、卫生部、中医药管理局"老中医药专家学术经验继承工作"号召中收下了三年制徒弟。在这几个不同形式中培养出高级耳鼻喉科教学、临床、科研人才，现在都是该科的骨干。⑨近200年中医有名的喉科世家，大多是在"秘方""秘法"中世代相传，从来不肯丝毫泄密。中医铃医，同样如此，故而他们的绝技，随着"人去术亡"而消失。喉科定会步其后法，故家父数十年的拜师求方，实践操作，删芜整理，写成文字，得以保存下来。

对整个中医的贡献：①充实三因学说；②把四诊扩展为五诊。对八纲，加以调整，纠正了古人的疏忽、误解之处，并充实为十纲；③设计出"辨证公式"，使教者言之有物，学者有法可循，填补了中医一个巨大空白点；④把病因病机，设想出中介证学说，用以弥补传统的笼统与呆板少变化的不足；⑤将外科的"疽"，分为"有头疽""无头疽"，并取名以冠。"耳壳流痰""断耳疮"引进和接轨于"耳壳软骨膜炎"等，如此所做的工作更是不胜枚举；⑥步迹孙思邈的中西医结合手段，20多年来已取得了一些经验。一贯坚决反对中医西医化，力行时代化、科学化。为此也发表了不少文章。

家父于近几年间发表的主要著作有（凡在 10 万字以下者，言不及之）：

《中医喉科学》《高校教材·中医耳鼻喉科学》《干祖望中医五官科经验集》《孙思邈评传》《干祖望医话》《干氏耳鼻咽喉口腔科学》《干祖望耳鼻喉科医案选粹》等。

下面引用了两篇文章，从他人的角度来认识家父，以飨读者。

1987 年第 3 期《光明中医》署名马东黎"干祖望印象记"中叙述：

干祖望，人称"干老"，果然，名符其实，一眼望去，的确是一个干巴巴的瘦老头，即便这样，我总有要写出他的欲望。进修快结束了，我开始整理自己乱纷纷的思绪……

初次见到干老，是在进修班的开学典礼上，那是初春犹寒的季节，南京却酷冷得贼死，他坐在主席台左侧，双手拢在袖管里，腰杆挺得笔直笔直，一条薄薄的围巾规规矩矩地绕在颈子上，有位同学给我指指："那就是干祖望，干老"。"一个老朽"，我心中暗道。然而，错了，随着洪若钟声的讲话出现的是一个神采奕奕，放荡不羁的老人，浓重的江浙口音，诙谐幽默的开场白，使全场不时爆发出大笑，我听不懂，也受感染似地跟着傻笑，不过，那风采，那抖擞的精神，那爽朗的笑声，却深深地嵌入了我脑海之中。

以后的接触便多了起来，他是我们耳鼻喉科班的班主任，一星期要上八节课，后来，我又磨着跟了他半年临床，也算是程门立雪吧，于是，便知道了干老的许多事情。

"听干老的课，和听侯宝林的相声一样过瘾。"这是同学们公认的。老先生不但能一连站四个小时不喝一口水，而且声音自始至终那么宏亮。据说，他年轻时吊过嗓子，专门练的这一功夫，而关键还在于他的博学多识，上自天文地理，下至三教九流，古往今来，用他的话说是"肚子里叽叽咕咕，什么都有"，所以讲起课来，很是生动。而有时的课堂更像讨论会。干老有许许多多的奇谈怪论，譬如："醒脾说""中介证说""五诊十纲"等等，这是他数十年中积累的经验，立出的假说，某些方面与中医传统理论有所出入。开始，同学们不能接受，于是堂上课下便有一次次的唇枪舌战，这时的干老头脑异常敏锐，诘问越烈，思绪越广，当他的理论占了上风时，那个得意劲儿他绝不去掩饰，偶尔词穷理屈，无言以对，他也大大方方地鸣金收兵。

跟干老上了半年门诊，着实得益非浅。首先，他诊病极端认真。每看一病，必书医案，理法方药一应俱全，即便是极简、极轻微的疾病，他也毫不含糊。也许是久练得道之故，如今他信手所书之医案，竟糅医、文、哲于一体，诗、联、骈于一章，读来不仅是精辟严谨的医学论文，还是情趣横生的艺术佳作。譬如有一航空性耳聋患者的医案中这样写道："九霄奋迅，肾窍乏适应之能；万里扶遥，听宫失聪聆之职。考六腑以通为用，七窍以空是求，故取通气开窍法，方从流气饮一型化裁。"干老医案一个最大的特点是喜用典故，比拟类推，让人在一笑之中尽悉其理。有时诸症错杂，互相矛盾时，他常叹曰"白云苍狗，反复无常"；顽疾初效则谆谆警告是"千里足下"，仍需"遥望长安"；当他治之无效时，便也自称"黔技已穷""青囊乏药"。诸如此类，不胜枚举。

如果说干老的医技令人叹服，那么他的医德医风则令人肃然起敬。有几件小事给我印象很深。有一烂喉风患者，咽峡黏膜大片溃烂，其上白膜覆盖，充血殷然，呈极痛苦面容，干老硬是二付约一复诊，直至患者痊愈。因干老一星期只有两个半天门诊，所以复诊的时间多安排在中午吃饭时。近些年，不论在医院、商店还是其他公共场合，都喜欢挂一些意见簿之类的东西，可真正听取意见者有几人？在耳鼻喉科诊室外也有一本，其上的每一条意见下，都有干老用毛笔工工整整的答复。如在1986年2月12日那页上写道："有些医生看病不认真，草草几句，应付病人"，干老答道"如遇这种情况请随时反映，写信寄江苏省中医院耳鼻喉科主任干祖望亲拆"。虎年伊始，某患者送一套"虎年四方联"邮票，他愣从兜里掏出三角二分钱；阳春三月里，他赴北京开会，风尘仆仆赶回直奔医院；出外讲学，从来不收钱，上班下班，总是徒步而行……

干老的生活更是丰富多彩。早上5点半准时起床，晚上11点半入寝，中午从来不休息，除此之外的时间被他排得满满的，需校对的书刊、杂志，要审的论文，要备的课，要编的书，要回复的求治信等等，名目繁多，即使这样，他居然还能抽出时间去听一段京戏，写一篇小杂文去抨击南京街头的小吃。有天，我去夫子庙玩，远远看见干老走在前面，手里提一把小红萝卜头，在人丛中慢悠悠地闲逛，我在后面悄悄跟着，心里直发笑，瞧他那一副神态，真像一个无所事事的退休老头儿，哪里想象得出繁忙的工作常常使得他不得不泡方便面充饥呢。

干老有一间小小的书房，上书"茧斋"二字，他说取意有三：其一是书房太小，如同蚕茧壳；二是我整日蹲在这里，就像是蚕在作茧一样；三是我希望自己像蚕一样，春蚕到死丝方尽。我细想想，还真是那么回事。

干老究竟是怎样一个人呢？真是很难说清。

他总是迈着与身体极不协调的大步匆匆去上班，去讲课。

他临睡前总是喜欢把钥匙、手表之类的小而重要的物件放在鞋肚里，以提醒自己第二天要做的事情。

他从来不开后门，"就是常去开新华书店的后门"，什么新书一到，他最先知道。

他的志向是退休后写小说（编者按：可惜他至今还没有退休，写小说的愿望落空了。幸而他从 1990 年开始写《医话》，1996 年人民卫生出版社出版了一本《干祖望医话》，又从 1992 年起在《辽宁中医》，1993 年起在《江苏中医》每期各一篇医话，写到今天还在继续撰写）。

他的口头语是"一塌糊涂"。

那么他给我的印象呢，也用这富有特殊内涵的"一塌糊涂"来概括吧。

1993 年 2 月 ~3 月号香港《紫荆杂志》署名吴新华、刘小湄"恩科状元干祖望"中这样叙述：

干老今年已是 80 高寿，瘦小的身材实在"干"得可以，周身却洋溢着与他的年龄和干巴的身型成强烈反差的精、气、神。他坐如钟，行如风，能在 12 分钟内，步履轻松地登上江苏省中医院 16 层的病区大楼顶楼查房，令人叹为观止。与他谈话，真是一种享受：旁征博引时，令人叹服其学识；插科打诨时，叫你笑破肚皮。找他看病的人多，他看的病人就多；他读的书多，家中藏书也多；他的著述多，学术交流活动更多；思维敏捷、生性诙谐的他，话也特别多。

说到"状元"，此话亦不假，有前后 6 个第一为证。

1952 年，他亮出了我国传统医学史上第一块"中医耳鼻喉科"的牌子；

1953 年，他作为专业中医师第一个进修西医耳鼻喉科，开耳鼻喉科中西医结合之先河；

1956 年，他所著的中医第一部《中医耳鼻喉科学》问世；

1978 年，中华全国中医耳鼻喉科学会成立，他出任第一任主任委员；

1988 年，他率先将中医耳鼻喉科专业推向国际舞台——应邀赴国家中医药管理局厦门国际中医培训中心，主持第一期国际中医耳鼻喉科培训班，学员来自美国、新加坡、马来西亚等国家。

干老一生不附权阿贵。

（以上见 2 月号 77~80 页）

读书，学富五车。

干老不仅读的书多，而且读书有道。

一为广采博收。他甚至从佛教书中受到启发，进而论证了"中西医结合"的历史渊源：古天竺吠陀"净身"学说与金元名医张从正"汗吐下"学说就有密切联系。

其二是追根刨底，去伪存真。按常理肾开窍于耳，耳聋应责之于肾。干老博览群书，却发现了别解：金代刘河间在《素问病机气宜保命集》中提到"耳聋治肺"，清代王孟英在《温热经纬》中提出"肺经之结穴在耳中，名曰：笼葱，专主乎听"。结合临床实践，干老发现咽鼓管急性阻塞或非化脓性中耳炎所致的耳聋，往往伴有鼻塞、流涕、咳嗽等肺经症状，于是选用三拗汤之类方药，疏风宣肺通窍，取得良好效果。对于古书中的糟粕部分，他赞成孟子所说的"尽信书不如无书"。

（以上见 3 月号 75~77 页）

专
病
论
治

概　　述

一、医案是临床经验的结晶

医案是临床过程中现场记录，家父十分重视其至到钟情。临床 68 年（1933~2000 年）也就写了 68 年的医案。这一套珍贵的东西，理应得到他人（包括群众和领导）重视、爱护，可是"以齿焚身的象"就骈体着家父。文革期间某先生，不止一次的说过"我最不怕头上出角的人，干祖望的角我一定要攀掉它"。的确言到做到，干祖望的角攀倒了。家父为此付出的代价不轻，职称［主治当了三十多年而一跃到主任。一无职称的教书匠，一夜之间黄袍（教授）加身］、工资（144.8 元的八级工资拿到 1993 年 10 月而陡然暴升 6 倍）。家父无形的才能和有形的医案，一度为中医院邹燕琴院长所重视，组织工作队，为之作电脑储藏，可惜的是，方才进入工作之际，邹氏御任了，从此又无人顾问。积下的4~5大箱的医案，几度搬家，现在仅仅存有一箱。

家父对恢复写医案的呼吁已到了大声疾呼的地步，写了不少文章，做了不少报告。兹将最近的一篇转载于下。2000年9期《湖南中医药导报》1~3页"医案——是衡量中医临床特色与水平的重要砝码"，全文内容如下：

中医撰写的医案，一如羚羊身上的羚羊角，只有羚羊身上才有羚羊角，没有羚羊角就不是羚羊。譬而言之：医案，是衡量中医临床特色与水平的重要砝码。

医案是什么？《中国医学大辞典》谓："医生所记治病之成绩也"，错了。你想医案写在治病之前，哪里还能总结呢？《简明中医辞典》谓："即病案"，但全书中没有找到病案这个词目。中医本身的书，没有准确的解释，反而《汉语大词典》解释得十分扼要明确，谓："医家的处方，前面书写症状、病机、脉象、舌苔和治法，后列药名、剂量、炮制法及服用法等，称为医案。体现了理法方药的具体运用。"不过该典主编罗竹风先生毕竟不是中医，误把处方也统于医案之中。但比之《中医辞典》的言不达意，毕竟高明得多。现在一般解释医案，大多都说"是记载疾病发生、发展、诊疗经过及转归的医疗记录，以及病情变化和诊治，医生的思考过程等全部记录"。这个疏注，完全是既合时宜而又乱点鸳鸯，既方便聪明而又愚蠢可笑地把西医的一套来等同中医的必然后果。对医案的解释，准确地说，是中医在治病过程中的思维方法、观点判断及为何取用这个治法方药的公开表白的方法与手段。使病家获得知情权，让旁观者知道你的思路对或不对，更可反映出医生的素质水平。

我们首先应该知道中医与西医的区别在哪里。有人说"西医用西药，中医用中药"，"西医凭生理解剖，中医凭阴阳五行"，"西医用听筒，中医看舌候脉"等等，都是以相貌取之而不着边际的泛泛之论。事实上其区别只有一句"一言中的"之话，就是西医没有"证"，治疗疾病就"见病发药"；中医主要不治"病"而治"证"，所以治病要"辨证论治"。

辨证论治，就是任何一个病，不管补的泻的、热的凉的、散的敛的都可取用。反过来说，任何一味中药，什么病都可取用，所以中医往往"见痰不消痰，出血不止血"而能使痰消、血止。因为痰和出血都是病而不是"证"，本来就不是中医治疗的对象。

中医，就凭中医理论可以在纷繁复杂的许多症状中捕捉到"证"，然后凭中医知识和思维判断来选择治法、处方和用药。但运用中医知识和思维的方法（即思路）及判断能力都是在中医师大脑中活动的，谁也看不见，只有用医案来表述才能公之于众。所以中医处方就是由医案和处方两部分组成的。西医治病，某病用某法（独没有方）、某药是固定的，甲医生如此，乙医生也如此，甚至全世界西医都如此。因之西医处方，只须处方已足够。所以医案这个反映医生思路、判断力的表述，西医不需要它，中医却不能没有它。

简而言之，医案是中医诊治疾病思路历程的表述，是用来公开中医临床者所以取用这个治疗方案的说明书，而绝对不是一个可有可无的装饰品。正是这种表述，就可反映出其人其术素质水平的高低和思路方法的正确与否。中医历来有方脉派，方是处方，脉是脉案，即医案。所以，五六十年前有过这样的选医谚语："找长工看出汗，找郎中看脉案（即医案）"。意思是说，出汗多少反映出长工出力多少，脉案水平反映出医者水平之高低。

所以一份完整的中医处方，是由医案和药方两个单元组成的。没有处方，当然不可治病。但没有医案，则处方也无由产生，所以中医临床实质上不可能没有医案。而一个真正的中医都不愿成为无医案的医者。当然，外科、骨伤科、推拿科、眼科、喉科等以外治为主或将重点放在外治方面的学科，也可以不写医案，仅仅书写药味。但也有不少外治临床家甘于书写医案，如马培之的《外科医案》、高锦庭的《谦益斋外科医案》、杨清和的《眼科医案》、陈莘田的外科、喉科医案等。而一般内科、女科、儿科等以内服药为主要治疗手段的"方脉派"都写医案。

历史上没有医案的处方，不能书写在正式方笺上，只能写在横式的白纸上，而且不能竖写，只能横写，故没有医案的处方俗称"横方"，以示不是正规方。药铺里也不作正式方笺来收费，只看成为一个铜板买樟脑、两个铜板买硼砂、十个铜板买胡椒粉等类小买卖，所以反而按九折、八折的优惠来收费。现在80岁以上的老中医，都知之详熟。

何时开始书写医案，已难稽考，我所读到的一部最早的医案是元代罗天益（1220—1290年）的《罗谦夫治验案》。之后，明·汪机（1463—1539年）的《石山医案》、孙一奎（1522—1619年）的《孙文垣医案》、陈岳的《三世医验》、卢复的《芷园臆草存案》、易大艮的《易氏医案》等相继出现。一到清代，医案则如雨后春笋般蓬勃发展，除叶天士（1667—1748年）《临证指南医案》《未刻本叶氏医案》之外，还有李用粹（待查）的《归德堂医案》、尤怡（？—1749年）的《静香楼医案》、吴鞠通（1738—1820年）的《吴鞠通医案》、高锦庭（1755—1827年）的《谦益斋外科医案》、曹沧洲（1850—1931年）的《曹沧洲医案》、吴金寿（？）的《三家医案》、王旭高（1798—1860年）的《王旭高临证医案》、姜成兰（？）的《龙砂八家医案》、王孟英（1808—1868年）的《王氏医案》、费伯雄（1800—1879年）的《孟河费氏医案》、柳宝诒（1842—1901年）《柳宝诒医案》、《柳选四家医案》、马培之（1820—1907年）的《马培之医案》、余听鸿（1847—1907年）的《余听鸿医案》等，都是实用性、可读性极强的宝贵遗产。至于民国时代的《张聿青医案》、《大麻金子久医案》和《丁甘仁医案》，更是后来居上的不朽之作。新中国成立之后，这类传统的、典型的、中医原汁原味的医案不多，笔者读到的仅为1981年中医古籍出版社的《虞山墩头丘陈憩亭医案》、《顾西畴方案》（即《顾文垣医案》）、《黄氏纪效新书》（即《黄堂医案》）、《枫江陈莘田先生外科临证》（即《陈莘田医案》）四种，但作者都是19世纪清代人物，并非当代作品。北京出版社1990年出版了董建华主编的《中国现代名中医医案精华》，本书内容提要谓："网罗名家之广，选材按注之精和资料之多，为目前国内所少见。"言之不虚，确实如此。经过十年之后的今天，国内仍然少见同类之书。再从多次再版，笔者在珠海、深圳、香港、台湾四处已目睹有多种盗版来看，也可证实此书的真正价值。当然，古代医案，自有古代的文风，现代医案，自有现代的文风，受时代文风影响，现代医案不可能、也不必要还是"拖辫子、缠小脚"样的古香古色风格，但现代医案必须保持古代医案的精神实质。

各类各种"医案"的问世，势必形成一个"医案族系"，最早约在 1931 年之前，医案在中医文献中已独树一帜。日本·丹波元胤（即多纪元胤）编著《医籍考》80 卷，把 1804 年之前出版的中医文献三千几百种，分为医经、本草、食治、藏象、诊法、明堂经脉、文论、史传和运气九个门类，其中搜集医案 19 种，但凡 1804 年以后的文献，即付阙如，故清代许多优秀医案均未载入。

中国熏香摘艳、倚马雕龙的文学文化，博大精深，是全世界罕有的优秀民族文化遗产。其文章体裁之多，琳琅满目。《词林典腑》分为经、史、子、文四大纲类。其中还有：经、文、诗、赋、词、联、歌、曲、谣、咏、铭、颂、鉴、训、诀、语、说、论、谚、谱、书、扎、柬、册、表、状、契、评、议、记、诏、识、序、跋、奏、谍、牍、案、谕、批、按、疏、诰、凭、谏、讣、榜等 50 种以上各具特色和作用的体裁。但可惜的是医案这个文中明珠，却没有列入。其实精品的医案，可读性十分突出，例如喻嘉言（1585—1682 年）《寓意草》里的几节医案，以及张聿青、金子久、丁甘仁等医案中的名篇，其医理之融会贯通，思维之活跃，处方之严谨，用药之恰当，真令人拍案叫绝。所以医案应列入中国传统文化精品之中，它实在是一颗蛇衔鲛泣、骊颔蚌胎的夜光宝珠。

现代中医近 50 年来基本没有写医案，这势必导致中医临床学术的衰退。如恢复写医案，必有助于中医振兴。近 20 年来中医振兴工作也做了不少，可是收效极微。我看多年来由国家级到基层的振兴会议开了许多次，宣传、论文、计划的文件不止"五车之富"，但独独忘掉了"医案"这个体现中医临床特色和水平的问题。

今天，我提出中医临床学术之衰退，责之于不写医案，也许语出惊人，但你平心静气地思索一下，也许会认同，这是平常之理，真实之事。因为没有医案，谁都可以胡乱地瞎写几味吃不死人的草药。聪明一些的人不是中医也可以在药性字典上抄几味药即可，而且保证没有错。因之谁也不必用功钻研业务，而且也不需要什么辨证论治，理法方药，中医界的南郭先生们大可以得过且过地混下去了，中医临床学术水平怎能不下降？只有逼写医案，使你不得不钻研中医理论和诊疗技术，才能真正发扬中医学术。

中医界高层领导决策是正确的，因之已明文下达，要求在住院病历中必须写出中医名称及中医病理机制。但"上有政策，下有对策"，绝大多数的临床医生都在讲义上对号入座地找出病名，然后照录恭抄，表面上十分得体，而实质上是自欺欺人。欺人的对象，就是高层领导。

其实中医病人主要在门诊，因此，门诊必须写医案。当然有人会提出不同看法：要在门诊上书写医案是办不到的。因为有时每 4 小时需应付 30~50 号病人，一写医案则至多 1 小时 3~4 号。其实提这个意见者首先就错了。因为要振兴中医，应首重医疗水平和医疗质量，而不是数量。也有的说"这样高要求，谁能具有这套本领？"此想此言，大错而特错了，你没有本领，就不应该当中医。

我呼吁：中医要再实行书写医案。这样凡不学无术靠骗人的冒牌中医，就无法混迹于中医队伍之中了。懒惰者，逼迫你走上勤奋之路；优秀者，更可脱颖而出。中医学术、医疗水平也势所必然地大大提高。

二、干祖望教授的医案特色

第三者对家父医案的看法如何？兹选择两篇文章以作证：

其一，为1990年2期《北京中医》杂志陈小宁的"干祖望教授的医案特色"（3~6页）文为：

"医案"又称"脉案"，是医家在临证中用来记录病史、分析病情、辨证治疗及阐述医嘱的一种特有的医事文体，历来为广大医家所重视。业师干祖望老先生自幼熟读岐黄，精通文史，临床经验丰富，疗效显著，更难能可贵的是他在临证中一病一案，案案无雷同，数十年如一日，恃其华丽的词藻、畅达的笔调、广阔的思路、巧妙的构思、精辟的论述，使医案百读不厌，表现出其特有的风格。有人评论他的医案"读来不仅是精辟严谨的医学论文，还是情趣横生的艺术佳作"，笔者颇有同感。现试举数例，以供同道欣赏。

1. 腾蛟起凤　学士遗风

医案是在临证中急就成章，可谓倚马七步，写来确实非易，但干老却能集医、哲、理于一体，诗、联、骈于一章，更显示出医术精深，文采横溢。

如1984年3月6日李某案：

嘶哑时历五越月，除咽部干涩、紧迫感外，余无特殊症状，痰不多。

检查：咽（–），声带暗红晦滞；两室带肥肿，除声带后1/3尚可看到外，全部已覆盖于声带上。充血也呈晦暗型，舌薄苔映黄，脉实有力。

医案：声带一片晦红，大有"水天一色"之慨；室带两厢峙肿，亦兴"冥顽不灵"之叹。常规取药，徒有蒸梨之效，从僻裁方，或邀徙柳之功，欲破困境，唯此一筹。

处方：三棱、莪术、鳖甲、川山甲、柴胡、乳香、没药、昆布、海藻、落得打，5剂。

本篇医案是一则很好的骈体文，字句相对，前后相应。"声带一片晦红"与"室带两厢峙肿"相对，"水天一色"与"冥顽不灵"俱是成语，而且上下呼应，可谓一气呵成。"常规取药，徒有蒸梨之效，从僻裁方，或邀徙柳之功"两句，是典型的四六对句，抑扬顿挫，韵味俱全，大有六朝文风。全篇医案，字斟句酌，可谓医林隽品，文苑佳章。

又如1987年12月2日陈某之梅核气案中："锁启重楼，越鞠丸已平澜浪；钥开辽廓，流气饮再扫余波"更可称得上是一副妙对。"锁"与"钥"，名词相配，"启"与"开"，动词相应，"重楼"（即咽喉，典出《黄庭经》）与"辽廓"（即胸腔，典出《淮南子》）同为解剖名词，"越鞠丸"和"流气饮"又都是中医方剂之名方，更有"已平澜浪"与"再扫余波"，借物喻情，字字相对，毫无刀斧凿痕，可谓巧妙之极。

再看干老为一航空性中耳炎病例写的医案："九霄奋迅，肾窍乏适应之能；万里扶遥，听宫失聪聆之职。考六腑以通为补，七窍以空为求。"更是对仗工整，生动活泼，妙喻贴切，令人百读不厌。

又如1987年8月4日孙某案：

咽喉干燥无液，狂饮以求润为时已多年，频频清嗓不已。

检查：咽部黏膜干燥，偏于苍白，舌薄苔，脉细。

医案：旱魃难驱，咽焉得润，玄武不至，哪得不干。益水生津。

处方：生石膏、知母、玉竹、乌梅、女贞子、旱莲草、生地、白扁豆、麦冬、甘草。

《诗·大雅·云汉》云:"旱魃为虐,如惔如焚"。"旱魃"为火怪,"玄武"乃水神。咽喉干燥无液,为火灼津亏之证,治疗以益水制火,乃常规之法,干老借旱魃、玄武为火热、津液之用,令人感到既新颖、又贴切。

又如1987年4月24日魏某案中:"肝胆旋沸,痰火助威,伐木柔肝,消痰清火"四句是按照"平平仄仄,仄仄平平,仄仄平平,平平仄仄"的规律排列。更有1984年4月21日胡某案中:"湿自中州泄出,热从阳明而来",不但上下两句,对仗工整,而且把每句的第一个字拼凑起来,即成病因,这在文法上即为"鹤顶破题格",非有高深的文学水平,很难写也。

2. 据典引经 言有实证

为了增强论证的说服力,干老在医案中常引用经典论据、先哲名言,使辨证有据,更显示出学有渊源。

如1986年5月4日林某案:

幼时因临考紧张,两耳鸣响剧作,以至失聪,以后因停学及用药治疗有所好转。刻下左耳全聋,右耳稍能听到音响。

检查:两耳鼓膜完整,舌质红,边有齿痕。

医案:临考紧张,多思多恐,思则伤脾,恐则伤肾,思则气结,恐则气下,而致气血离乖,肾窍失养,鸣聋俱作,经治耳鸣虽缓,聋聩已成定局,回聪难寄厚望,权宜益气升清,能有效否?

处方:黄芪、党参、白术、山药、当归、川芎、升麻、柴胡、葛根、甘草,5剂。

思则伤脾,恐则伤肾,思则气结,恐则气下,乃《内经》名言，干老巧妙地把其嵌入医案中，既增强了医案的渲染力，又使人感到自然贴切。

又如1984年3月20日程某案：

咽病两越月矣，主症为鲠介作塞，次为干燥不润，再次为稍有疼痛，痰量较多，色白而黏，咯之不爽，痰中见红，大便一贯偏稀，一度以情绪不快而症状加重。

检查：扁桃体已摘除，黏膜不充血，后壁淋巴滤泡增生，两侧束柱状肥大，舌薄苔，脉细而软。

医案：虚火喉痹，养液滋阴，古有遗训。今也咽不充血，干不求饮，大便偏稀，显然非"阴虚生内热"之证，症属《素问·阴阳类论》之"咽喉干燥，病在土脾"。脾病则胃气失降，上逆则作鲠，脾虚则精微之生化失常，咽焉得不干？至于痰中见红，虽然不能以脾不统血责之，但瓜田李下之嫌，总难开脱。脾虚则大多气滞，气滞则津败液腐，粘痰因而生矣。作射马擒王之计，当拟补脾益气，培土生金为是，方取参苓白术散加减之。不过喉科遗训有"喉痹不用二术"之嘱，但《珍珠囊》指出"白术生津"，李中梓更有生津止燥之论，何伤之有？

处方：太子参、白术、茯苓、白扁豆、山药、石斛、苏梗、沉香曲、佛手、橘叶，5剂。

虚火喉痹以阴虚为本，治疗以养阴润燥，自古已成定论。干老根据"咽喉干燥，病在土脾"之论，用培土生津，创阴虚喉痹治疗之新法，并破"喉痹不用二术"之清规，宗李中梓白术生津止燥之法，以燥药而治"燥"证，令人耳目一新。

3. 成语妙喻　托月烘云

干老在医案中，常引用许多成语典故，巧喻妙比，使医案更生动活泼，不拘一格，读起来使人感到既通俗易懂，又妙趣横生，回味无穷。

如1987年8月11日张某案：

鼻病多年，入冬即黄涕奇多，滂沱不敛，鼻塞不通，进入春夏可不治自愈。现在还未应令发作，要求预防。

检查：鼻（-），舌薄苔，脉平。

医案：应未雨绸缪，冬病秋治；毋临渴掘井，卯患寅防。张元素认为："满座皆君子，小人无容身之地"，当然以扶正为主，在理而言，冬作夏愈，症多寒证，而多涕出黄浊，确是热象，可能冬为藏令，玄府秘塞，肺开窍于鼻，而肺又主皮毛，肺热而无从发泄，则不能不假道于畜门。方取百合固金，参以宣泄之品。

处方：玄参、生地、百合、黄芪、白术、防风、桔梗、辛夷、大贝母、桑白皮，5剂。

医案中，"应未雨绸缪"，"毋临渴掘井"均取之于《朱柏庐治家格言》，说明应防患于未然，勿斗而铸兵；"冬病秋治"与"卯患寅防"相对，一以四季作喻，一以天干作比；以"满座皆君子，小人无容身之地"以喻正气内存，邪无藏身之处，以理喻医，以医论理，医理相映，令人信服。

又如1986年6月6日侯某案：

嘶哑三年，屡治未效，进食时有呛咳倒逆。

检查：右声带固定于旁正中位，左声带活动不良，发音时不能靠拢，舌苔薄，质红，脉细弦。

医案：声带麻痹固定，殊难求之恢复，不过明知山有虎，偏作采药人，试从养血破血，熄风荣络手法，是否有柳暗花明之遇？

处方：熟地、当归、川芎、白芍、蜈蚣、地龙、全蝎、桑寄生、功劳叶，5 剂。

声带麻痹，实属顽症，治疗非易，但干老却无放弃之意，而竭力为之一搏。"明知山有虎，偏作采药人"和"山穷水尽疑无路，柳暗花明又一村"两句，既表现了知难而上的决心，又含蓄地谆告病人不能作过高的要求，但又不使他完全失去信心。

又有 1987 年 12 月 14 日葛某案：

左耳中耳炎已十余年，后转成胆脂瘤，上月 20 日作摘除手术之后，左耳刺痛阵作，伴以憋气，阵阵嗳气又与憋气相呼应，鼻通气良好。

检查：左耳干燥，舌薄苔，脉细。

医案：厥阴之气偏盛，循经络施虐，则耳中憋气，乘之中土，则嗳呃频频，至于两者遥遥相应者，正是"铜山洛钟"之理，拟从平肝理气两顾，方从木香流气饮与逍遥散相参。

处方：柴胡、白芍、木香、乌药、大腹皮、苏梗、枳壳、沉香粉、陈香橼，5 剂。

耳中憋闷，胃脘嗳呃，虽为二病，干老认为俱与"气"有关，当责之于肝，肝气上逆而耳憋，横逆乘脾而嗳呃，治从平肝理气，乍看费解，但细品深感其可谓抓住重点，拦腰而击。更令人赞叹不已的是干老把两病的相互关系喻为"铜山东崩，洛钟西应"，真是神来之笔。

又如 1988 年 1 月 22 日杨某案中：治疗诸般外感唯以宣解表散为不二法门，饴糖、糖浆性属中和，最能遏邪外泄，持其以治外邪，正是抱薪救火之忌，明明小恙，人为拖延，看来刻下已有狂澜难挽之势，只能再进疏解宣泄，作亡羊补牢，冀桑榆之得。区区数十字，竟把"不二法门""抱薪救火""力挽狂澜""亡羊补牢""失之东隅，收之桑榆"等成语自然嵌入，运用自如，可谓如囊中取物，信手拈来。

再如一个鼻咽癌后期抢救病人的医案，在最后几句是："时临湘叶江云，但冀鲁阳挥戈，日返多舍"，在两句中借用三个古典，隐射病情重笃，既含蓄、又真诚，可谓妙极。

另外，干老在医案中常以杯水车薪形容病情严重而用药轻少，难以取胜，以锲而不舍鼓励病人长期治疗，坚持不懈，以免半途而废；以白云苍狗形容病情变化迅速；以圆凿方枘暗喻辨证用药与实际不相符合等等，举不胜举。

4. 辨证论治　剥茧抽丝

在临证中，遇到的慢性病、顽固病甚多，症状杂乱常使人感到眼花缭乱，无从下手。干老对此从不轻下结论，而是细心分析，步步深入，抓住重点，逐个击破，用他自己的话来说就是"擒贼先擒王"。

如1984年3月23日柯某案：

半年之前开始，咽目两干，口腔及鼻咽也波及燥涩，晨起口中有臭气，皮肤干燥易裂，甲爪灰变，左拇指弹响，左足跟也疼痛。

检查：鼻（－），咽后壁淋巴滤泡增生，两侧束肥大，舌薄苔，脉细。

医案：诸病林林总总，总是因津涸液枯，治疗亦唯从生津养液以求。尽管筋枯属于血虚，但津血同源，津液充沛血自然旺，不过生津养液之法殊多，何去何从应取之适当。考水谷入胃，经熟腐而借道脾以升化运输，再入肾以藏精，肾气上通于肺，藉肺朝百脉之功能，将水谷精微输布全身，以资濡养。即所谓津以养肌肤，液以养关节、脑髓孔窍。本案键，主在脾经，责是取培土生金，赖金生水一法，稍佐养血之品，则更臻周到矣。

处方：党参、白术、白扁豆、山药、当归、熟地、茯苓、白芍、绿豆衣、甘草，5 剂。

干燥之症，当责津亏，滋阴养液为之常法，历来都从肝肾二经入手，而干老却独责之于脾，以脾为后天之本，水谷精微生化之源，有源则水即可涓涓不断，此治本之法也。

又如 1987 年 10 月 12 日罗某案：

右耳常鸣，左侧偶作轰鸣者一年又半，鸣声有蝉鸣、风扇声、机器轰鸣样等多种，听力下降，欠寐。

检查：左鼓膜瘢痕性下陷，右耳（－），舌黄腻苔，脉弦劲有力。

医案：纵然年超杖乡，第神旺精沛，壮健不减当年，鸣聋之作，决非虚赢而来。《景岳全书》认为：鸣声亢者为实，微者为虚。今也音调为高，当然以实证论之，且失眠于着枕之病，更乃属实，脉主弦劲有力，舌苔黄而糙腻，更非进补之躯，当从疏肝伐木入手，方采龙胆泻肝汤加减。但毕竟八八之岁，药以中疾而止，滋养之品待之来日。

处方：龙胆草、天竺黄、山栀、柴胡、白芍、夏枯草、陈皮、苦丁茶、当归、丹参，5 剂。

老年耳聋，多属虚损，滋补肝肾，乃为常规。干老以实泻肝胆虚补肾为原则，用平肝伐木一法，并非标新立异，别出心裁之作，而是因人而异，因病制裁。虽年逾杖乡，但素体、病症却非虚赢所属；虽取用攻泻之法，但亦顾及年迈之体，用药则中疾而止。辨证有根有据，用药进退有度，颇有大将之风度。

又如 1987 年 12 月 14 日唐某案：

感冒、高烧已三候，继而喉头灼痛，发音嘶哑，屡服糖浆、冲剂以解感冒及清音，反使声哑更增，后进中药清解，诸症稍缓，但终难告痊。刻下音色很差，伴以咽痛，偶有呛咳。

检查：咽峡充血呈红艳型，声带轻度充血，舌苔薄腻，脉平。

医案：汪石山常叹"病也不伤于二竖，独伤于药石"，华岫云批评《临证指南》之早用沙参、麦冬，谓之"致哑灵丹"。诚然，考中医传统，表药宜淡，清药宜苦，补药宜甜，常规戒律，无法紊乱。今也感冒浮邪宣泄之际，进糖浆以遏其邪不得外出，化火内燃，当灼喉头如焚，邪愈遏而愈深，横侵声门囊钥。终以中药解表清化，犹之旱得云霓，被遏者得宣解，内火得清化，故而诸恙得缓。刻下尚有残邪余孽，徘徊为祟，宜再清化解表，以肃久困而难彻之伏邪。

处方：麻黄、杏仁、甘草、双花、菊花、马勃、桔梗、芦根、蝉衣、天竺黄，5剂。

在表宜宣，里热宜清，虚证宜补，实证宜攻，因药而致表邪不解，误遏入里，久困难去，临床多见，干老常喻之为"引狼入室"，为医家之大忌。本案虽病历匝月，但仍有残邪兽困肺经，故而仍从清宣。案中并列举汪石山、华岫云两位先贤论评，提醒大家，引以为戒。

干老在临床50多年中，写下数万篇医案，足可看出其治学严谨，一丝不苟，这种精神也值得大家学习。

其二，为1987年4期《江西中医药杂志》申斌的"干祖望老中医治案四则"（12~13页）文为：

干祖望老中医从事中医教学及临床50多年，学验俱丰，颇有独到之处。现将笔者跟随学习，所得之病例数则，介绍如下：

1. 咽干烧灼　投桂枝白术而解

慢性喉痹往往由于肺肾阴虚，虚火上炎所致。肺阴虚者，养阴清肺，生津润燥；肾阴虚者，滋阴降火，清利咽喉，这是常法。然而干老曾治一于姓病人，咽喉部奇干作痛，有烧灼感及异物感已一年多。伴有胃脘部作胀，食后更甚，大便不成形，日圊两三次。入冬畏寒逾常人。十多年前曾大便黑血三次，当时诊断为胃出血。检查：咽后壁干燥少液，黏膜轻度萎缩，小血管网布。舌薄苔，脉稍有数意。《红炉点雪》谓："夫土衰水涸，则相火蒸炎，致津液枯竭，由是而咽喉干燥疼痛等症作矣。"治以温补脾土，化生精微，上润咽喉。处方：桂枝 3g，太子参 10g，白术 6g，茯苓 10g，怀山药 10g，炒六曲 10g，石斛 10g，升麻 3g，葛根 6g，生苡仁 10g，甘草 3g。连服 15 剂，咽喉干燥烧灼感告退，偶有阵发性痛及异物感。饮食二便基本正常。仍以原方加减 10 剂而愈。

初看咽干燥裂而取白术，似乎背道而驰；咽喉烧灼而进桂枝，更似泼火以油。本病人患胃病多年，脾虚土衰，难化精微，当然津液不能上承五官便走下窍，故咽喉奇干而大便溏泄。脾气一衰，阳气必弱，当然阳浮于上烧灼咽喉，阴沉于下畏寒逾常人。故治则主在一脾，补脾温阳手法正是擒王射马之举。古人云："二术不进喉门"，是怕伤津耗液，白术乃健脾利湿之品，配利湿药是要耗伤津液，伍健脾药却使脾气得苏，化生精微而能润。《名医别录》亦认为："白术是生津"之品。至于遣用桂枝，振奋脾阳以去灼，固护卫表以祛寒。可见干老用药之灵活。

2. 嘶哑鼻衄　服独活寄生而愈

干老治病，理法精深，颇有创新。曾治一 38 岁男性病人，9个月来发音不自在，声音嘶哑，喉头疼痛且有堵塞感，多言更甚。鼻衄经常发生，量不多色暗，鼻塞涕多。左半身关节疼痛，发凉无劲。检查：咽黏膜充血，小血管扩张。喉镜下：声带肥厚无充血，运动差（右），有梭缝，右则室带及披裂水肿肥大，鼻腔左黎氏区粗糙充血（晦暗型），舌淡苔厚腻，脉平。风寒湿杂至，犯于肺窍。予祛风胜湿法为主：独活10g，桑寄生15g，秦艽10g，防风6g，功劳叶10g，落得打10g，蒲黄6g，阿胶珠10g（烊化），桔梗6g，甘草3g。服药20剂后，发音已正常，但自觉没有原来宏亮，不耐多言。鼻衄消失，关节疼痛也有好转。检查：咽后壁部分黏膜萎缩。声带稍感肥厚，室带披裂仍肿。黎氏区粗糙减轻，腻苔亦化。转为补中扶正以巩固疗效。

取独活寄生汤治疗嘶哑、鼻衄，北辙南辕，似属无稽。然世间事物千变万化，对于疾病亦然，辨治不可泥于常规套法。本例由风寒湿三气杂至，"首先犯肺"，犯喉窍则声门肥厚，发音嘶哑；犯鼻窍则鼻塞流涕，黎氏区粗糙充血，鼻衄暗血。《三因方·外因衄血》有谓："病者因伤风寒暑湿，流传经络，阳阴相胜，故血得寒则凝泣，得热则淖溢。"至于侵犯关节则半身疼痛，发凉无劲。据此，干老选独活寄生汤之主药祛风胜湿，佐活血化瘀，通络止血之品，使缠绕九月之嘶哑、鼻衄出现愈象。

3. 赤龙乱舞　处镇心安神而息

一韩姓男病人，60岁。舌头摇动不息，终日无定已有一年之久。言语及饮食很不方便，一直辗转求医无效。后慕名远道前来，请干老为诊。诊时舌头摇动不息，舌体柔软，语言不清，需家人代诉病史，饮食更受影响，经常嚼破舌头，痛苦异常。且每于夜间舌摇加重，但在熟睡之际，可停息片刻。其他无不适。苔薄，脉细弦。干老稍思，处以镇心安神之方：柏子仁 10g，茯神 10g，朱灯心 3 扎，莲子 10g（杵），当归 10g，白芍 6g，天虫 10g，熟地 10g，磁石 30g（先煎），珍珠母 30g（先煎），菖蒲 3g。进药 5 剂，舌头摇动就减轻一半，言语、饮食有明显改善。获效之速令人意外，坚守原方，10 剂即痊。

方药平平，何以获得捷效？干老解释：赤龙乱舞，终日无休。以归经言，心开窍于舌，心神不定则苗窍不宁，熟睡之际，神安其舍，故苗窍暂可一息。《灵枢·口问》云："心动则五脏六腑皆摇"。况苗窍乎？故从镇心安神着手。以活动言，乃由心血不足，血虚生风，风动而摇，故配当归、熟地、白芍等以养血灭风。

4. 五官燥证　培土升清法得润

干老临证治疗，注重脾胃后天，对东垣"胃气一虚，耳目口鼻，俱为之病"推崇备至。他说："不论耳之肾、目之肝、鼻之肺、喉之肺，它们生命之源都是脾胃，至于直接属于胃的咽，更毋容置疑了"。曾治一谢姓女病人，口、眼、鼻、咽、喉堵塞感，两目干涩，视物模糊，视力下降。检查：鼻黏膜苍白少液，咽部两侧索肥大，余（－）。舌薄苔，质胖，脉来左细右沉。诊为脾气不足，清阳不升，拟从培土生清，参苓白术散加减：党参 10g，白术 6g，茯苓 10g，白扁豆 10g，淮山药 10g，陈皮 6g，甘草 3g，当归 10g，石斛 10g，黄精 10g。试进 20 剂，嘱忌辛辣、煎炸、花生、荸荠等。药后口鼻咽喉之干燥明显改善，唯有眼干还有一些，多言则咽喉又作干感，仍原方继进而愈。

本例谓干燥综合征，中医多言为劫耗阴液之燥证。而从肺肾滋阴论治。然而干老却从健脾升清立法，认为：急性燥证，为肺肾阴劫所生，可以肺肾论治；慢性燥证，则为脾胃化生不足，清阳不升所致，当从脾胃着手。本例燥证虽是阴虚致病，然病缠两年，观其舌胖脉细沉，都为脾虚之象。是津液乏源，无以补充肺肾润窍。故燥证为标，脾虚为本，用参苓白术散培土健脾，生津益水治其本，稍佐养阴之石斛、黄精压抑其标，取效快捷。

三、几点说明

理论、策划是重要的，但没有具体执行的一环，还是极不完整的半成品。所以你要总结经验，只有"临床效果"才是一座天平。于是我们就在以下五个资料中选择出较有价值的病案，取用何处，也以①②③④⑤（紧跟其后的为页码数）来注明，并加以导读性的评议按语，以飨读者。当然我们的水平有限，错误及失真之处希读者谅解。

①《干祖望耳鼻喉科医案选粹》1999 年人民卫生出版社出版

②董建华主编《中国现代名中医医案精华·干祖望医案》1990 年北京出版社出版

③《中国名老中医药专家学术经验集·干祖望篇》1995 年贵州科技出版社出版

④《全国著名中医医学经验丛书·干祖望经验集》2000 年人民卫生出版社出版

⑤未公开发表的门诊、会诊医案

取用的医案，严格遵守家父："唯书写医案，大有异于论文。论文可自主选题，从展卷到杀青，不计时日，参考资料，任尔撷采，字斟句酌反复推敲。而医案则系临时千姿百态之病种陆列眼前，在 10～20 分钟间仓促动笔，片刻成章，字重句叠尚且无闲一顾，更遑论对仗平仄。所以此书始成，即拟予以修润。但又一思'丽质本是天生，加工反伤斧凿'，何苦再作化装之师！终于未作一字更动，任它毛坯面世，原汁出笼。好在此书为专业著作，并非文艺篇章，不计无盐之丑，但求天籁存真"（节录 1999 年人民卫生出版社出版《干祖望耳鼻喉科医案选粹·自序》意志而原文照录，不加修润化装。）

耳 科 病

耳聋耳鸣

1999 年江苏科技出版社出版干千主编《干氏耳鼻咽喉口腔科学》："把耳鸣和耳聋两个病并在一起有两个理由：其一《诸病源候论·耳病诸候》：'耳鸣不止，则变成聋'，《寿世保元·耳病》：'凡是有聋者，势必耳鸣'。所以两者症状常可合并、交错出现。……其二，两者病因、病理，联系密切。在临床的辨证论治，也有它的共同性。某种特异性的方药，也是两者皆能奏效。他若导引、食疗、针灸或其他外治法亦然"（引 141~142 页）。

闫某，女，69 岁。1999 年 12 月 20 日初诊。南京。① P5（即来源于《干祖望耳鼻喉科医案选粹》第 5 页，下同）

今年 3 月突发性耳聋。听力丧失殆尽，伴以鸣响。做过高压氧无效。刻下心烦急躁。

检查：左耳鼓膜穿孔，有脓痂阻塞，左耳有痂皮。舌薄黄腻苔，质紫边有齿痕，脉细弦。

医案：右轻左重，向有传导之聋，横加突发，当然一无所闻，问诊无从详悉，口手乏术传情，只能以舌脉为参。试取化瘀开窍，稍佐祛邪。

苍耳子 10g　薄荷 5g　当归尾 10g　赤芍 6g　红花 6g　桃仁 10g　泽兰 6g　菖蒲 3g　路路通 10g　葛根 6g　7 剂煎服

二诊，1992 年 1 月 7 日诊。

药进 14 剂，依然轰啸不歇，终日无宁，唯蹲坑大便之际鸣即宁息，但取一般蹲下而不大便其鸣不息。舌薄白腻苔，质淡边有齿印，脉平有细意。

医案：通窍祛邪之剂，情同嚼蜡，苦于主诉词不达意，更添辨证之难。唯蹲坑大便之际可以不鸣，但蹲而不圊其鸣依然者，可证关键在乎"屏气"。考肺系主气，气泄则衰，气凝则聚，良以"屏气"虽属俄顷瞬息，但气可暂凝而不泄，泽及笼葱，苟安不响。试取益气升阳，以探进止。至于鸣声亢昂，例以实证处治，但病人言难明诉，诚恐非音调之高而乃音量之大耳。

党参 10g　黄芪 10g　葛根 6g　山药 10g　白术 6g　茯苓 10g　柴胡 3g　当归 10g　白蒺藜 10g　菊花 1g　甘草 3g　5 剂煎服

三诊，1992 年 1 月 21 日诊。

高啸之鸣，在停药 1 天后反而变本加厉。舌薄苔，边有齿痕如锯，脉平。

医案：进药之际啸声虽泯而不扰，唯之后而高啸如雷，可知尚能控制或可易辙以求，但舌边齿痕如锯，原方舍去，总有恋感。古谚"一忍可以制百勇",原方再观察一周。

原方7剂煎服。

四诊,1992年1月28日诊。

高音鸣啸,依然十分厉害。左耳在屏气时可以息鸣,右耳则依然鸣响。

检查:左耳潮润,舌薄白腻苔,边有齿痕如锯,脉平有力。

医案:续进7剂,亦属徒然,总之两耳鸣固一致,因则殊途。右属内在而主观,左为外在而客观。而且舌示中虚,脉呈火旺。歧途乏问津之处,暂试清心。

柏子仁10g 生地10g 竹叶10g 白茅根10g 朱灯心3g 竹茹10g 菖蒲3g 朱茯神10g 天竺黄6g 7剂煎服

按:此症传导性聋,回聪最难满意。六诊而有所好转,已属难能可贵。其辍药而反复动荡,证明获得之效未能巩固而应继续进药。最后取"丸以缓图"手法,十分得妥。

徐某,女,46岁。1991年7月5日初诊。南京环卫。

① P1

右耳鸣响一年多,为持续性,音调高音量小。对外来噪声拒绝,闻到后心烦。疲乏后及情绪波动时加重。耳鸣为右重左轻。近来头痛,伴有脑鸣,心慌手颤。舌薄苔,舌质有红意,脉平。

医案:心火旺盛,上犯于耳,盖心寄窍于耳。取清心养营。

生地10g 竹叶10g 白茅根10g 朱灯心3g 当归10g 丹参10g 菊花10g 柏子仁10g 益母草10g 7剂煎服

二诊,1991年7月12日诊。

已进 7 剂，鸣声仍无息意。但曩昔之以鸣声扰而致不能安眠者今已改善，闻噪声而心烦者仍然。手颤可以自主一些，其余无变化。自觉舌底部冒火，两掌焦灼，得食作胀，舌苔薄，脉平。

医案：方已稍有良好反应，可能（药）量之未及而难以明显。前方似乎仅在离火，而未及坎水欤？当今调整一二。

生地 10g　川黄柏 3g　知母 10g　朱灯心 3g　丹皮 6g　丹参 10g　柏子仁 10g　益母草 10g　地骨皮 10g　桑椹子 10g　5 剂煎服

三诊，1991 年 8 月 9 日诊。

上月处方进服未辍，耳鸣改善而轻，同时休息较佳。头脑麻木也接近消失。掌灼也随鸣响的宁静而不热。近来上班，鸣声再度加重，掌心又有灼热，两眼也有些视物模糊。食后作胀已轻。左耳憋气，多汗（凉的）。舌薄苔，脉细。

医案：进清心益肾之剂，确有佳兆得来。理应踔进，虽然昨天跌伤，但此方绝无碍事之处。

生地 10g　川黄柏 3g　知母 10g　柏子仁 10g　丹参 10g　料豆衣 10g　益母草 10g　地骨皮 10g　菟丝子 10g　黑芝麻 10g　7 剂煎服

四诊，1992 年 1 月 31 日诊。

右耳胀鸣，一年来药后有所减轻，近来有再度严重之感，左耳似乎也有一些鸣响。对外来噪声很反感，耳内呼应之鸣也倍加厉害，听力下降。近来两月舌体有缩短感，言语亦现木讷。舌尖有轻度烧灼感，或轻或重俱由脑鸣之轻重而左右之。口干求饮，水温不苟求。以上诸症在疲乏、情绪差时加重。本已消失的两掌焦灼感，刻下再起。

检查：耳、舌（－）。舌薄苔，脉细弦。

医案：君主之官，开窍于舌，寄窍于耳，同时亦为生血之所，一旦心阴内怯，血为之而枯，则耳鸣、脑鸣，舌体僵木也随之而来。同时血虚则燥，燥生风，风生热，各处灼热之感，当然形影而作。四物汤主之，其拒抗噪声，稍佐柔肝。

熟地 10g　当归 10g　川芎 3g　柏子仁 10g　白芍 6g 芡实 10g　丹皮 6g　地骨皮 10g　菊花 10g　白蒺藜 10g　7 剂煎服

五诊，1992 年 3 月 27 日诊。

头皮发麻为游走性。脑鸣、耳鸣相互伴作，鸣如蚊阵，对外来噪声很厌恶。睡眠不酣，视物模糊，心慌，疲劳后加重。大便偏干。舌薄苔，边有齿痕，脉细。

医案：诸症反复发作，淹缠多年，良以营血暗亏，难养肢体孔窍，当然睡眠亦难一酣。四物汤证。

熟地 10g　当归 10g　丹参 10g　制首乌 10g　川芎 3g 白芍 6g　山药 10g　五味子 10g　柏子仁 10g　料豆衣 10g 7 剂煎服

按：刻下很多医生，一听耳鸣耳聋，即不假思索地用六味地黄，这种饮鸩止渴的处理，真是害人不浅。本案初诊，凭其"对外来噪声拒绝"一言，即可明确诊断为实证。虽疗效不明，但还是正常发展。惜乎停药半年，因循自误。

姚某，女，57 岁。1991 年 12 月 27 日初诊。南京烟酒公司。① P9

先右后左耳鸣已两个月，音量小而音调高（如蝉噪），偶然有金属声出现，能接受外来噪声。有过耳源性眩晕症。同时又有甲状腺囊肿，发现才 3 个月多，无异常感觉。

检查：两外耳（-）。舌薄苔，脉细。

医案：心寄窍于耳，心火一旺则鸣，此证之实者；肾开窍于耳，肾水告衰则鸣，此证之虚者。虚实互根之恙。至于囊肿出于甲状体畔，良以浊痰凝滞所致，似难与耳鸣视为一体，但裁方稍予关注，亦未尝不可。

生地 10g　木通 3g　柏子仁 10g　山药 10g　泽泻 6g　丹皮 6g　朱茯苓 10g　昆布 10g　海藻 10g　菟丝子 10g　7 剂煎服

二诊，1992 年 1 月 3 日诊。

药进 7 剂，鸣声反而高昂尖锐，但听到外来噪声则鸣声可以掩盖，即使很大噪声，也无厌恶。根据外科医生见解，认为囊肿与耳鸣毫无关系。近来两天有些感冒、咽痛、咳嗽。

检查：咽峡轻度充血。舌薄白苔，脉细。

医案：进药于 27 日，鸣响激增于 30 日，感冒作于 1 日，同时鸣声高亢而渐能纳噪声，似乎未合逻辑，诚恐感冒显示于 1 日，潜伏之期当在其前。鸣声改变，感冒难逃其咎。盖《温热经纬》早有示意。所谓："肺系之病涉及笼葱"。细加分析，鸣声激增，似非方药反应。循例先肃浮邪。

荆芥 6g　防风 6g　板蓝根 10g　菖蒲 3g　前胡 6g　桔梗 6g　象贝母 10g　杏仁 10g　甘草 3g　4 剂煎服

三诊，1992 年 1 月 10 日诊。

刻下感冒告痊，高亢之耳鸣仍然难止，鸣声如群蝉齐噪，有时出现金属声，如外来噪声大时，也可淹没耳鸣声，偶然在瞬息之间，一阵眩晕，俄顷即逝。舌薄白苔，脉细小。

医案：清心益肾之法，恨无效益，但证也虚、实交错，总难倾斜于补或重点取攻，暂取王隐君化痰一法。

胆南星 3g　太子参 10g　白术 6g　茯苓 10g　陈皮 6g
天竺黄 6g　半夏 6g　竹茹 10g　甘草 3g　7 剂煎服

按：这型病痛，临床上很多很多，可惜被"六味地黄"
遮盖了视野和思想中心，再也没有余地来考虑实证了。

王某，男，62 岁。1992 年 12 月 18 日初诊。南京。
① P14

房颤 20 年。今年 4 月开始，陡然两耳齐鸣，声如群架
飞机徘徊头上，音量大而音调亦高，听力在原来不济中又有
些下降感觉。耳中有堵塞及胀感。拒纳外来噪声，一贯血压
偏低。

检查：两鼓膜标志欠清，有下陷感。舌薄苔，有裂纹
（对酸、咸无刺激感），脉平。

医案：纵然龄超六秩，房颤连年，但尚无衰羸迹象。其
鸣之来，未必言虚，良以清阳不举，痰浊为祟耳。取升清化
浊手法。

升麻 3g　葛根 6g　白术 6g　太子参 10g　茯苓 10g　青
皮 6g　半夏 6g　天竺黄 6g　菖蒲 3g　甘草 3g　7 剂煎服

二诊，1993 年 7 月 13 日诊。

去年吃了 14 剂药，耳鸣减轻而舒服，以挂号太难而未
能复诊。现在耳鸣仍有，近有加重现象，但比初诊之前小而
低了许多，堵塞感还有。

检查：同上诊。舌薄苔，脉平偏细。

医案：效方中辍，总有遗憾，病仍去年之病，药亦去年
之药，循其规也。

升麻 3g　葛根 6g　太子参 10g　黄芪 10g　白术 6g　茯
苓 6g　路路通 10g　青皮 6g　菖蒲 3g　六一散 12g　7 剂
煎服

按：疗效不高，一望而知。但两年中仅仅两次门诊，怎能高得起来。凭"耳中有堵塞及胀感，拒纳外来噪声"两语而诊断为实证，绝对不会错误的。

陈某，女，63 岁。1993 年 1 月 8 日初诊。南京。① P16

1 年前右耳在子夜陡然鸣响，伴以头昏，从此鸣响难息。鸣声多样化，虫鸣、风哨等俱有。对外来噪声难以接受，听力亦江河日下，接近失听。

检查：右鼓膜下陷，舌薄苔，脉平。

医案：聊啾鸣啸，一度春秋。似乎发轫之初，时撄感冒。事可索本求源，是否为《温热经纬》之耳聋治肺之证，可与一试，好在成固可喜，败亦无伤。三拗汤主之。

麻黄 3g　杏仁 10g　天竺黄 6g　菖蒲 3g　防己 6g　路路通 10g　甘草 3g　苍耳子 10g　7 剂煎服

二诊，1993 年 2 月 26 日诊。

上药吃了 6 剂，鸣声稍有减轻，后以爆竹迎春而辍药，至今未予处理。因之鸣声也又恢复到当初一样。舌薄白腻苔，边有隐约齿痕，脉平。

医案：痊门乍启，辍药中途，坐观效方而交臂失之，殊深遗憾。考三拗之治耳鸣，乃偶一用之，事难一而再之。今日裁方，力崇常法。

太子参 10g　白术 6g　茯苓 10g　山药 10g　破故纸 10g　当归 10g　百合 10g　葛根 6g　甘草 3g　7 剂煎服

三诊，1993 年 3 月 13 日诊。

上方几服后头脑昏沉者清爽许多，鸣音由乱嘈狼藉者渐趋于单纯，音调已不太高。近因操劳似乎又有波动。舌薄苔，脉平偏小。

医案：取用扶正，方已中鹄。近来操劳后即感口干，亦

36

系精力欠充之征。步原旨而增损。

党参 10g　白术 6g　茯苓 10g　破故纸 10g　山药 10g
百合 10g　当归 10g　益母草 10g　葛根 6g　黄芪 10g　7 剂
煎服

按：本案为常见病用常规药。可能病员治病未能认真而
没有续诊。

何某，男，48 岁。1991 年 7 月 9 日初诊。马钢。① P19
耳鸣耳聋，右侧为甚，经服中药 5 剂，病感平衡。

检查：耳道及鼓膜无特殊异常。舌薄白苔，脉细濡
而涩。

医案：体形丰腴，显然痰浊之质。今岁暮春至今，淫雨
成涝，殊鲜光照，外湿严重，不言可喻。内外湿交织一片，
阴霾无阳，终致空清之窍，失其空清，痰湿之结，倍形严
重，非燥湿化痰，似难开窍。

陈胆星 3g　枳实 6g　陈皮 6g　半夏 10g　路路通 10g
茯苓 10g　菖蒲 3g　防己 6g　六一散 15g　7 剂煎服

二诊，1991 年 7 月 19 日诊。

药后，半个头面的纱布蒙盖之感消失，听力根据劳逸而
或增或减。舌薄白苔，舌质有紫气，脉细濡。

医案：法取实治，一椎已中的。今也久雨初晴，外来影
响已由湿浊而转化为湿热，"天人相应"，法亦转移。

陈胆星 3g　枳实 6g　陈皮 6g　半夏 6g　夏枯草 10g
茯苓 10g　菊花 10g　菖蒲 3g　路路通 10g　苦丁茶 10g　7
剂煎服

三诊，1991 年 7 月 24 日诊。

鸣声乍大乍小，时重时轻，右侧头痛头眩有体位性。舌
薄黄苔，脉细。

医案：鸣也晕也，当然自有其因素，但时临酷暑之中，又处泽国之后，湿热暑气之蒸，实属助桀之首。仍从渗湿清热为治，如此则连锁反应于痰气清利，闭窍得开矣。

藿香 10g　佩兰 10g　青蒿 10g　六一散 12g　竹叶 10g　陈胆星 3g　枳壳 6g　路路通 10g　菖蒲 3g　天竺黄 6g　7 剂煎服

按：此案目为痰浊的依据，为（一）体形丰腴，（二）淫雨成涝，（三）舌薄白苔，（四）脉细濡涩。取用方药也是对证不对病的。如其也盲用六味地黄者，其后果是不堪设想的。

张某，女，34 岁。1991 年 8 月 30 日初诊。511 厂。

① P20

50 天前右耳耳鸣，继之失听，伴以眩晕，呕吐。经治之后（做过高压氧），逐步恢复。现在眩晕已轻，唯走路飘飘然，还有头位位置性眩晕。听力右耳丧失殆尽。耳鸣音调高，音量大，对外来噪声不能接受，心烦异常。

检查：右鼓膜浑浊，稍下陷。舌薄苔，脉有弦意。

医案：鸣声高亢，拒绝噪声，脉有弦意，证属于实。良以痰浊上蒙清道，又藉肝阳之扰，治从清肝化痰开窍。

柴胡 3g　白芍 6g　陈胆星 3g　天竺黄 6g　山栀 10g　当归 10g　龙胆草 3g　路路通 10g　菖蒲 3g　莱菔子 10g　7 剂煎服

二诊，1991 年 9 月 6 日诊。

鸣响音调减低（但偶可出现金属声），恶拒外来噪声已缓解一些。右耳内有时有抽搐感，平卧时可以听到一些声音，走路时飘飘感明显减轻。舌白腻苔，脉弦。

医案：清肝化痰之法，仅仅挫其势而难言病去。原方续进。

柴胡 3g　天竺黄 6g　白芍 6g　陈胆星 3g　山栀 10g　龙胆草 3g　当归 10g　莱菔子 10g　菖蒲 3g　路路通 10g　5剂煎服

三诊，1991 年 9 月 10 日诊。

这次鸣响已没有初诊时明显，头昏消失，听力提高许多。舌薄苔，脉细。

医案：治失听得回聪一些；治耳鸣已聊啾减轻；治头昏将宣告消失，痊途一帆尚称风顺。步迹原方渐加重于扶正。

柴胡 3g　天竺黄 6g　白前 6g　当归 10g　山药 10g　夏枯草 10g　熟地 10g　丹皮 6g　山萸肉 10g　菟丝子 10g　7剂煎服

四诊，1991 年 11 月 5 日诊。

上方又进 35 剂，右耳似乎有些听到；左耳在张口闭口时有"咔嗒"声。听力即使提高一些，但不明显，唯耳鸣声由高音调转低音调而音量大些。对一向拒绝的外来噪声已能接受。头昏好得多。舌薄苔，脉细。

医案：病在好转之中，证也由实转虚。在原方基础上倾向扶正。

熟地 10g　山药 10g　泽泻 6g　五味子 10g　丹皮 6g　丹参 10g　当归 10g　桑椹子 10g　白芍 6g　7剂煎服

五诊，1991 年 11 月 22 日诊。

又进 21 剂，耳鸣已低，但"叮咚"声仍有，听力维持原状。近撄感冒第 3 天，鼻有些堵塞。舌薄苔，质淡白，脉有数意。

医案：坎坷痊途，又来感冒设障，在例先治感冒，所谓急标之义。但以挂号困难，感冒处理，再叩内科之扉。一待愈后，再进益肾填坎之方。

熟地 10g　山萸肉 10g　山药 10g　丹皮 6g　茯苓 10g
五味子 10g　泽泻 6g　菖蒲 3g　红花 6g　紫河车 10g　7剂
煎服

按：此症与上一个症，都是痰浊。为何又有肝阳之扰？因为"走路飘飘然"与"头位位置性眩晕"及"脉弦"。由实转虚的端倪开始于三诊的"恶拒外来噪声已缓解一些"。四诊时"鸣声音调由高转低，音量由小而大"，"已能接受外来噪声"，"脉细"的表现，显然已入虚境了。同时即及时的改攻为补。五诊以后未来复诊，后其邻人门诊，询知早已告愈。

张某，女，57岁。1992年7月10日初诊。江苏无线电厂。①P23

右耳失听已3年。六味地黄丸、杞菊地黄口服液终年取服无效。早晨在公园里可以提高一些听力。舌薄苔，脉平。

医案：清阳不举，清窍被蒙，又加滋补之助桀，只有升清益气一法，从浓雾中找出光明。

升麻 3g　葛根 6g　菖蒲 3g　路路通 10g　党参 10g
白术 6g　茯苓 10g　怀山药 10g　百合 10g　甘草 3g　7剂
煎服

二诊，1992年9月11日诊。

药进21剂，鸣声（上诊未诉）已低沉一些，听力仍无提高迹象，自己感觉右耳憋气感，如憋气消失而通畅则听力可以提高一些。

检查：右鼓膜轻度浑浊。舌薄苔，脉细。

医案：升清益气之法未能获得应有效果，当然药未中的耳。今日提供主诉，为上诊所未言，而要害之点适在于斯。今取升清理气以求。

升麻 3g　柴胡 3g　菖蒲 3g　路路通 10g　乌药 6g　木香 3g　枳壳 6g　大腹皮 10g　防己 6g　马兜铃 10g　7 剂煎服

三诊，1992 年 12 月 25 日诊。

上方进 7 剂之后，听力提高一点，但病耳（右）深部产生跳痛感，14 剂续服时即泛恶作吐，为之辍药至今。

现在耳内憋气消失，听力还很差（比以前好些），耳鸣消失。咽干在晨兴之际，作痒而咳，饮水喜凉。舌薄苔，脉细。

医案：聋属老年，咽呈慢症。病固两宗，治可统一。

知柏地黄丸每次 6g，1 日 3 次。

按：此症的"地黄丸系列久服无效"同时又"在公园里可以提高听力"，即告诉你地黄丸不对证，清静之处而提高听力，正是失去清阳之气而病。二诊时"自感右耳憋气"，那么补可留邪吗？家父认为"清阳不升"不等于有邪，所以补也无邪可留。而且还在续用升、柴，更无补益之弊。

陈某，女，60 岁。1993 年 2 月 19 日初诊。南京甘泉营。

① P26

两耳哄鸣两年，影随听力下降，右耳已完全失聪，鸣声如蝉噪，有时伴以"咔答""咔答"声，偶然耳阵发性刺痛。咽干口燥，多饮喜冷。右侧颞关节初则弹响，继则作痛，至今两月无痊意。右耳周围附近麻木。有时眩晕要倒，阵发性心慌颤跳。眠、食、便三者均正常。

检查：两耳为中耳炎残余。咽后壁轻度污红，张口三指。鼻（－）。舌薄苔，脉平。

医案：年届六秩，老与病同步光临。耳则"鸣乃聋之渐也"，而且向有病态。津亏则咽干；血虚则肌木。治当扶正，诸恙事可求去，聋聩则难以回春。

党参10g　白术6g　茯苓10g　熟地10g　当归10g　川芎6g　白芍6g　麦冬10g　油松节2个　甘草3g　7剂煎服

二诊，1993年3月19日诊。

头脑清醒许多，眩晕摇晃减少减轻，心慌心颤也轻也缓解，耳鸣及颌关节部弹响依然。左乳突已压而不痛。舌薄苔，脉细。

医案：诸症改善，药效已来，鸣聋依然，乃病、老两者所致。至于关节弹响，可以视而不见。取十全除肉桂。

黄芪10g　党参10g　白术10g　茯苓10g　熟地10g　白芍10g　川芎3g　破故纸10g　甘草3g　7剂煎服

三诊，1993年7月16日诊。

辍药多时，在两个月前一度眩晕，泛恶而呕。至今仍然有飘飘然之感，头脑昏沉而重。血压正常，耳鸣已轻。舌薄苔，脉细。

医案：耳鸣宿恙，眩晕新增，时临长夏而作，良以湿浊外侵而引动久蕴之痰浊。前者之补，显然已失效于今朝。暂取芳香化浊，佐以消痰，一待标证一除，再步前旨之径。

藿香10g　佩兰10g　陈皮6g　法半夏6g　竹茹10g　苏梗10g　青蒿10g　车前子10g　六一散12g　7剂煎服

四诊，1993年7月23日诊。

药进7剂，晕已止而眩亦改善，泛恶作吐完全消失。唯耳鸣与行走飘然者未见变化，头脑失之清爽。饮食、睡眠、两便正常。左乳突已不痛。舌薄苔，脉平偏细。

医案：邪袭中途，刻又一驱而散。再寻旧径，不过时临大暑，大滋大补之品，毕竟需投鼠忌器。

太子参 10g　白术 6g　茯苓 10g　陈皮 6g　白扁豆 10g　藿香 10g　佩兰 10g　丹参 10g　桑椹子 10g　六一散 12g　7 剂煎服

按：这是典型的老年体弱者的调理病。四诊三易其方，做到随着病的转变而步步为营，十分突出中医的特点。第四诊的用药以时令而有所出入，更体会出中医"天人合一"之旨了。

张某，男，72 岁。1993 年 3 月 30 日诊。省科委。① P29

以鸣聋住院治疗，出院时方为六味地黄加味。刻下出院已 25 天，听力稍稍提高，口干得润，所苦者鸣声特亢特高，如刮大风（音量大）或尖锐声（音调高），对外来噪声能接受。

检查：外耳道未见异常，舌无苔，红而干，裂纹如网，脉平。

医案：六味滋阴，毫无异议，唯突然实证出现，可知阴虚已剧，势难涵木，火郁而燃。大补阴丸之证。

知母 10g　川黄柏 3g　龟甲 10g　熟地 10g　山药 10g　茯苓 10g　丹皮 6g　泽泻 6g　白茅根 10g　山萸肉 10g　7 剂煎服

二诊，1993 年 4 月 13 日诊。

自诉听力提高一些，右耳鸣响仍高。在此期间，两次眩晕，有摇摇欲倒之势。口干得水更干而拒饮。舌无苔，舌质干而红，裂纹纵横，脉平。

医案：大补阴丸，似颇对证。仍步原旨，稍事损益一二。

　　熟地 10g　　知母 10g　　龟甲 10g　　川黄柏 3g　　丹皮 6g
天麻 3g　　菊花 10g　　生石膏 20g　　山药 10g　　芦根 30g　　7 剂
煎服

　　三诊，1993 年 7 月 6 日诊。

　　头晕已止，脑子也清爽，左耳听力又提高一些；右耳哄鸣有时仍然较大。晨醒未食之际有些口干。舌少苔，舌质红，龟裂而咸酸无刺激，脉平偏细。

　　医案：鸣聋眩晕，并驾骈存。几度药石周旋，佳象环生，以舌而论仍须滋阴益肾，步原旨深入。

　　川黄柏 3g　　知母 10g　　熟地 10g　　五味子 10g　　山药 10g
丹皮 6g　　茯苓 10g　　酸枣仁 10g　　泽泻 6g　　7 剂煎服

　　按：家父虽属脾胃派，但滋阴药还是照用的。他并非反对六味地黄汤，而是反对不问是非一出手就用六味的医生。本案用比六味还重峻的大补阴丸，就可证实。

　　张某，女，5 岁。1991 年 6 月 3 日初诊。南京御道街。
① P34

　　婴儿时恣用抗生素，以致听力丧失。

　　检查：两耳外道（－）。舌净，脉平。

　　医案：襁褓恣药，垂髫失聪，幸残留听力尚有存在。药物性耳聋，恨无方药，拟饵丹方，即所谓"礼失而求之于野"。

　　葛根 6g　　补骨脂 10g　　菖蒲 3g　　桃仁 10g　　丹参 10g
益母草 10g　　7 剂煎服

　　二诊，1991 年 10 月 25 日诊。

　　上方进服 35 剂，听力在客观上明显提高。舌脉正常。

　　医案：失听之治，难得回聪，如此反应，实出意外。有效之方当然难以割爱，但得寸之下必然求其尺进，再加一味。

原方加紫河车 10g，7 剂煎服。

三诊，1991 年 11 月 22 日诊。

听力又有提高。舌薄苔，脉平。

医案：药物致聋，中医亦叹驴技之尽，今日回聪，事属偶然。仍取原方。

葛根 6g　补骨脂 10g　菖蒲 3g　紫河车 10g　红花 6g
益母草 10g　7 剂煎服

待冬至后可改成为膏滋，长时间服用。

四诊，1992 年 1 月 21 日诊。

听力在提高之中，服药未辍，唯气管炎发作而停辍数日。舌薄苔，脉平。

医案：庞安时一代名医，但难以自疗其聋，可知聋聩之难医，今能得药改善，总是佳兆。原方再进，不过聋非旦夕之治程，天天伴药铛，日日烧丹灶，事亦太烦，改用膏滋。

紫河车 100g　补骨脂 100g　粉葛根 60g　益母草 100g
藏红花 60g　路党参 100g　全当归 100g　白果 60 粒　百合
100g

上药煎煮两次，去渣存汁，文火浓缩，加阿胶 40g、冰糖 60g，再收膏。分 20～30 次服，晨晚各取 1 匙，开水化服。

按：家父遇到药物性聋，明知无法补救，但不愿坐视，常用丹方。可惜治愈率极低，本案是属于有效率中的一个少数侥幸者。

嵇某，男，62 岁。1991 年 8 月 6 日初。高邮市。① P37

今年 6 月初左耳突然鸣响而聋，眩晕、呕吐、畏光。经过治疗翌日眩晕与呕吐缓解与止息。从此左耳听力下降。步履蹒跚跄踉，体位转动时有短暂性迷糊不清。刻下右耳全聋，左侧听力下降，无鸣响，头脑昏沉。舌黄腻苔，脉大而有滑意。

医案：发轫于淫雨之初，证属湿邪困顿，加之泽国三周，脾更受困，其所以困顿者，外无阳光之照，内有自湿助阴，脾无阳气，湿痰滞积，痰湿交蒸，上凌空清之窍，证属于实。先应化浊消痰，虽然年已六秩，正气之虚，暂时不能顾及。

枳壳 6g　陈皮 6g　半夏 6g　路路通 10g　茯苓 10g　白术 6g　菖蒲 3g　鸡苏散 12g　藿香 10g　佩兰 10g　防己 6g
7 剂煎服

二诊，1991 年 8 月 20 日。

药进 14 剂后头脑清爽一些，精神振作，唯治一聋矣。考常规手法，必用益肾，但欲知耳为宗脉所聚之处，宗气一充，更有复聪希望，拟从益气启聪。

升麻 3g　葛根 6g　白术 6g　太子参 10g　茯苓 10g　山药 10g　菖蒲 3g　白扁豆 10g　防己 6g　甘草 3g　7 剂煎服
（自加葱茎 10cm 为引）

三诊，1991 年 9 月 10 日诊。

头脑已清醒，残晕所剩无多，步履稳定。右耳之聋无改变，今天发现左耳也听不到贴耳挂表之声。舌薄苔，脉平。

医案：诸邪清肃，取药无后顾之忧，重取扶正，以搏听力回来。

黄芪 10g　党参 10g　茯苓 10g　路路通 10g　山药 10g　百合 10g　丹参 10g　紫河车 10g　当归 10g　菖蒲 3g　甘草 3g　7 剂煎服

按：此案首诊虚证弃补，是宗"急则治标"的准则处理的。同时更看出家父三诊中，从祛邪而轻补，轻补而重补，层次清楚。

赵某，男，40岁。1992年7月3日初诊。南空司令部。① P42

右耳失听10多年，似乎已成定局。1个月前左耳踵进而聋，根据表现，当在丧失纯听力90分贝之上。经许多疗法（包括高压氧）治疗，毫无一效，而且鸣声高亢，昼夜不息。病前觉劳动后过于疲乏。

检查：两鼓膜凹陷，标志消失。舌苔白腻，边有齿痕，脉平。

医案：鸣聋陡作，苔腻舌胖，拟从开窍、化痰、升清以孤注一掷，7剂无效，自愧黔驴技穷。

升麻3g 柴胡3g 菖蒲3g 天竺黄6g 苏子10g 麻黄3g 杏仁10g 路路通10g 防己6g 甘草3g 7剂煎服

二诊，1992年7月10日诊。

药进7剂，听力有些回聪迹象。咽鼓管已有通畅之感。舌薄苔，脉平。

医案：僻药奇方，竟然有柳暗花明之效，良以升清而去浊，三拗汤宣通笼葱，幸无不良反应，步迹原旨。

麻黄3g 菖蒲3g 杏仁10g 路路通10g 防己6g 升麻3g 柴胡3g 青皮6g 桔梗6g 甘草3g 7剂煎服

三诊，1992年7月21日诊。

初诊7剂，获效较明显，后7剂即木然无反应。能闻到声音，但内容难以辨别。

检查：鼓膜同上诊，耳咽管通而不畅。舌薄苔，脉平。

医案：闻其声而不辨其内容，古鲜遗训。参考《内经》

"心为君主之官，神明出焉"精神，是否再从养心一试，"盖心寄窍于耳"也。

柏子仁 10g　莲子 10g　菖蒲 3g　茯神 10g　朱灯心 3g　熟地 10g　芡实 10g　当归 10g　路路通 10g　丹参 10g　7剂煎服

按：此案病情严酷，诚如医案中谓"失听定局"，并予言"孤注一掷，七剂无效，自愧黔驴技尽"。幸而二诊已有"柳暗花明之效"。初诊即用三拗汤，理由是"邪蒙清窍"而开启笼葱肺穴。幸有疗效。

郎某，女，47 岁。1993 年 10 月 12 日初诊。白云石矿。①P52

右突发性耳聋起于 6 月中旬，已作过高压氧等在内的多种治疗，至今听力已提高一些。但耳鸣出现，为持续性，鸣声高亢洪大，昼夜不息，侵扰睡眠。头脑昏沉，重点在右侧，头重脚轻，走路飘飘然。拒绝外来噪声。

检查：右耳鼓膜浑浊，外耳道皮损并附丽痂皮，左侧（一），舌薄苔，脉来弦滑。

医案：痰因火而生，火以痰而炽，痰火一扰，清窍被蒙，头脑昏沉，实证也。治当清火消痰。

龙胆草 3g　胆南星 3g　陈皮 6g　半夏 6g　天竺黄 6g　山栀 10g　枳实 6g　菖蒲 3g　夏枯草 10g　菊花 10g　7 剂煎服

二诊，1993 年 10 月 26 日诊。

进药 14 剂，头昏而晕，明显缓解，飘飘之感消失。4 个月不能骑车，今能坐骑矣。右耳听力在宁静之际可以听到一些，唯高啸之鸣，仍无丝毫减轻，对外来噪声也依然拒绝。舌薄白苔，脉细。

医案：正气渐露虚羸，局诊问诊则实证依然尚在。如其早补留邪，宁可矫枉过正。

陈胆星 3g　陈皮 6g　半夏 6g　茯苓 10g　天竺黄 6g　白术 6g　当归 10g　山栀 10g　滁菊花 10g　甘草 3g　7 剂煎服

三诊，1993 年 11 月 16 日诊。

眩晕之感在头部摆动之际仍有所残存。步履骑车，已稳重自立。听力仍无提高。耳鸣与拒绝噪声者，一如曩昔。昨天起在脘胃部有痛感。

检查：两耳（－）。舌薄苔，脉细。

医案：纵然实证之痕迹尚存，但苦寒峻剂之药太多，取药不能不有所加减。

生地 10g　熟地 10g　竹叶 10g　白茅根 10g　山药 10g　茯苓 10g　丹皮 6g　夏枯草 10g　泽泻 6g　当归 10g　7 剂煎服

四诊，1993 年 11 月 30 日诊。

又进药 14 剂，诸症次第日佳。但头位急切易位时，还有不舒之感。耳鸣右侧轰轰，左侧如机器声，对噪声有反感依然无改善感觉。失眠还未改善（可能与上白班或夜班有关）。舌薄苔，脉平。

医案：病证尚实，人已虚矣，只能清心火益肾水。即使偏近于补，但亦只能牛刀小试而已。

生地 10g　竹叶 10g　白茅根 10g　山萸肉 10g　山药 10g　茯苓 10g　丹皮 6g　覆盆子 10g　泽泻 6g　当归 10g　7 剂煎服

五诊，1993 年 12 月 28 日诊。

此方已进 28 剂，鸣声仍然高亢，外来噪声能接受。睡眠已好些。舌薄苔，脉平偏细。

医案：试扶正尚无枘凿，唯外来噪声未能全部接受，则不妨佐以清心。

熟地 10g　山药 10g　丹皮 6g　茯苓 10g　泽泻 6g　白茅根 10g　连翘 6g　竹叶 10g　当归 10g　覆盆子 10g　7 剂煎服

按：全程五诊，由实转虚，层次分清，用方取药也步步跟上。第五诊，"对外来噪声未能全部接受"，照理不能进补，但正气已极虚，不能不补，因之取用清心药来中和其补益的副作用。

费某，男，38 岁。1991 年 7 月 24 日初。南京铁路局。① P55

本月 7 日开始两耳憋气、堵塞，继之左耳失聪而鸣，伴以眩晕泛恶，呕吐。第 3 日做了高压氧治疗及其他治疗，眩晕已轻，失听逐渐回聪，鸣声仍然存在，音调偏高，低音偶然出现，拒绝外来噪声，自声增强。发轫之初过于疲劳。舌薄白腻苔如敷粉，舌质淡，脉濡。

医案：久苦淫雨，同时泽国水乡，其湿之甚不言可喻，加之疲乏逾常，心身劳累，此《内经》所谓"乘虚而入"之虚。劳则损气，湿则化浊，湿浊弥漫，充斥遍体，终至清阳难举，浊阴上僭，笼罩诸阳之首及五官。考五官以空清是尚，阴霾无阳之下，当然耳失其听，伴以聊啾终日，绝非一般所谓鸣聋之恙。治当清化湿浊，拨云雾以求阳光，破阴霾而冀开窍。本应重佐升清，但有血压偏高之嫌，升柴不敢恣取，拟方试服。

葛根 6g　佩兰 10g　藿香 10g　焦米仁 10g　木通 3g　蝉衣 3g　仙茅 6g　太子参 10g　菖蒲 3g　路路通 10g　仙

灵脾 10g　7 剂煎服

二诊，1991 年 8 月 27 日诊。

药后眩晕基本控制，但尚有残余的阵发。耳鸣及闭气有所好转，有时甚至基本宁息。听力略有回升，高频回升到 80 分贝。音量渐小，而音调增高，原拒绝外来噪声现逐渐能接受。

检查：舌苔白腻，质胖，边有齿痕，脉细。

医案：药后反应及四诊互参，正是循序以进而向愈途进展。耳虽属于肾窍，但仍应土脾入手，旨在原方，逐渐倾向于扶正。

太子参 10g　白术 6g　茯苓 10g　陈皮 6g　紫河车 10g 半夏 6g　菖蒲 3g　防已 6g　升麻 3g　7 剂煎服

按：久雨，"苔薄白腻如敷粉"，"脉濡"，一望而知湿浊弥漫之证。发轫于疲劳导致，故而清化湿浊之外，再应扶土补脾，但是不敢用补。在没办法之下，只能刺激脾土，求其用自己的能力来振作自己，这二仙汤的取用，意即在此。

张某，男，38 岁。1985 年 4 月 18 日初诊。③ P199

右耳因爆竹震聋，时历两月。自感鸣响不息，耳边如有高声，则耳内倍觉不舒。西医诊断为"爆炸性耳聋"，经治未见好转。

检查：鼓膜完整，标志存在。音叉测验正常。舌薄苔，脉有弦意。

医案：巨响惊魂骇魄，肝藏魂，肺藏魄，肝胆之经络环耳外，肺穴之笼葱在耳中，从此而鸣聋俱作，亦合乎情理之中。肝藏血，肺主气，责是理气化瘀，正是对策手法，拟《窦太师疮疡经验全书》诸流气饮化裁，数味以应。

黄芪 10g　枳壳 10g　木香 6g　乌药 6g　桃仁 10g　红花 6g　陈皮 6g　苏梗 10g　葛根 6g　菖蒲 3g　5 剂煎服

二诊，1985 年 4 月 25 日诊。

服上方药后鸣响大减，耳内已感舒服。患者要求再进上方药 5 剂以求巩固。

按：本例是由爆炸声引起的耳聋，中医认为，肝经循环于耳外，肺经结穴于耳中，且肝藏血、藏魂，肺主气、主魄。所以本案的发生是因惊魂骇魄，肝肺被伤，气滞血瘀所致。所选方药，则古为今用，师古而不泥古，宗"流气饮"而出"流气法"，灵活变通，达到活血化瘀，理气宣通之意。理法方药似成法之外，但又在情理之中。

李某，男，50 岁。1985 年 8 月 30 日初诊。③ P199

在旅途中左耳陡然失聪，嗡嗡鸣响，听力下降。两个月之后，耳鸣由微转亢。血压正常，大便偏稀。

检查：音叉试验：任内氏：左耳气导大于骨导，施瓦伯氏：左耳缩短；韦伯氏：偏向右侧。舌质淡红，苔薄白。脉平。

医案：征途劳顿，起居可能失常，致气血违和，阴阳失济，浊阴蒙蔽清道。治用升清开窍法。意在"挥戈一击"。

升麻 3g　柴胡 3g　马兜铃 6g　丹参 10g　芜蔚子 10g　菖蒲 3g　路路通 10g　5 剂煎服

5 剂药后，耳鸣大减，听力上升。后以原旨调理 40 剂，鸣息而痊。

按：经曰"清阳出上窍，浊阴出下窍"。若因饮食劳倦，寒温不适，七情内伤而致脾胃受损，则升清降浊功能紊乱。清阳不升，浊阴必然不降而上潜，于是五官诸窍被浊阴之气弥漫笼罩，使清窍致病。所以一旦耳窍被蒙，即耳鸣耳闭。本案病因旅途中陡然耳聋耳鸣，时历两个月，耳鸣由微转亢，说明阴霾蔽阻日益加剧，所以用重剂升清升阳之品以"冲"散阴霾，"激"发阳气。方中升麻、柴胡升清化瘀。菖蒲、路路通开窍通络。马兜铃宣通肺经之耳中结穴笼葱。丹参、茺蔚子养血活血。全方共奏升清化浊，养血通窍之功，使阴霾消散，气血调和，鸣聋自愈。每观一般庸工俗手，一见耳鸣耳聋，一概六味地黄或耳聋左慈丸进投，真是害人不浅！

郝某，女，44 岁。1999 年 4 月 18 日初诊。⑤

从前年开始，右耳轰轰鸣响。虽经治疗而一无成效，故而一直不加处理。听力正常。失眠由于轰鸣骚扰而致，有时吃安定，也可得入睡。月事凌乱不准。

检查：耳道（－），由自己手按胸前，可以听到有节奏的鸣声与心搏同步，历两分钟确认无讹。颈侧未扪到淋巴结肿及结实硬块。舌薄苔，脉细劲。

医案：耳鸣有声，有节奏之轰声与心搏同步。脉舌主诉虽难作准，但凭此一象足够确证矣，乃《素问玄机原病式》所谓"耳鸣有声，非妄闻也"之流。病出耳中，源在血脉。宗《医林改错》"耳孔内有小管，管外有瘀血靠挤管闭"说法裁方，取通窍活血汤。

红花 6g　桃仁 10g　归尾 10g　赤芍 6g　泽兰 6g　丹参 10g　菖蒲 3g　路路通 10g　桔梗 6g　核桃隔 3 片　7 剂煎服

二诊，1999 年 5 月 10 日诊。

药进三周，鸣声明显减轻。脉舌如前。

医案：攻顽破瘀，乃马上得天下之术。今后处理，亟须案上治天下之策矣。当从养血活血一途是尚矣。

制首乌 10g　当归 10g　白芍 6g　熟地 10g　川芎 3g
丹参 10g　红花 6g　黑芝麻 10g　路路通 10g　7 剂煎服

按：此案为典型的振动性耳鸣，中医文献里除刘河间的
"耳鸣有声，非妄闻也"一言道及之外，从来也没有谈到它。
不过一般不一定主在血管而尚有种种足以压迫血管而导致者
也常有，那么不去治疗其压迫物而徒恃化瘀者，也是无济于
事。不过此案初诊有"颈侧未扪到淋巴结肿及结实硬块"一
言，也可证家父注意了这一点。

谢某，男，58 岁。2000 年 3 月 8 日初诊。西安市。⑤

耳鸣三年，由于感冒导致。经治多次，无效。其一次取
用六味地黄丸，吃后更加严重到无法工作，而一怒之下索性
不医不药。鸣声如飞机的起飞，音调高、音量大。白天鸣声
噪闹，也引起了心烦意乱，妨碍正常的生活、学习、工作。
幸而入夜上床之后，可以大大地减轻到可以承受的程度。听
力稍有影响而不明显。睡眠、饮食、两便正常。工作虽然上
班而十分轻松。拒绝外来噪声，故在马路上常将两耳道用棉
花堵塞而后出门。

检查：外耳道及音叉测正常。舌薄苔，脉有弦意。

医案：哄鸣三载，诸药难医。唯"昼鸣夜靖"一事，早
已越出乎一般昼宁夜噪之常态。显然昼阳而夜阴，乃阳气特
盛而使然。且与拒绝外来噪声的实证相符。所谓阳气者火
也，心寄窍于耳，则心火也明矣。应宗刘河间理论处理，采
清心泻火一法。方用金匮泻心汤加减订之。

大黄 6g　川连 3g　黄芩 3g　山栀 10g　竹叶 10g　灯
心 3 扎　茅根 10g　银花 10g　连翘 6g　赤芍 6g　7 剂煎服

二诊，2000 年 4 月 1 日诊。

进药 21 剂，鸣声大减，性情也安静舒适得多。

检查：脉平而细，舌薄苔。

凭此蛛丝马迹之证，除我三年困扰之鸣，亦云幸矣。不过为人师者，毕竟不是勇夫壮士，久进攻剂，亦非所宜。者番裁方，取清心养血以清养并济。

黄芩 3g　山栀 10g　银花 10g　地丁 10g　生地 10g　当归 10g　赤白芍各 6g　丹参 10g　茅根 10g　7 剂煎服

三诊，2000 年 5 月 2 日诊。

鸣声很小，虽然尚有残存，但我心已足。请问今后如何处理？

回信答言："去邪务尽，不能稍稍获益，即已满足。建议再用'丸以缓图'的成药，扫尽残孽。"

山栀 100g　连翘 60g　生地 100g　熟地 100g　当归 100g　赤芍 50g　白芍 50g　川芎 30g　甘草 30g

四诊，2000 年 10 月 4 日又接来信，言道"鸣声消失殆尽"。

按：用苦寒剂来治疗耳鸣，为历来所罕见，但以辨证论治立场来观察，又是不足为奇的极为平常的一回事了。其实当时进六味地黄而加重，早已警告是实证拒补的必然反应。

同时更看出攻剂、峻剂，必须"中病即止"的古训，否则必然出现负的后果。

* * * * * * * * * * *

耳鸣、耳聋章总评按语：希望一见耳鸣、耳聋，即想到处方用到六味地黄者的先生，摊开本书本节，好好地读上几篇，用以减少"误医害人"的罪过。

耳鼻喉科局中人的一句俗谚"三炎一聋，劳（治疗）而无功"不是随便说说的，的确十分难治，尤其是耳聋，内中的的确确为现在医学水平不能做到的"还我聪听"。如果你一意孤行，最终，浪费了病家的钱，捣毁了个人的医誉，也糟蹋了中医形象。

渗出性中耳炎

没有西医的现代化检查，中医永远也不认识这个病。更无法谈治疗了。家父凭他中医根基扎实，对西医的信服与崇拜，闯出了自己一套思路与手段，尤其是对这个中医作为耳闭耳聋的渗出性中耳炎，总结出他的一个宗派。

胡某，男，17岁。1991年7月9日初诊。南京。① P65

两耳憋气已3周，右重左轻，偶有阵发性失听。一向鼻塞难通。匝月来因感冒而加重，听力下降，自声增强。

检查：鼻黏膜充血，有分泌物潴积。两鼓膜轻度下陷，右侧光锥移位。舌薄苔，脉实。

医案：感冒徘徊匝月不去，手太阴肺经之伏邪亦不言而喻。王孟英谓"肺经之结穴在耳中，名曰笼葱。"良以其邪循经犯耳使然，宗《温热经纬》"耳聋治肺"之法。

麻黄3g　杏仁10g　荆芥6g　路路通10g　菖蒲3g　桔梗6g　桑叶6g　荷叶一角　防己6g　甘草3g　7剂煎服

二诊，1991年7月16日诊。

药进7剂，时越匝周，憋气改善，左耳明显，右耳木然。失听一半已消，自声增强者也基本正常。鼻塞仍然难通，平时鼻子经常出血，在紧张、疲劳之后更为多见。

检查：鼻黏膜充血，两耳如前。舌薄苔，脉平。

医案：加味三拗汤不辱使命，所求者俱得矣。再扫余波，改取升清开窍。

升麻 3g　葛根 6g　菖蒲 3g　路路通 10g　防风 6g　太子参 10g　桑白皮 10g　桔梗 6g　六一散 12g　7 剂煎服

三诊，1991 年 8 月 3 日诊。

感冒告失，两耳憋气又进一步改善，残余者所存无几。刻下鼻腔干燥感，近来出过 4 次血，量不多（过去常出血，出时量多）。

检查：鼻腔干燥少液，立特氏区严重充血、粗糙。鼓膜下陷。舌薄苔，脉平有劲。

医案：耳病憋气，两治而接近恢复。唯鼻衄又来，良以内则肺经积火；外则祝融施虐，荣血受逼，上越而逆行矣。治当倾注于衄，取凉营止衄。

黄芩 3g　桑白皮 10g　丹皮 6g　赤芍 6g　生地 10g　山栀炭 10g　金银花 10g　青蒿 10g　麦冬 10g　白茅根 10g　西瓜翠衣一团（自加）　7 剂煎服

宣某，女，14 岁。1992 年 1 月 26 日初诊。南京。① P66

睡鼾鼻塞从小即有，今撄感冒 20 多天，刻已趋向痊愈。但左耳憋气 1 周，前 3 天穿刺抽出 0.5ml 潴积液，听力无甚变化，自声增强。近来鼻塞严重，乞灵于麻黄素液。

医案：诸恙悉属慢性，刻下主在急症耳病。主诉则显然系卡他性中耳炎，检查则大有急性鼓沟炎见症。急则治其标。

龙胆草 3g　黄芩 3g　山栀 10g　夏枯草 10g　川黄柏 3g　苍术 6g　菊花 10g　苍耳子 10g　桑叶 6g　甘草 3g　7 剂煎服

二诊，1992 年 1 月 28 日诊。

药进两剂，自觉经过良好。疼痛一度加重，幸即缓解。听力尚可，自声下降。

检查：左耳内环状肿胀已消失，鼓膜斑状充血，不充血处呈珍珠色，严重处殷红，次红者一般。舌薄苔，脉弦。

医案：节外之枝，似告平息。渗出之炎当然又升登主位。者番裁方，扫荡外耳之炎情，控制中耳之积液。

菊花 10g　金银花 10g　夏枯草 10g　川黄柏 3g　苍术 5g　半夏 6g　天竺黄 6g　陈皮 6g　苦丁茶 10g　7 剂煎服

三诊，1992 年 1 月 31 日诊。

经过良好，听力正常，自声消失。但夙恙鼻塞不通，为时 10 年左右，入冬必作，因之新邪去而宿疾来，现在天天乞灵于血管收缩剂。同时增殖体至今尚未萎缩为患，入睡鼾鸣。

检查：左鼓膜充血基本消失，但尚未正常，下陷。增殖体丰满。舌薄苔，脉平。

医案：鼻病祸延于耳，耳咽管之暗渡陈仓。耳疾去而鼻病暴露，诚属以暴易暴，病已转移，证亦不同。刻下重点，注目于增殖之腺体。

昆布 10g　海藻 10g　白芷 6g　山豆根 6g　防风 10g　胆南星 3g　菊花 10g　大贝母 10g　挂金灯 5g　苦丁茶 10g　7 剂煎服

凡某，男，20 岁。1992 年 8 月 7 日初诊。扬州。① P67

客岁 5 月感冒之后开始耳中憋气，听力下降，取用穿刺，俱有积液抽出。抽液七八次之多。所苦者，抽后不久又积。现在每当抽出之后听力可暂为提高一时。近来听力又下降。耳内有憋气感，自声增强。

检查：右鼓膜充血，伴以 8 个针刺小红点。舌薄苔，脉平。

医案：渗出卡他，迹近乎中医之痰饮，为时已久，六君子汤主之。不过一旦积液内干，听力更形不济。

党参 10g 白术 6g 茯苓 10g 白芥子 6g 陈皮 6g 半夏 6g 菖蒲 3g 天竺黄 6g 苦丁茶 10g 甘草 3g 7 剂 煎服

二诊，1992 年 8 月 18 日诊。

药进 7 剂，自感十分舒服，唯听力又下降一些。憋气消失，自声改善。

检查：右鼓膜充血已无，下陷而有菲薄感。舌薄苔，脉平。

医案：坤德一厚，积液自干。以中耳炎而论，告痊在即，不过重听一时难愈。

党参 10g 白术 6g 茯苓 10g 焦米仁 10g 陈皮 6g 山药 10g 菖蒲 3g 白芥子 6g 路路通 10g 甘草 3g 7 剂 煎服

杨某，女，56 岁。1992 年 9 月 15 日初诊。南京烟草公司。① P68

3 年多前，因乘坐飞机而患"航空性中耳炎"，从此即无宁日。刻下主症为两耳以右侧为主的憋气，听力下降，自声增强，有时作痛，咽鼓管不通，耳觉沉重，头脑失之清醒。咽干失润，喜饮水求润，欲冷饮，清嗓频频而无痰。右下颞颌关节疼痛伴胀，张口假性强直。耳鸣（右）如蝉啸，拒绝外来噪声。

检查：两鼓膜内陷，左重右轻菲薄。舌薄苔，脉细。

医案：大气压之骤然突变，气必损伤，伤久则气耗而虚，治当扶正理气。但右侧颞颌关节之作痛，启合失利者，则又是风邪新侵而来，事属标、本两证，岂能混合言治。只能先取疏风，再求治本。

荆芥炭 6g　防风 6g　羌活 6g　独活 6g　丝瓜络 10g　苏叶 10g　陈皮 6g　桑枝 6g　油松节 6g　白芷 6g　7 剂煎服

二诊，1992 年 9 月 22 日诊。

上方已进 7 剂，右耳疼痛已轻，张口假性僵直改善许多，憋气仍严重，故而重听及自声增强当然存在难去。喉咽情况、耳鸣情况，俱无进展，鼻塞不通。

检查：耳如上诊。鼻黏膜干涩少分泌液。舌薄苔，脉细弦。

医案：诸病芸芸，仅疼痛得止，总感收获不多。者番拟取升清通窍之法。

葛根 6g　菖蒲 3g　防己 6g　路路通 10g　乌药 6g　木香 3g　青皮 6g　落得打 10g　桔梗 6g　甘草 3g　7 剂煎服

钱某，女，44 岁。1985 年 3 月 4 日初诊。② P224

感冒后引起左耳失聪闭塞，听力下降，自声增强，伴以鸣响，西医诊断为"卡他性中耳炎"。

检查：左鼓膜完整，稍有下陷感。伟氏偏左。舌薄苔，脉细。

医案：邪侵笼葱，始失一表，暂取宣泄与升清。

麻黄 3g　杏仁 10g　甘草 3g　升麻 3g　葛根 6g　陈皮 6g　半夏 6g　茯苓 10g　菖蒲 3g　5 剂煎服

二诊，1985 年 3 月 9 日诊。

药进四剂，听力即有所提高，已能听到手表声，耳鸣也减轻。

检查：左耳鼓膜潮红。舌薄苔，脉细。

医案：久困之残邪一泄，清升而阴霾必肃，故听力回升，聊啾告息，不过腐津败液，滞潴听宫，亟需清化，踪进王氏二陈汤。

白芥子 6g　陈皮 6g　半夏 6g　茯苓 10g　升麻 3g　葛根 6g　菖蒲 3g　路路通 10g　甘草 3g　5 剂煎服

高某，男，48 岁。1985 年 1 月 31 日初诊。② P225

西医诊为卡他性中耳炎。粘液屡抽屡生，在进中药后，头痛缓解，听力稍回升，聊啾亦逐渐式微。

检查：右鼓膜浑浊，光锥存在、缩短，有鼓膜穿刺的疤痕，左鼓膜轻度潮红。舌薄苔，脉大。

医案：卡他潴液，乃败津腐液之停留，抽而再积，当然炎症使然，但长期循环不已，则显然土不制水所致。欲制水，先培土，取六君。

党参 10g　白术 6g　茯苓 10g　陈皮 6g　白芥子 6g　苏子 10g　车前子 10g　（包煎）甘草 3g　葛根 6g　辛夷 6g　5 剂煎服

二诊，1985 年 2 月 7 日诊。

两周来病耳（右）未抽积液，有些胀感，健耳（左）也有些闭气及胀，听力似有下降。

检查：右鼓膜下陷不明显，左侧鼓膜轻度潮红。舌薄苔染灰，脉平。

医案：败津腐液，因不若曩者之无限酿积，但也未明显吸收，再步原方。

党参 10g　茯苓 10g　陈皮 6g　半夏 6g　白芥子 6g　苏子 10g　天竺黄 6g　胆星 3g　葛根 6g　菖蒲 3g　5 剂煎服

三诊，1985 年 2 月 16 日诊。

三天前，耳中作痒，很不舒服，之后听力即逐渐恢复，憋胀皆消，现已经正常。

检查：鼓膜（双侧）正常，舌薄苔，脉平。

医案：《内经》无痰病一症，中医无卡他一词，以理推揆，黑箱结论，取消痰药，显效已来，为巩固计，用六君子汤合参苓白术散以扫尾。

党参 10g　白术 6g　茯苓 10g　白扁豆 10g　陈皮 6g　半夏 6g　米仁 10g　山药 10g　葛根 6g　菖蒲 3g　5 剂煎服

按：卡他性中耳炎，是由于耳咽管阻塞所致。中医认为"肺经之结穴在耳中，名曰笼葱，专主乎听"（《温热经纬·卷四》），一旦肺经受邪，蒙闭笼葱，就会出现听觉失聪。所以疾病初起，不论属热属寒，均应宗刘河间"耳聋治肺"之法，先从宣肺论治，风热者用桑菊之品，风寒者取三拗之剂。若疾病进一步出现中耳积液，《冯氏锦囊秘录》谓其"浊阴遮闭其窍，外声不得入内。"属于中医痰饮范围，治疗当然从痰着手，常用王氏二陈汤（二陈汤加白芥子）加减。

以上二例，例一患者由感冒引起，邪困笼葱而聋。治疗用三拗汤加味以疏风宣肺，升清回聪。例二患者发病已久，无明显外邪，而以积液为主，故用六君子汤加味健脾化痰，开窍回聪。两者同为一病，由于病机不同，治法亦异，体现了中医辨证施治、同病异治的特点。

阮某，男，68 岁。1999 年 8 月 2 日初诊。嵊县，退休教师。⑤

左耳渗出性中耳炎，病历三年。由于疲劳之后在感冒中发作。当时抽过积液，服用西药而告痊。但去年再度发作，也用抽液治法，抽出黄色黏液性分泌物半毫升之多。抽后约一个月较舒服。但再度积液，仍用抽液，由一个月一抽，到现在一星期必须抽去一次，否则胀痛不舒，听力也逐渐下降，基本上已近于失听，幸赖健耳接收消息。当地医生建议取用插管引法，以免频频针刺之苦。病者不愿，再求治于中医中药，经治半年，一无效益，仍然以抽液来缓解痛苦。

一向精神尚可，但自耳病之后，衰弱出现。主要入冬怕冷，四末难温。未抽之前睡眠难以入寐，抽后则前几天可得沉眠。大便偏稀，但成形。一日一圊或两圊。小便正常。

检查：鼓膜严重浑浊，增厚，标志消失，针眼点点斑斑，运动震幅消失。音叉测试，伟氏偏病侧。舌薄苔，质胖、淡、嫩。边见隐约齿印。脉濡细。

医案：龄居杖乡杖国之间，正入八八六四之后。久经磨折，老弱病三害侵袭之躯，又遭后天坤德被蹂躏而空虚。脾土一衰，无权化精微为津液而腐化成痰矣。古人所谓"脾为生痰之本，肺为贮痰之器"即指此而言。当然肺居胸中，但肺穴笼葱正是寓居耳中，良禽择木，毫无错位。其所以旋抽而旋作者，正是正气告虚，无力制止其酿痰耳。惜乎抽液一法，仅能治疗其成痰之后，事属消极。理应强壮脾土以制止其成痰之前，则积极矣。方取益气制痰一策，轴心之剂，以六君子汤为首选。但进药初期，抽液切弗停止。

生黄芪 10g　党参 10g　白术 6g　茯苓 6g　陈皮 6g　姜半夏 6g　山药 10g　大贝母 10g　天竺黄 6g　甘草 3g　7 剂煎服

二诊，1999 年 8 月 25 日诊。

药进 21 剂，抽过两次（比前少了）。耳病药没有特殊感觉，但精神好些。胃纳也渐增加。但口干而苦，大便结实一些。

检查：鼓膜无变化，同上诊。舌脉同上诊。

医案：鼓膜虽无破溃，生脓积液情同溃疡。调理脾胃，正是"溃疡首重脾胃"之实际措施。方既对症，毋事更章。

原方7剂。

三诊，1999年9月19日诊。

又进药21剂，在此期间，又抽过两次，第一次稠而不多，仅0.5ml。第二次更少，而且很难抽。现在到一定时间的作胀已没有，但听力更差，附在耳上的手表声也没法听到。精神很好。刻下所苦者，为当聋子忧愁。

检查：鼓膜变化不大。舌薄苔，脉细有力。

医案：酿脓造液的中间环节，以正气之渐充而切断，但仍须加以巩固。不过听力恢复，殊难获望，大有"收浆有术，决牖无能"之叹。方宗原旨，消痰攻剂减灶，扶正补脾添筹。同时佐以化瘀，志在缓和僵局。

生黄芪10g　党参10g　白术10g　茯苓10g　山药10g　陈皮6g　天竺黄6g　当归10g　阿胶^{另烊冲兑}10g　红花6g　诃子肉10g　7剂煎服

1999年11月2日来函"早已不抽液了。但耳道有闷的感觉，很难受。希望恢复些听力，即使一点点也可以"。

回信：收浆敛液，幸得如愿以尝。痞闷乃鼓室内内脏（指听骨链）已延损到狼藉不堪，水分去而干结僵化矣。这种难受，习惯后自可消失。虽有利气活血药可以纠正一些，但获效则殊为渺茫。还有僵化的严重者，也有攻坚法峻药可以改善，但老年人难以接受。强而予之，亦徒增其害未必沾益，医者不敢下手。

＊　＊　＊　＊　＊　＊　＊　＊　＊　＊　＊

以上七例医案，可分四个类型。其实渗出性中耳炎，远远不止四个，这里仅仅搜列到四个而已。

第一型为有风邪外感，病在初期者，如：第 1 例胡某，男，17 岁；第 5 例钱某，女，44 岁；他们取方都是三拗汤。考三拗汤为肺经药，用于肾经的耳朵，似乎很不对口。其实这种病的归经，属邪犯笼葱。笼葱穴居耳中，属肺经之故。耳朵固然属肾，但一如五轮八廓在眼睛一样，是灵活运用的。江苏科技出版社 1999 年出版《干氏耳鼻咽喉口腔科学·第二章耳鼻咽喉口腔的归经属脏》中指出"耳，主要是肾与肝胆，虚症多考虑肾，实证多考虑肝胆。次要为脾，实证为湿浊内蒸，虚证为脾气不足。旁及心与肺，心肾不交的耳鸣，可考虑心，还有心火偏旺及炎症亦可考虑及心。急性耳咽管阻塞，可以考虑肺"（见第 14 页）。

人民卫生出版社 2000 年出版的《干祖望经验集·归经属脏》更列出了层次，谓：

主要归属：肾。虚证首先考虑它。

次要归属：肝、胆。实证首先考虑它。

旁及：心。耳鸣、耳聋病中闻其声而难辨其言语内容者，考虑它。

旁及：肺。凡耳鼓管阻塞、航空性中耳炎等，可考虑它。

这就是中医的运用传统理论，必需"固定安排，灵活应用"八个字。

第二型为痰浊，表现于鼓室内积痰（即积液）。其中又分实证与虚证。但这里未搜到实证，都是虚证。因临床上慢性的多于急性而虚证多于实证。如第 3 例凡某，男，20 岁，第 6 例高某，男，48 岁，第 7 例阮某，男，68 岁，都是虚痰，故都用六君子汤。尤其是第 7 例阮某，因其大虚而参芪同时并进。渗出性中耳炎，古人称为耳闭、耳聋，从来没有见过用消痰剂，故家父的用二陈汤、六君子汤为此开辟了新天地，而且疗效特佳。原因所在，就是真正认识了病（渗出性），辨对了证（痰）。

第三型为肝胆郁热，如第2例的宣某，女，14岁，所以取用龙胆泻肝汤。

第四型为气压损伤中夹有风邪者，如第4例杨某，女56岁，此可选择疾病中的或标或本而各个击破。

急性化脓性中耳炎

赵某，男，4岁。1999年5月15日初诊。南京市三中。⑤

感冒第4天，发烧已退，但右耳深部疼痛。翌日更痛而难以承受，身体也同时出现疼痛。今天高烧，疼痛如雀啄。日夜难眠。大便两日未解。拒食狂饮。溲赤。

检查：右耳鼓膜窥测不清楚，深部已有黄色稠脓积潴。擦净后可见鼓膜充血，中央部已有细小溃孔，脓从内部排出，呈灯塔征。鼓沟及其附近，也呈充血状态。右颈颌下可扪到淋巴结肿，无粘连，无压痛。

检查：体温38.5℃。舌黄腻苔，脉数（102次/分）。

医案：感冒时邪，不泄横窜，化热生脓，犯及听宫，中医所谓聤耳，正指此而名。脓初溃溢，适在高峰之顶巅。急予清热解毒，用以挫其锋而杀其威。黄连解毒汤主之。

川连2g　黄芩2g　黄柏2g　甘草3g　银花6g　苍术3g　大贝母6g　3剂煎服

另黄柏水　3支　用法面嘱。

二诊，1999年5月19日诊。

脓泄很多，质稠而厚，昨天起转为稀而色白。寒热退，食欲来，平静能眠，大便已解。

检查：外耳道脓液潴积，清除后可见鼓膜中央性穿孔，旁及鼓沟的充血消失，已还其正常状态。体温：36.8℃。舌薄苔，脉平。

医案：大脓一泄，邪毒排空，但仍宜重视与治疗，诚恐转入慢性，则后患无穷矣。用药则宗外科惯例，"高峰苦寒以挫其峰，溃后甘寒以理其后"，改取五味消毒饮。

银花 6g 菊花 6g 地丁 6g 蚤休 6g 半枝莲 6g 白芷 3g 大贝 6g 桔梗 4g 甘草 3g 5 剂煎服

三诊，1999 年 5 月 25 日诊。

脓液日见减少，一切进入正常状态。嬉戏而食欲旺盛。

检查：外耳道干净干燥，鼓膜溃孔残痕已模糊难见。舌薄苔，脉平。

医案：为恩之摧已摧，慢性之虑可免。再予解毒，作扫尾之用。

丁半合剂 2 瓶 每日两次，各 50 毫升，开水兑服，第 5 天停药。

按：丁半合剂，乃家父为省中医院拟订的协定处方之一，内含地丁、半枝莲、银花等品。它与家父另外的鼻渊合剂、参梅含片三药，俱为医院王牌有效药，历 30 年而其誉不衰。

又按：家父对急性中耳炎的病理机制，认为是：

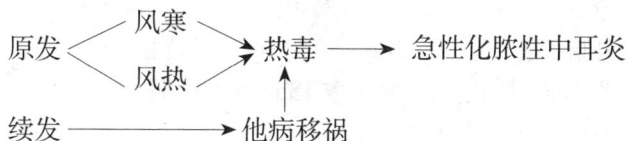

原发〈 风寒 / 风热 → 热毒 → 急性化脓性中耳炎

续发 ────→ 他病移祸

临床分期为：

风寒风热 他病移祸	热毒		热毒残邪
初期	中期	后期	恢复期

因之他的取法用药，也有规律，初期为宣表解毒；中期峻剂（用苦寒药）以猛攻猛打；后期和平剂（用甘寒药）清热撤邪；恢复期清热解毒兼抚揉气血，层次分清，毫不含糊。恢复期中不忘抚揉气血目的，就是防它嬗变为慢性。

慢性化脓性中耳炎

刘某，女，32岁。1991年8月30日初诊。南京电力局。
① P59

先右后左耳病20多年，有时淌水流脓，或有疼痛。每年有2~3次急性发作，同时伴以听力下降和耳鸣。鸣声为持续性，音调不高，音量一般。不急性发作时诸症稍轻。现在为急性发作的后期，脓溢比前几天减少。

检查：右耳鼓膜大穿孔，鼓室尚干净、潮润；左鼓膜浑浊，标志消失。中央有一钙化点，且有菲薄感，未见明显穿孔。舌薄腻滑润苔，底映紫气，舌质淡白，脉濡。

医案：耳虽隶属于肾，但时临长夏，脉舌提示湿浊内停，不能"刻舟求剑"执泥于书本。应取渗湿化浊，稍参益气升清。

升麻3g　太子参10g　苍术6g　川黄柏3g　茯苓10g
夏枯草10g　陈皮6g　六一散15g　5剂煎服

二诊，1991年9月5日诊。

上诊之后，脓水告涸，但为时无几，再度潮润而外溢，至今仍难干燥。无疼痛，听力似乎好些，耳内憋气及耳鸣仍然存在。鸣声音调高而音量大，对外来噪声感到很不舒服。全身无力。

检查：双耳同上诊。舌薄苔，脉细。

医案：内湿难彻，浊逼听宫，虽常规有六味、左慈，但总感治肾不及治脾。取异功散加味，佐以升清。

升麻 3g　葛根 6g　白术 6g　太子参 10g　茯苓 10g　陈皮 6g　川黄柏 3g　夏枯草 10g　菊花 10g　甘草 3g　7 剂煎服

按：本病漫漫 20 年的困扰，但家父并不马虎从事，还是重用了辨证论治的大法来处理。若不这样处理，凤恙新邪，纠缠为患，永无宁日。

叶某，女，23 岁。1991 年 10 月 31 日初诊。南京。① P60

右耳流脓流水 10 年多，时干时作，有些疼痛。此次流脓已 1 周，听力自觉似乎没有下降。

检查：右鼓膜大穿孔，有肉芽在鼓室，脓性分泌物很多。舌薄苔，脉小弦。

医案：肝胆湿热，脾土内亏，耵耳经常发作。治以清热凉肝，稍佐醒脾。不过无法根治，除非乞灵于手术。

龙胆草 3g　山栀 10g　黄芩 3g　当归 10g　夏枯草 10g
菊花 10g　金银花 10g　苍术 6g　川黄柏 3g　甘草 3g　7 剂煎服

二诊，1991 年 11 月 19 日诊。

药进 7 剂，分泌物接近没有。

检查：鼓膜大穿孔，一在前上，较大；一在后壁，较小，分泌物接近干燥。舌薄苔，脉细。

医案：脓已收敛，溃孔难填，取扶正法。

党参 10g　白术 6g　茯苓 10g　车前子 10g　山药 10g　苡仁 10g　川黄柏 3g　夏枯草 10g　当归 10g　甘草 3g　7 剂煎服

陈某，男，51 岁。1991 年 10 月 25 日初诊。南京大学。① P61

病发轫于 10 年之前，左耳大衄，当时诊断为"肉芽"，做手术而愈。1984 年两度大衄，治疗而痊。第 3 次在初夏又大衄，从此血止而渗液，至今未涸，时多时少。最近分泌物少些，但作痒，听力下降。

检查：左鼓膜未见明显穿孔，浑浊，标志不清。舌薄苔，脉平。

医案：前医之药，恰到好处。应作曹随。唯以性而言对症；以量而言，远似未及。今改水药。

龙胆草 3g　山栀 10g　柴胡 3g　当归 10g　夏枯草 10g　川黄柏 3g　苍术 6g　苡仁 10g　苦丁茶 10g　山药 10g　7 剂煎服

二诊，1991 年 11 月 8 日诊。

药已进服 7 剂，分泌物少些，左耳作胀，有时还有些痒，偶有针刺感。

检查：左鼓膜尚浊，隐性穿孔在前上方，尚干燥。舌薄苔，脉平。

医案：水剂龙胆泻肝，获效也感满意。脓积中耳，虽然引流特殊，但其理符于外科，宗外科处理。

金银花 10g　川黄柏 3g　菊花 10g　地丁 10g　蚤体 10g　苍术 6g　陈皮 6g　半夏 10g　土贝母 10g　甘草 3g　7 剂煎服

三诊，1991 年 11 月 22 日诊。

又进 7 剂无疗效。分泌物未见减少，仍有胀感，胀甚则有沉匄感，偶而针刺感仍然。

检查：耳部检查同上诊。舌薄苔，脉平偏细。

医案：取清肝有效于前，不能以清肝有效于后，盖病程进展，证有不同，刻舟求剑，事难允许。取用二妙加味，更味同嚼蜡。以理推搓，分泌之物，总是败津腐液产物，二妙无效，良以治标而未及其本。治本之药可取培土健脾，以控制分泌。若分泌物有时出现锈色，则稍参清解。

党参 10g 升麻 3g 白术 6g 茯苓 10g 陈皮 6g 半夏 6g 山药 10g 金银花 10g 地丁 10g 甘草 3g 7 剂煎服

四诊，1991 年 12 月 10 日诊。

六君加升提药之后脓液已少，痒也不多。一贯耳内之胀难除（过去一胀即有脓，这次胀而无脓）。左侧颈部有紧张感，伴有胀痛。

检查：左耳同上诊，干燥。舌薄白苔，脉平。

医案：渗液得扶正而涸敛，症属于虚。刻下左颈牵制，已投石有路，酌取四物。

升麻 3g 党参 10g 白术 6g 鸡血藤 10g 茯苓 10g 陈皮 6g 当归 10g 络石藤 10g 白芍 6g 丹参 10g 7 剂煎服

五诊，1992 年 1 月 17 日诊。

药已进 21 剂，脓涸干燥期竟然达匝月之久，为过去所未有。唯左颈之胀改善不多。

检查：耳内已干燥。舌薄苔，脉平。

医案：对症之药，不宜更章，只能深入。左颈牵制，迟迟难去，似可酌改一二。

升麻 3g　党参 10g　紫河车 10g　白术 6g　茯苓 10g
陈皮 6g　怀山药 10g　地丁 10g　枳壳 6g　甘草 3g　7 剂
煎服

刘某，女，26 岁。1992 年 1 月 10 日初诊。南京手表厂。

① P63

童年时右乳突曾做乳突根治术，但渗液不涸，竟为
十七八年之久。分泌物为脓性样黄色，有较浓的臭味，偶有
血迹。失听，鸣声多样（有高有低），头痛域在右侧。左耳
听力下降，偶有轻度眩晕。

检查：右耳手术后潮湿不干，未见充血。左鼓膜严重内
陷，已不成为卵圆形，中央有钙化点两块，标志消失。舌薄
苔，脉细。

医案：术后分泌难涸，可宗《外科理例》之"溃疡首重
脾胃"论治；头痛之作，良以痛域在于少阳之故，治可顾及
柔肝。可取参苓白术合逍遥。左耳貌似未予兼顾，但疏肝益
脾之剂，定能余泽共享及之矣。

党参 10g　白术 6g　茯苓 10g　焦苡仁 10g　山药 10g
柴胡 3g　当归 10g　白蒺藜 10g　菊花 10g　甘草 3g　7 剂
煎服

二诊，1992 年 2 月 21 日诊。

上方累进 21 剂，杂乱无章的多种耳鸣已减少、减轻。
唯存沸水样之鸣，病耳脓无，左耳反而有分泌物，头痛轻而
眩晕作。

检查：两外耳俱干燥。舌薄苔，脉细。

医案：邪去身安，正充邪避，斯言殊合本症。仍步原
方，继续调理。

党参 10g　白术 6g　茯苓 10g　白蒺藜 10g　山药 10g

当归 10g　菊花 10g　制首乌 g　川芎 3g　甘草 3g　7 剂
煎服

三诊，1992 年 4 月 3 日诊。

上药进 14 剂，鸣声又减轻一些，鸣声为沸水待开之际。
头痛在枕部，像有一根筋牵制着。左侧咽部有异物感，颈部
及四肢肌肉抽筋感。

检查：两耳干燥。舌薄苔，脉细。

医案：益气柔肝，十分恰当，但补诉综合则似处方太崇
于气，而忽略于血矣。改八珍。

党参 10g　白术 6g　茯苓 10g　鸡血藤 10g　山药 10g
当归 10g　白芍 6g　宣木瓜 10g　丹参 10g　白蒺藜 10g　7
剂煎服

按：本病病程漫长，但家父并不马虎从事，一味常规进
补。仍然认真地结合当时病情而综合处理。否则凤恙加新
病，两者纠缠，进补而留邪，顾攻而削正，哪有宁愈之望。
而且临床上有一个主要特点，就是几十年的老病没有新邪他
也不会找到医院里来的。

家父对此病，闻分泌物的气味，也作为重要捕捉证情的
一个有效方面。凡黄稠而有气味者，认为肝胆尚有湿热；臭
甚而脓少者，考虑胆脂瘤，必定嘱做 X 线诊断而排除它；味
腥者，为寒为虚；抹布味者，实证有湿，虚证为寒。当然还
加以舌诊、脉诊及现存症状。

如有胆脂瘤，家父即承认"中药无此能耐"而介绍西医
手术。

外用药，家父取用黄连滴耳液或黄柏滴耳液。这两个成
药，亦为家父拟订的。

乳突炎

常某，女，42 岁。② P239

主诉：右耳疼痛一周，且日趋加重。刻下右耳剧痛，波及右侧颈部及颞部，大便数日未解。右耳无流脓。

检查：右侧外耳道未见明显异常，鼓膜完整。乳突部压痛明显，乳突后上方约 1 厘米处有一五分硬币大肿块，质软有压痛，右耳下区淋巴结肿大，有压痛。舌苔薄黄，脉弦数。

医案：肝阳挟火，旋沸奔腾，炎炎上燃，头面被灼。急拟清肝以挫其势。

羚羊角粉 1 支。分 3 次吞服。

龙胆草 3g　黄芩 3g　生地 10g　车前子（包煎）10g　菊花 10g　夏枯草 10g　桑叶 6g　石决明（先煎）30g　白蒺藜 10g　荷叶半张　钩藤（后下）10g　1 剂煎服

二诊。

药后耳痛大减，但右乳突部仍压痛明显，其后上方的肿块已明显缩小。

检查：舌苔薄黄，脉弦数。

医案：伐木平肝，初生效益。余邪动荡，乘胜一追。仍拟清肝泻火为治。

龙胆草 3g　生地 10g　山栀 10g　黄芩 3g　菊花 10g　石决明（先煎）30g　草决明 10g　钩藤（后下）10g　夏枯草 10g　桑叶 10g　荷叶半张　3 剂煎服

三诊。

右耳部疼痛减轻，且痛点已分散，二便如常。右乳突部尚有轻度压痛，其后方之肿块消失。炎炎之肝火已挫，内蕴之余邪难清，再当清解，以肃残邪。

　　柴胡 3g　山栀 10g　白芍 6g　夏枯草 10g　菊花 10g　桑叶 6g　大青叶 10g　银花 10g　碧玉散 15g　蚤休 10g　5 剂煎服

　　按：耳痛之症，其因不一。观其患者，完骨剧痛，且耳窍无疾可寻，当属锐毒之恙，良以肝阳木火，熏灼头面所致也。盖火炎于上，毒助其虐，火毒交蒸，搏结耳后，则完骨痛势颇剧。急拟清肝泻火、解毒止痛之剂以救其燃眉。方中羚羊角清肝解毒之效甚佳，用此治疗肝经火炽之头面诸窍急症，加之合用胆草、黄芩、夏枯草、钩藤等清肝泻热之属，使肝火蕴毒排泄而剧痛锐减，获效之速，实难预料。

　　钮某，男，2 岁。1998 年 2 月 24 日初诊。南京火车西站。⑤

　　在感冒待愈之际，又来第二度发烧。左耳内剧痛，有跳跃感。听力下降，外听道有分泌物流出。现体温增高之外，烦躁不安，不能入睡。泛恶拒食，又呕吐过两次。

　　检查：左侧乳突部红肿，压痛明显，呈踏雪感，灼热。外耳道有脓性分泌物潴留，无气味。体温 38.9℃。白细胞总数 9 800，中性增多。X 线片示，气房模糊不清。舌薄苔，脉数。

　　医案：同意西医诊断的急性乳突炎，亦即中医之所称天疽是也。证属大毒内蕴，循肝胆之经而上犯于耳。质小之体负大毒之痛，小舟重载，其能安全乎？建议西药并投，以轻中医肩负。方取犀角地黄汤合柴胡清肝的大意立法，以作焚舟之战。

　　（1）羚羊粉 0.3g　分上下午开水吞服。两天。

（2）生地 6g　赤芍 6g　丹皮 6g　胆星 2g　柴胡 2g　山栀 6g　2 剂煎服

（3）马氏青敷　饴糖调匀，外敷。

（4）黄柏液　滴耳。

二诊，1998 年 2 月 26 日诊。

已经西医治疗，用大量抗生素。痛减肿消，脓仍流淌。全身症状明显减轻，已能稍稍进食。

检查：舌薄苔，脉数

医案：西医西药，功不可灭，大势已定而式微，危机渡过矣。质小之体，苦寒之药，似乎克伐过甚，建议暂辍中药汤剂，专恃羚羊角一味及继续打针。

（1）羚羊角粉　每天 0.3g，分 2 次服用，共服 3 天。

（2）黄柏液　滴耳。

按：人谓，家父是反对西药的死硬派。但也有人谓，家父是称臣奴服于西医的老中医。两个绝对不同的评价，事实上都十分准确。其死硬反对者，是中医自己放弃用传统理论来处理临床，一味效尤西医的治"病"而丢去治"证"手法，甘当"用中药的医生"。同时他也学习过西医，而且对西医学术十分信仰，因之也深知中医也有不足之处，不愿强求文过饰非来护短欺人。他在人民卫生出版社 2000 年出版的《干祖望经验集》中说过"中医毕竟能否治疗恶性肿瘤？我们应该实事求是地作出这样一个评价：凡在初期、发展期阶段，中医中药一无效用，只能眼睁睁的坐视其死亡。一待西医手术、放疗、化疗，力挽狂澜之后，日趋稳定，在西医'定期复查'、'观察'期间，则中医中药大有'鲁阳援（也可作挥）戈，日返三舍'（第 335 页）。"这正是他的客观和光明磊落之处。他所谓"中医中药一无效用"者，指同时不用西药的纯一中药而言，并非"中药保线，西药保险"的两面派。从这个医案中，可以反映出家父观点的明明白白，实实在在了。

航空性中耳炎

张某，男，52 岁。1992 年 5 月 21 日初诊。《辽宁中医》1994 年 5 期 224~229 页。

前天在飞机上陡然两耳憋气，同时听力失聪。昨天加重，堵塞也更厉害，贴在耳朵上的手表声也听不到。自己讲话，脑子里有共鸣。

检查：两鼓膜内陷。音测：伟氏居中，吕氏骨＞气，施氏正常。舌薄苔，脉平有浮意。

医案：九霄奋迅，肾窍乏适应之能，万里扶遥，听宫失听聆之职。考六腑以通为补，七窍持空以求。取通气开窍一法，方从流气饮一型中化裁。

木香 3g　乌药 6g　升麻 3g　菖蒲 3g　路路通 10g　川芎 3g　蔓荆子 6g　青皮 6g　马兜铃 6g　葛根 6g　3 剂煎服

二诊，1992 年 5 月 25 日诊。

耳中憋气开通，自声增强消失，听力正在恢复中。

检查：两鼓膜恢复正常。舌薄苔，脉平。

医案：气滞以导理而疏通，清阳以提升而上溉。病去十八，扫尾待瘳。

原方除马兜铃、川芎、蔓荆子，加黄芪 10g，7 剂煎服。

一星期后随访，已完全恢复正常。

按：这是一例典型的鼓室内气压与外界气压失去平衡，由此而导致中耳损伤的航空性中耳炎。

一个纯粹不杂的老中医，怎样把最最时新的新病种，联系起来而沟通接轨到辨证治疗的处理方法？江苏科技出版社1999年出版的《干氏耳咽喉口腔科学》中谓："（病人）自我感觉，七窍之间互不通气的气闭，完全符合传统理论的气滞。《医略·气论》认为'漏下百刻，气行五十周，出入升降，何有于病'，更证实气滞一证，产生于大气失调，是事所必然（见第127~128页）。"人民卫生出版社2000年出版《全国著名中医医学经验丛书·干祖望经验集》的《杂病广要·诸气病》：'阴阳虽大，未离乎气，故通天下一气耳。……故气平则宁，气不平则病'。《内经》曰'百病生于气。……所以气乱也。'《张氏医通》：'非真气之衰也，气不流有似乎衰耳'。又'故气结矣，尝考其为病之详，如……耳暴闭……'"（见第94页）。通过气宁→气乱→气闭→耳暴闭的逐步变化接轨到航空性中耳炎，就找到了病根所在。当然还有西医文献的帮助，提供了一个捷径。气既滞，当然予之以疏、理，流气饮的写到处方上，更是必然之理。

但一剂知而二剂已，则虽似偶然，却也是必然。因为他思路准确，辨证无讹，取法无误，择方针对，取药守规，处处在中医传统理论轨道上运行。

梅尼埃病

华某，男，49岁。1991年11月5日初诊。南京。① P70

20多年高血压。近两个月前左耳突发失听，伴以哄鸣及眩晕。经过各种治疗，诸症减轻，但爬楼梯、看电视仍有飘飘然感。听力未见回升，耳鸣音调有高有低，外来噪声大多由右耳传导到左耳，听到后有烦躁感。舌薄黄腻苔，舌质透紫气，脉劲而滑。

医案：王隐君治耳以消痰；王清任治耳以破瘀。今也，私淑二王。

胆南星 3g　陈皮 6g　法半夏 6g　竹茹 10g　当归尾 10g　赤芍 6g　泽兰 6g　桃仁 10g　红花 6g　菖蒲 3g　7 剂煎服

二诊，1991 年 11 月 22 日诊。

中药已进 14 剂，看电视、下楼梯时的飘飘然感已消失。耳中哄鸣稍降低，拒绝外来噪声也似乎对高频的噪声好些。

检查：舌薄白苔，边有齿痕，脉弦。

医案：取用二王手法，获效似有立竿应桴之得。去疾务尽，即使矫枉过正，亦属无伤。

胆南星 3g　竹沥 6g　陈皮 6g　红花 6g　桃仁 10g　天竺黄 6g　泽兰 6g　丹参 10g　当归尾 10g　菖蒲 3g　7 剂煎服

三诊，1991 年 12 月 6 日诊。

药进 10 剂，鸣声又低沉一些，对外来噪声的反感，已不若过去的敏感。唯感这次进药不及初诊。舌苔白腻（自认有受凉感冒），脉大乏力。

医案：列御寇行云之感，已一去而不复返。鸣响渐趋卑微，拒噪也不若曩昔之过敏。证已由实转虚。治亦随证而呼应。

熟地 10g　山药 10g　天竺黄 6g　丹参 10g　当归 10g　白芍 6g　山萸肉 10g　红花 6g　川芎 3g　菖蒲 3g　7 剂煎服

按：此症以实证的痰、瘀导致，故而也以实治。二诊在实去而虚尚未来之际，故仍用化瘀消痰法作过渡处理。第三诊则以痰化、瘀散而虚证接踵而至，所以改用养血以补虚一法，为了在这个转折点上能顺利通行，也加上了红花、川芎、菖蒲作润滑剂。虽未有第四诊，但肯定以痊愈而告结束。

姚某，男，25 岁。1992 年 11 月 12 日初诊。南京。① P71

今年中秋，眩晕陡作，但尚能活动，耳无鸣无聋。继见泛恶作呕，眩晕加重，如坐舟船或天翻地覆之感。刻下眩晕仍较重，但泛恶已轻。视物有抖动感，进食作呛，言语有木讷感，吞咽似有困难。大便秘结，小便日行四五次，时有困难感。头无痛而昏沉。

检查：两眼球轻度震颤，血压 150/90mmHg。舌苔白腻滑润，中央有老黄苔，脉平有数意，有时有歇止。

医案：肝风痰浊，两相困扰，虽然急发之期已过，但依然余威不熄。治当熄肝风，祛痰浊。

决明子 10g　菊花 10g　夏枯草 10g　钩藤 10g　竹沥夏 6g　胆南星 3g　白僵蚕 10g　枳壳 6g　天竺黄 6g　当归 10g　4 剂煎服

二诊，1992 年 11 月 16 日诊。

药进 4 剂，无效。舌苔已化，现呈薄苔，脉平。

医案：纵然断语"无效"，但从一切观察，已有春回大地之象。坚守前方，稍稍出入一二。

决明子 10g　石决明 20g　菊花 10g　胆南星 3g　夏枯草 10g　竹沥夏 6g　枳壳 6g　僵蚕 10g　天竺黄 6g　象贝母 10g　干地龙 10g　14 剂煎服

三诊，1992 年 12 月 14 日诊。

药进 18 剂，诸症基本消失，一切行动状态一如常人。唯尚有些头位急促旋转时及大量运动时有晕感。舌薄苔，脉平有弦意。

医案：承赐锦旗铭谢，殊感汗颜。盖区区效益实出古贤之遗产也。今拟养营补血中寓以扫荡残余之肝阳。

熟地10g　当归10g　川芎3g　白蒺藜10g　白芍6g
菊花10g　枸杞子10g　天竺黄6g　夏枯草10g　石决明20g
7剂煎服

按：此症初诊时明显为肝风扇动痰浊而致。但二诊医案称为"无效"，其实舌苔已化，脉细弦转平，就是好转了。临床上不少病机好转而症状迟了一步出现者。二诊，取原旨续进，未予修改，说明承认了方药已有疗效。三诊时已病去若失，所以随着实去虚来惯例，用补法以扫尾。

姚某，女，44岁。1993年2月19日初诊。江都市。
① P72

向来两耳有憋气，哄响。去年年底陡然两耳哄响加重，出现眩晕。一动作呕。当时诊断为"梅尼埃病"。经过治疗，逐渐改善。刻下右耳失听，伴以鸣响，鸣声乍大乍小，阵发性憋气，能接受外来噪声。

检查：外耳道及鼓膜正常。舌薄苔，脉细。

医案：眩晕虽除，鸣聋尚在，虚也。常规补肾，求效崇脾。同时清阳失举之象，略事提升。初诊前医裁方，殊合逻辑。今后取药，竟可随证。

柴胡3g　升麻3g　黄芪10g　党参10g　山药10g　百
合10g　白术6g　茯苓10g　破故纸10g　甘草3g　7剂
煎服

二诊，1993年3月16日诊。

药进21剂，耳中憋气消失。鸣响之声依然不绝于耳，曾有一个时期中减轻一点。舌薄苔，脉细。

医案：方已对证，效出迟迟者，症之顽也。步原旨深入。

黄芪 10g　党参 10g　山药 10g　山萸肉 10g　当归 10g
葛根 6g　白术 6g　破故纸 10g　茯苓 10g　丹皮 6g　甘草
3g　7 剂煎服

按：此症初诊，早已进入后期，而且已出现虚象。"补脾""补肾"之争，一直是脾胃派与滋阴派的战斗口号。至于谁是谁非，只有观察对照后才能分晓。家父是脾胃派，当然补脾为其首先选择对象。

刘某，女，45 岁。1993 年 3 月 2 日初诊。光学仪器厂。
① P73

眩晕一月有余，过去也曾有过，但为时短暂。今作不愈，左耳鸣叫。能接收外来噪声，有时突有沉重感，伴以泛恶。

检查：有轻度眼球震颤。舌白腻苔，脉细而弦。

医案：痰浊久困，未得一清。方取化浊消痰一法。

陈胆星 3g　陈皮 6g　藿香 10g　佩兰 10g　姜半夏 6g
苏子 10g　菖蒲 3g　枳实 6g　焦苡仁 10g　甘草 3g　7 剂
煎服

二诊，1993 年 3 月 10 日诊。

药进 7 剂眩晕明显减轻，耳鸣缓解，泛恶接近消失。头顶部出现紧张感，两腿乏力无劲。

检查：测血压 125/90mmHg。眼球震颤消失。舌薄苔，脉左平右细。

医案：痰浊渐清，虚象似露端倪。裁方逐渐向扶正靠近。

太子参 10g　白术 6g　茯苓 10g　陈皮 6g　法半夏 6g

蝉衣 3g　菖蒲 3g　料豆衣 10g　夏枯草 10g　罗布麻 10g　7
剂煎服

三诊，1993 年 3 月 30 日诊。

又进 21 剂，血压已正常，眩晕还有偶然一作，常呈闪
电性。右耳哄哄而鸣，量不大，调不高。两腿已有力一些。
现以百会为中心头痛，如重物压着感。

检查：眼球震颤已消失。舌薄苔，脉细弦。

医案：曩昔以内伏湿浊，只能醒脾中扶正。刻下残邪告
清，可以取潜阳育阴矣。

桑叶 6g　菊花 10g　白蒺藜 10g　熟地 10g　山药 10g
茯苓 10g　建泽泻 6g　丹皮 10g　当归 10g　川芎 3g　7 剂
煎服

按：此症之痰与上例姚某之痰有所不同。姚为虚证之
痰，辨证根据为"鸣声时大时小，能接受外来噪声"、"脉
细"，刘则痰浊挟湿浊，辨证根据为"有沉重感"、"舌白腻
苔"，故而主为化痰，伴用芬芳化浊之品。复诊以湿浊化而
改用六君子汤。

原注小结：耳源性眩晕症，多与膜迷路积水有关，为一
种内耳的非炎性疾病。临床表现为眩晕，觉四周什物旋转，
一侧耳鸣，听力下降，眼球震颤，恶心呕吐，不稳定感（不
平衡），发病突然。

家父对本病的治疗，从"痰、肝、肾"三者论治。痰有
痰火与痰湿之分。痰火以半夏天麻白术汤、龙胆泻肝汤化
裁，常用天麻、法半夏、陈皮、茯苓、竹茹、黄芩、夏枯
草、龙胆草等。痰湿，与脾的关系较密切，治之常用药有党
参、白术、茯苓、山药、苡仁、陈皮、半夏、六曲等。肝阳
者，宜平肝熄风、滋阴潜阳，用天麻钩藤饮加减，常用药有

天麻、钩藤、石决明、桑寄生、黄芩、夏枯草、怀牛膝、杜仲等。偏于肝风者加龙骨、龙齿、牡蛎；偏于肝火者加龙胆草、丹皮。肾虚者，常用杞菊地黄丸或大补阴丸加减。

家父治疗本病的另一绝招，那就是验方。该方从归脾汤衍变而来，主要用于轻型眩晕症。药物组成为山药、当归、五味子、酸枣仁、桂圆肉等，其效甚佳。已被上海眼耳鼻喉科医院作为梅尼埃病的常用有效药。此药好处，在辨证上可以马虎，不若一般的严格从事，所以西医更为欢迎乐用。

鼻 科 病

鼻前庭炎

张某，男，11 岁，1996 年 8 月 2 日初诊。上海市崇明。

鼻子作痒，已两年。痒而不嚏，涕屎呈痂皮样，曾作过敏性鼻炎治疗，无效。有时痂皮中有血迹。

问诊所得，鼻痒阵作，严重时还痛。鼻腔外口结痂。痂多即通气不好。

检查：两侧鼻前庭被大量痂皮覆盖，清除后，见皮肤粗糙角化，部分新鲜肉芽充血。两下甲瘦削，鼻道（－）。两颌下扪到 3~4 颗淋巴结肿。不粘连，无压痛。

舌薄苔，脉（未诊）。

医案：童年血气方刚，则其气必盛。气盛有余则肺经积热，循经上犯，鼻腔道当其冲，前庭之炎，亦当然应运而生矣。儿童纯阳之体，清肺泄热治之。

桑白皮 10g　黄芩 3g　马兜铃 5g　银花 10g　丹皮 6g 赤芍 6g　豨莶草 6g　白鲜皮 10g　7 剂煎服

加味黄连膏 1 盒，外擦，每天 2~3 次。

二诊，1996 年 8 月 18 日诊。

药后，痒息痛止，分泌物减少。

检查：创面充血消失，干净（因用油膏而致）。颌下淋巴结同上诊。

舌薄苔，脉（未诊）。

医案：常见病常规方，有所好转，事属必然。仍取原旨，唯苦寒品向甘寒品倾转。

桑白皮 10g　黄芩 3g　银花 10g　丹皮 6g　赤芍 6g　豨莶草 6g　白鲜皮 10g　绿豆衣 10g　用维持量（隔 1 天进 1 剂）

加味黄连膏，续用。

三诊，1996 年 9 月 20 日诊。

已不痒不痛，痂皮已无，但有些灼热感。

检查：肉芽已为新生皮肤覆盖，基本上已接近正常。

舌薄苔，脉（未诊）。

医案：单纯小病，一药而愈。扫尾求其巩固，再进几剂足矣。

桑白皮 10g　黄芩 3g　银花 10g　连翘 6g　绿豆衣 10g 白鲜皮 10g　7 剂煎服，用维持量

按：这是小病、常见病，故而方药也以常规方应付。

急性鼻炎

王某，男，29 岁。1992 年 2 月 1 日初诊。本院职工。⑤

伤风第三天，昨天起有寒热，头痛，畏寒，鼻塞不通，清涕淋下。稍有痰咳。

检查：鼻黏膜充血，两下甲肥大，鼻腔内有不少浆液性分泌物。咽峡极轻度充血。

体温 37.8℃，舌薄白苔，脉浮数。

医案：急性鼻炎，乃伤风感冒之亚流。治主疏风辛解，常规处理。

荆芥 10g　防风 6g　薄荷 6g　桑叶 6g　白芷 6g　杏仁 10g　象贝 10g　元参 10g　桔梗 6g　3 剂煎服

呋麻液　1 支，滴鼻，每天 3~4 次。

休息 3 天。

二诊，1992 年 2 月 5 日诊。

凛寒消失，头痛接近消失，鼻子通气改善。涕量减少，由清白而转为稠厚带黄。

检查：鼻腔接近正常，咽峡（－）。

舌薄苔，脉平。

医案：外邪一撤，诸病去安，再扫残余，去疾务尽之意也。

桑叶 6g　菊花 10g　银花 10g　连翘 6g　杏仁 10g　陈皮 6g　元参 10g　辛夷 6g　白芷 6g　甘草 3g　3 剂煎服

按：这等常见小病，只须常规方法处理，无有不应手而愈的。从处方中见有辛夷、白芷，则可知有预防鼻窦炎的意识。

慢性鼻炎

余某，女，6 岁。1991 年 7 月 12 日初诊。玻纤院。
① P257

鼻多脓涕，时近两年，入冬加重。今年倒例外，入夏不瘥。通气时佳时塞，一般夜间严重。清除潴涕后，通气可改善。左耳有憋气之感。

检查：左鼻腔有脓性分泌物潴留。舌薄苔，脉平。

医案：胆热移脑，症隶鼻渊。治以龙胆泻肝汤合苍耳子散。盖前者求其效而后者图治其本。

龙胆草 3g　山栀 10g　黄芩 3g　柴胡 3g　苍耳子 10g　当归 10g　辛夷 6g　白芷 6g　鸭跖草 10g　桔梗 10g　5 剂煎服

二诊，1991 年 7 月 19 日诊。

药进 5 剂，涕量减少，稠黏者转稀，黄者转白，左耳憋气减轻。

检查：右鼻腔无分泌物，垂测有少量。舌薄苔，脉平。

医案：久病已虚，取用峻药，只可一而不可再。

夏枯草 10g　鸭跖草 10g　黄芩 3g　山栀 10g　苍耳子 10g　鸡苏散 12g　辛夷 6g　白芷 6g　鹅不食草 10g　藿香 10g　7 剂煎服

三诊，1991 年 8 月 2 日诊。

这两天可能受凉，涕量稍又多些，色黄。

检查：鼻腔（－）。舌薄苔，脉平。

医案：古谚"水无风不波，人无邪不病"，涕多一病告痉途中，酷暑受凉，涕又多些，事属无疑。再予清养。

鸭跖草 10g　鱼腥草 10g　辛夷 6g　山栀 10g　太子参 10g　苍耳子 10g　山药 10g　藿香 10g　夏枯草 10g　鸡苏散 12g　7 剂煎服

金某，女，25 岁。1991 年 8 月 9 日初诊。银都商场。① P258

多年来鼻塞难通，运动后仍然不通，唯擤尽涕液后，可以暂通片刻。涕多，色黄而稠。一般冬重夏轻，但近来为进行性发展而较前严重。入冬容易感冒，诸症加重而咽喉亦痛。刻下又感冒已 3 天，鼻塞多涕，咽痛俱有，有痰难咯，头有微痛。

检查：鼻腔无特殊，咽轻度充血。舌薄白苔，脉细。

医案：寒煊瞬息万变，外邪乘虚而入。纵然鼻病多年，刻下先治其标。

桑叶 10g　菊花 10g　金银花 10g　连翘 10g　薄荷 6g　豆豉 6g　马勃 3g　板蓝根 10g　桔梗 6g　藿香 10g　六一散 12g　5 剂煎服

二诊，1991 年 9 月 6 日诊。

感冒早已痊愈，鼻塞涕多两者俱已减轻许多。喉头新添异物感，进食正常。左耳觉憋气。

检查：鼻腔（－），咽（－），两鼓膜下陷。舌少苔，脉细。

医案：土脾失健，清阳难升，诸窍蒙害矣。取益气升清法。

升麻 3g　葛根 6g　白术 6g　太子参 10g　茯苓 10g　山药 10g　百合 10g　白扁豆 10g　苏梗 10g　佛手 5g　7 剂煎服

吴某，男，30岁。1991年8月16日初诊。南京水泥制管厂。① P259

近两个月来口苦，终日如此。左侧眼眶疼痛。涕量奇多，色黄。有过鼻息肉，近10年中做过4次摘除术。

检查：左鼻中道、上道有小息肉存在。舌薄苔，脉平。

医案：鼻痔鼻渊，本必属骈生之病，前者长期存在，后者阵发高潮。幸痔小如豆，尚可药石应付。先取清胆化浊。

龙胆草3g　山栀10g　柴胡3g　黄芩3g　苍耳子10g　辛夷6g　白芷6g　薄荷6g　鸭跖草10g　桔梗6g　7剂煎服

二诊，1991年8月23日诊。

进药7剂，口苦、眶痛已消失；但涕量稍少些，黄浊者仍然。失嗅已10多年。

检查：左侧中甲息变伴以息肉，后端有萎缩感；右中甲肥大有息变倾向，嗅裂消失。舌薄苔，边有齿痕，脉实。

医案：胆热一清，口苦眶痛告失。化浊不力，多涕失嗅依然。者番裁方，需升清化浊佐以外治。

（内服）升麻3g　蔓荆子6g　藿香10g　苍耳子10g　佩兰10g　鱼腥草10g　辛夷6g　鸭跖草10g　桔梗6g　白芷6g　7剂煎服

（外用）苍术6g　白芷10g　石榴皮10g　明矾10g　水煎，蒸气熏鼻窍，每日两次，每次5分钟。

陈某，女，26岁。1991年8月23日初诊。工商银行。① P261

多涕色黄，质浊，已8年病史。鼻塞在运动或擤尽潴涕后可以改善，失嗅，头痛域在眉心。

检查：鼻黏膜淡白无华，两下甲肥大，收缩良好。中甲有息变倾向，与中隔紧贴，嗅裂消失。舌白腻苔，脉细。

医案：长期湿浊充斥于中州，湿浊上蒸，空清之窍蒙浊而失其空清本色，先从芳香化浊、清胆开窍为治。

（内服）苍耳子10g　柴胡3g　升麻3g　辛夷6g　鱼腥草10g　藿香10g　佩兰10g　菖蒲3g　路路通10g　龙胆草3g　7剂煎服

（外用）苍术10g　白芷10g　角针5g　4剂，水煎，蒸气熏鼻窍。

二诊，1991年9月6日诊。

上药已进13剂，未用外用药。头痛消失，通气改善，唯涕仍多，失嗅仍然。

检查：同上诊。舌薄苔，脉细。

医案：药之内服者，尚认真进服，外治者弃而不用，此亦《史记》所谓"六不治"之一。今也得能瘥除一半，亦云幸运矣。再步原旨。

（内服）升麻3g　蔓荆子6g　柴胡3g　路路通10g　菖蒲3g　鱼腥草10g　防风6g　鸭跖草10g　辛夷6g　苍耳子10g　7剂煎服

（外用）苍术10g　白芷10g　角针5g　4剂，水煎，蒸气熏鼻窍。

王某，女，38岁。1991年10月21日初诊。工艺装备厂。① P262

鼻塞常作，往往寒则作，温则缓，嗅觉接近消失，受寒则清涕滂沱，长期呈阻塞性鼻音，鼻塞严重时头痛，努力擤涕时耳中哄鸣及暂时性失听。

检查：鼻下甲稍感肥大，用收缩剂后未见异常。鼻咽部检查，未见异常。舌薄苔，脉细。

医案：肺怯金寒，清阳失举。检查则器质无恙。治疗应温肺升阳。

柴胡 3g　升麻 3g　黄芪 10g　防风 6g　白术 6g　细辛 3g　茯苓 10g　百合 10g　淫羊藿 10g　甘草 3g　7 剂煎服

二诊，1991 年 10 月 30 日诊。

鼻塞缓解，失嗅依然无佳兆。稍稍受凉，幸无反应。阻塞性鼻音仍有，鼻涕清而难擤。

检查：鼻腔（－）。舌薄苔，脉细。

医案：温肺升阳已有微效，但阻塞性鼻音一无改善。法宗原旨，小试疏导肺气之壅。

柴胡 3g　升麻 3g　细辛 2g　马兜铃 10g　黄芪 10g　白术 6g　防风 6g　淫羊藿 10g　陈皮 6g　7 剂煎服

三诊，1991 年 11 月 8 日诊。

药进 7 剂，毫无效益。鼻塞情况白天尚可，入夜紧塞，涕多而色白，紧塞之际擤尽潴涕，也可通些。

检查：鼻腔未见异常。舌薄苔，脉细。

医案：鼻窍阻塞，得暖或活动而缓解，其病在瘀；擤尽潴涕而通，其病在涕。今也病在后者。两用温肺泻肺，俱不理想，其在此乎！兹从制涕之酿成，清涕之潴积裁方。

桑白皮 10g　黄芩 3g　桔梗 6g　象贝母 10g　鱼腥草 10g　陈皮 6g　半夏 6g　鸭跖草 10g　路路通 10g　辛夷 6g　7 剂煎服

四诊，1991 年 11 月 15 日诊。

阻塞似乎改善（但仍有些阻塞性鼻音），但失嗅感无丝毫改善，涕量已减少，其质很清。

检查：鼻（－）。舌薄苔，脉细。

医案：肺怯生寒，阳和之气难转，则鼻塞；清阳不举，浊阴之气蒙窍，乃鼻聋。治以温肺升阳。至于制涕之减少，但肺温而清升，制涕法亦寄寓其中矣。

（内服）升麻 3g　柴胡 3g　桑白皮 10g　路路通 10g 菖蒲 3g　辛夷 6g　益母草 10g　淫羊藿 10g　荜茇 6g　红花 6g　7 剂煎服

（外用）细辛 6g，角针 6g，3 剂，水煎熏鼻窍。

五诊，1991 年 12 月 3 日诊。

药进 14 剂，客观上阻塞性鼻音明显改善，入暮还有些堵塞，对浓郁的气味偶然闻到。涕不太多，但难外擤。

检查：鼻腔未见异常。舌薄苔，脉细。

医案：温肺升阳，矢已中鹄，更以鼻音之改善，殊为可慰，诊得脉来细小而弱，则正气显然不充，欲知血以气行，益气亦间接行血。乘胜追击之方，再助以益气。至于仿通关散之外用药，再予续用。

（内服）黄芩 10g　党参 10g　升麻 3g　路路通 10g　柴胡 3g　菖蒲 3g　荜茇 6g　淫羊藿 10g　红花 6g　泽兰 6g 7 剂煎服

（外用）细辛 6g　角针 6g　阿魏 3g　3 剂，水煎熏鼻窍。

六诊，1991 年 12 月 20 日诊。

近来自觉鼻堵塞减轻一些，可以闻到一些香气。客观上阻塞性鼻音有所减轻，呼吸感到为吸气性困难。

检查：鼻腔（－）。舌薄苔，脉右沉细左细。

医案：温肺升阳，仍然为主导，原方损益一二。

（内服）黄芪 10g　党参 10g　升麻 3g　紫河车 10g　柴胡 3g　菖蒲 3g　白术 6g　怀山药 10g　茯苓 10g　红花 6g 仙茅 6g　7 剂煎服

（外用）角针 5g　蔓荆子 10g　细辛 6g　4 剂，水煎熏鼻窍。

梁某，男，42 岁。1991 年 11 月 12 日初诊。运输公司。
① P264

鼻病 3 年，涕多，拧擤欠畅，右侧为重。鼻塞虽不严重，但呼吸殊感欠通，活动后可缓解。感冒历 1 周而未痊，全身关节酸痛，头痛重点在两鬓。平时畏寒。

检查：咽有充血感，鼻黏膜充血。舌薄白苔而腻，脉有浮意。

医案：时邪外感，引动夙恙之蠢然，荆防败毒散主之。

荆芥 6g　防风 6g　羌活 3g　独活 3g　前胡 6g　柴胡 3g　菖蒲 3g　路路通 10g　桔梗 6g　甘草 3g　5 剂煎服

二诊，1992 年 1 月 21 日诊。

药后上诊诸恙消失殆尽。刻下不舒者，血压偏高而在平稳之中。鼻塞在右侧，得暖可以缓解一些，咽干而苦昼轻夜重。

检查：鼻下甲肥大右重左轻，收缩尚可。舌薄腻苔，脉细。

医案：微循失畅，肺怯金寒。鼻塞不通，瘀在鼻甲。治取温通。

荜茇 6g　菖蒲 3g　红花 6g　淫羊藿 10g　桃仁 10g　当归尾 10g　赤芍 6g　路路通 10g　辛夷 6g　7 剂煎服

龚某，女，14 岁。1993 年 3 月 9 日初诊。本院。① P272

病鼻 8 载，黄涕奇多，鼻塞左重右轻交替而作，有时头痛，嗅觉消失，记忆力差。

检查：鼻中隔左侧有嵴突，两下甲肥大，左鼻道有脓性分泌物潴积，有息肉，右中甲息变现象。舌薄苔，脉平。

医案：胆热移脑，脾湿久蒸，致鼻渊、息肉、息变。中隔嵴突之作，更是助桀之怅。暂取清胆热、燥脾湿、化浊邪为法。

（内服）龙胆草 3g　山栀 10g　白术 6g　茯苓 10g　苍耳子 10g　菖蒲 3g　辛夷 6g　白芷 6g　藿香 10g　佩兰 10g　7 剂煎服

（外用）苍术 10g　白芷 10g　石榴皮 10g　3 剂，水煎熏鼻窍。

二诊，1993 年 4 月 6 日诊。

药进 15 剂，涕量减少一半，色转淡，通气改善，嗅觉提高一些。

检查：右中甲色泽转红润，左侧息肉变化不大。扁桃体Ⅱ度肿大，表面十分粗糙，咽后壁淋巴滤泡团块状严重增生。舌薄苔，脉平。

医案：鼻疾向愈之势，已露端倪。补诉咽痛，其程度更超越于鼻病。前者今后取药，志在醒土化浊；后者治法，则应养液。两般医路殊难熔于一炉，只能补中健土以治鼻，培土生金以疗咽。

升麻 3g　太子参 10g　白术 6g　茯苓 10g　山药 10g　白扁豆 10g　藿香 10g　辛夷 6g　白芷 6g　甘草 3g　7 剂煎服

三诊，1993 年 7 月 7 日诊。

上方累进 28 剂，循例夏天涕少，咽痛及干亦消失。

检查：右中甲已正常，左侧息肉仍存在。咽后壁淋巴滤泡增生，无充血。舌苔厚腻而糙，脉平。

医案：循理夏轻冬重，则暮秋再图治疗。但今也息肉尚存，咽后壁未获正常，而且舌如敷粉，则调理之剂尚属孔殷。

（内服）藿香 10g　佩兰 10g　辛夷 6g　苍耳子 10g　白芷 6g　茯苓 10g　苍术 5g　厚朴花 3g　鸡苏散 12g　7 剂煎服

外用熏方续用。

按：考慢性鼻炎一症，虽然情属小病，但医治艰巨困难。而且除息肉、息变可以手术之外，其余的都仅仅依靠服药治疗。

以上七案，可分 5 个治法：一为祛逐风热法者，有第 2 案金某、第 6 案梁某；二为清胆化浊法者，有第 3 案吴某、第 4 案陈某；三为以清肝胆实热者，有第 1 案余某；四为温肺升阳者，有第 5 案王某；五为扶正者，为第 7 案的龚某。

鼻窦炎

刘某，男，22 岁，1992 年 3 月 24 日初诊。南京医科大学。① P290

鼻病 4 年多，所苦者头痛、头昏，涕多而黄，通气以两次手术而改善。

检查：鼻道稍有分泌物潴积。舌薄苔，脉弦。

医案：泻胆热、除脾湿、养肺阴三部曲可循序以进。

龙胆草 3g　黄芩 3g　山栀 10g　夏枯草 10g　柴胡 3g　辛夷 6g　白芷 6g　鸭跖草 10g　菊花 10g　苍耳子 10g　7 剂煎服

二诊，1992 年 5 月 5 日诊。

药进 7 剂，头痛大减而黄涕敛迹。但终以一度感冒而动荡，淡黄涕再度重来。幸已不若曩者之多，通气已佳。

检查：鼻黏膜偏红，有些分泌物潴留。舌薄苔，脉平。

医案：取峻药猛攻手法，四年顽疾竟然一槌定音。惜乎感冒一扰，又有死烬复燃之势。再取清肺泻胆。

桑白皮 10g　马兜铃 10g　黄芩 3g　薄荷 6g　夏枯草 10g　鱼腥草 10g　白芷 6g　辛夷 6g　苍耳子 10g　藿香 10g

7 剂煎服

俞某，女，46 岁。1992 年 5 月 15 日初诊。红光印刷厂。①P291

1 个月前感冒，发病两三天即涕量增多，有时呈黄绿色，之后两耳憋气。伴以咳嗽而无宁息。头脑昏沉而钝痛。

检查：鼻中隔向左斜歪，鼻道有些分泌物积滞。舌薄苔，脉细。

医案：肺邪虽肃，胆热移脑。取龙胆泻肝与苍耳子散并进。

龙胆草 3g　鱼腥草 10g　黄芩 3g　白芷 6g　薄荷 6g　苍耳子 10g　辛夷 6g　桑叶 6g　芦根 30g　鸭跖草 10g

7 剂煎服

二诊，1992 年 5 月 22 日诊。

脓涕减少，但依然黄绿色。俯首位头脑与鼻腔很难受。鼻塞与耳中憋气都有所减轻。有些咳嗽，胸有痞感，心慌，多梦。

检查：鼻腔（－）。舌薄苔，脉平。

医案：取用清肝，已获初效。肺邪虽谓"清肃"，看来未必尽然。者番裁方，取肺肝双肃。

桑白皮 10g　马兜铃 10g　黄芩 3g　桔梗 6g　苍耳子 10g　鱼腥草 10g　辛夷 6g　白芷 6g　冬桑叶 6g　芦根 30g

7 剂煎服

三诊，1992 年 6 月 23 日诊。

药进 14 剂，黄绿涕明显减少，咳嗽、胸闷已消失。但耳仍憋气，时觉鼻有特殊气味。

检查：鼻（－），鼓膜双侧下陷。舌薄苔，脉细。

医案：芸芸诸症，愈者已愈，残留者残留或存在。刻下总结，为双耳憋气与鼻生幻嗅。今以木香流气饮以应付憋气，甘麦大枣汤以处理幻嗅。

木香 3g　乌药 6g　枳壳 6g　路路通 10g　青皮 6g　菖蒲 3g　防己 6g　大枣 7 枚　小麦 12g　甘草 3g　7 剂煎服

四诊，1992 年 6 月 30 日诊。

药进 6 剂，幻嗅基本消失，偶尔还有过一时。鼻塞时通时堵，双耳憋气依然严重。

检查：左耳鼓膜严重内陷。舌薄苔，脉平。

医案：幻嗅消失，左耳憋气加重，鼓膜亦深凹似井，虽予流气饮而获效不佳，今得参以益气以支援其后。

黄芪 10g　升麻 3g　木香 3g　乌药 6g　白术 6g　茯苓 10g　菖蒲 3g　路路通 10g　防己 6g　甘草 3g　7 剂煎服

医嘱：自我吹张，一日数次。

五诊，1992 年 7 月 14 日诊。

在一帆风顺之下，日趋好转。但以挂号困难而改服耳聋左慈丸，服后鼻中异味已去而再来，头痛亦由之而重作。两耳憋气、作胀。

检查：两鼓膜下陷，鼻黏膜少液。舌少苔，脉细。

医案：清阳不升，浊阴上扰，于是头面诸窍被其蒙蔽，故治以理气、升清手法以纠之矫之。惜乎一篑之际，又取重镇收敛之药，毋怪乎痰浊之气卷土重来，再取升清理气。

升麻 3g　柴胡 3g　木香 3g　路路通 10g　乌药 6g　青

皮 6g　枳壳 6g　天竺黄 6g　菖蒲 3g　藿香 10g　7 剂煎服

胡某，男，41 岁。1992 年 5 月 24 日初诊。丹阳市。

① P293

鼻病发轫于 1970 年，主症为脓涕奇多，色黄而稠，几乎每月急性发作一次。容易感冒，通气尚可，嗅觉十分迟钝。头痛头昏域在前额。记忆力减退，思想不集中，入冬畏寒。

检查：中隔左侧有巨型崎突。舌薄苔，质有红意，边有齿痕，脉平有弦意。

医案：念年鼻病，四窦俱炎，顽固程度不言而喻。先取龙胆泻肝汤，以后因证取药。

龙胆草 3g　山栀 10g　柴胡 3g　黄芩 3g　薄荷 5g　辛夷 6g　白芷 6g　苍耳子 10g　桑叶 6g　芦根 30g　7 剂煎服

二诊，1992 年 6 月 30 日诊。

药后涕量减少，但屡遭感冒，故而屡屡减而又增多，仍然黄而且稠，感冒之频繁，月必数次。今天即在感冒之中，咽部作痛，痰不多而稠，头痛，有时凛寒。

检查：鼻腔（－），咽峡轻度充血。舌薄苔，边有齿印，脉弦。

医案：长期感冒，表不胜表；全窦之炎，攻补俱感木然。可宗张子和之"病为身外之物"，去之驱之手法。

桑白皮 10g　马兜铃 10g　辛夷 6g　白芷 6g　甜葶苈 3g　苍耳子 10g　鱼腥草 10g　夏枯草 10g　鸭跖草 10g　薄荷 6g　7 剂煎服

三诊，1992 年 7 月 14 日诊。

药进 7 剂，涕量进一步减少，质也逐渐稀而白。在此半月中，有过一次感冒，但很轻。咽痛已消失，痰殊不多。

检查：鼻腔（－）。舌薄苔，质嫩有齿印，脉平。

医案："攻"，功成而引退；"补"，瓜代而继之。舌诊指示补在脾土。

党参10g　白术6g　茯苓10g　白扁豆10g　山药10g
百合10g　辛夷6g　苍耳子10g　白芷6g　鸡苏散15g
7剂煎服

李某，男，16岁。1992年6月2日初诊。734厂宿舍。
① P294

七八年来脓涕奇多，质黄而稀，鼻塞，运动及擤净潴涕后可以缓解一些，嗅觉正常。两耳有些憋气右多左少，头昏伴痛。

检查：鼻腔未见明显异常，后端有空旷感。舌薄苔，脉实。

医案：垂髫病作，弱冠难痊，良以胆热长存移脑之祸使然。当清泻肝胆，以后再行随证而治。

龙胆草3g　黄芩3g　辛夷6g　山栀10g　白芷6g　川芎3g　桑叶6g　薄荷6g　芦根30g　苍耳子10g　7剂煎服

二诊，1992年6月30日诊。

上方累进21剂，涕量减少，黄虽已淡而稠黏依然，外擤、逆吸均难豁出。头脑稍昏沉。通气改善，耳中憋气消除。

检查：左鼻腔后端稍有脓性分泌物潴留。舌薄黄苔，脉平。

医案：炎炎之胆热已挫，淹缠之湿浊难清。旨步前意，方随证更。

藿香10g　佩兰10g　苍耳子10g　升麻3g　白芷6g
辛夷6g　鱼腥草10g　薄荷5g　芦根30g　鸭跖草10g

7 剂煎服

三诊，1992 年 7 月 21 日诊。

共进中药 42 剂，涕量减少，很难外擤，必须逆吸而出。右鼻孔常堵塞不通，头脑昏沉依然。

检查：鼻腔（－）。舌薄苔，脉平。

医案：残存之恙，求速较难。再予益气升清。

升麻 3g　柴胡 3g　太子参 10g　芦根 30g　辛夷 6g　白芷 6g　苍耳子 10g　菖蒲 3g　鱼腥草 10g　鸭跖草 10g
7 剂煎服

四诊，1992 年 8 月 28 日诊。

涕量已正常。所苦者难以外擤，倒流逆吸于颅颡而殊感不适。头昏眼黑。右鼻腔仍然堵塞，运动后可以缓解。

检查：鼻腔（－）。舌薄苔，脉平。

医案：诸症进一步改善，当然事在意中。唯头昏眼黑，毫无效益，良以涕流过久，津液之损耗可知。津涕同源，故裁方斜倾扶正，隔日 1 剂。

太子参 10g　白术 6g　茯苓 10g　白芷 6g　黑芝麻 10g　当归 10g　白芍 6g　辛夷 6g　鱼腥草 10g　甘草 3g　7 剂煎服

五诊，1992 年 10 月 23 日诊。

在取用维持量情况下，进药至今未辍，涕量已明显减少，质仍稠浓，色仍发黄，逆吸之涕症状已消失，鼻塞也较明显地缓解，头痛头昏去之殆尽。刻下所苦，每月有两度感冒。

检查：鼻（－）。舌薄苔，脉平偏细。

医案：祛邪之药，难得以恒效，刻下裁方，但求巩固，控制感冒之频临，当然祛除残存之涕，仍难放弃。

党参 10g　白术 6g　茯苓 6g　山药 10g　黄芪 10g　防风 6g　百合 10g　料豆衣 10g　辛夷 6g　白芷 6g　7 剂煎服

夏某，女，34 岁。1992 年 7 月 25 日初诊。南京烟厂。

① P296

鼻病 10 年，伴以鼻窦炎，已做 4 次息肉摘除手术。现在脓涕奇多，黄色而质稠，通气不畅，严重时头痛。嗅觉迟钝。咳嗽。右耳翳风处有压痛。咽干由口式呼吸而致。

检查：右中甲已息变肥大，两侧俱有脓性分泌物潴积。舌薄苔，脉细。

医案：鼻窦炎，即中医之鼻渊；中甲息变，中医称鼻痔。十年病绕，乃中州失坤德之厚载，湿浊常困扰以上腾。治取主以扶正健脾，佐以芳香化浊。

柴胡 3g　升麻 3g　太子参 10g　白术 6g　茯苓 10g　百合 10g　鱼腥草 10g　藿香 10g　佩兰 10g　辛夷 6g　7 剂煎服

二诊，1992 年 9 月 15 日诊。

上方累进 21 剂，涕量减少，色仍黄。咳嗽及痰均减少，头痛基本消失，右翳风穴压痛已无。唯嗅觉仍然难以提高。

检查：潴涕于鼻道左侧稍有些，右中甲息变仍然。舌薄苔，脉细。

医案：诸症俱减，唯息变依然。内服药循序以进，息肉样变再佐外治。

（内服）柴胡 3g　升麻 3g　党参 10g　白术 6g　茯苓 10g　山药 10g　辛夷 6g　鸭跖草 10g　藿香 10g　佩兰 10g　7 剂煎服

（外用）苍术 10g　白芷 10g　明矾 10g　石榴皮 10g　3 剂，水煎，蒸气吸熏鼻窍。

邹某，男，27 岁。1994 年 2 月 18 日初诊。安徽巢湖。

① P297

鼻病 5 年，额痛头昏，鼻塞不通，黄涕奇多。去年 2 月、6 月先后做过两侧上颌窦手术，通气改善仅仅一时。现在涕仍较多，仍为黄色，比过去淡些。通气尚可，头脑有些昏沉，嗅力迟钝，咽有干感。

检查：中隔右侧肥厚，左侧有嵴突。两下甲瘦削，黏膜干而红，鼻道有些分泌物潴留。咽后壁轻度污红，咽峡弥漫性潮红。舌薄苔映黄，脉平。

医案：胆热移脑，脾湿暗蒸。治从清胆泻肝，醒脾化浊。

柴胡 3g　胆草 3g　山栀 10g　太子参 10g　黄芩 3g　白术 6g　茯苓 10g　苍耳子 10g　辛夷 6g　白芷 6g　7 剂煎服

二诊，1994 年 3 月 29 日诊。

头昏好些，头痛重点在枕及右鬓部。鼻子通气已舒，但晨起右侧不太通畅。两侧有时有少量血迹，涕量已少。嗅力在逐渐恢复之中，咽已润泽。

检查：鼻黏膜红而且润，未见分泌物。舌薄苔，脉平。

医案：症情之高峰已削，恙后之调理继来。

柴胡 3g　白芍 6g　桑叶 6g　苍耳子 10g　菊花 10g　辛夷 6g　白芷 6g　鱼腥草 10g　薄荷 6g　芦根 30g　7 剂煎服

三诊，1994 年 4 月 19 日诊。

又进药 14 剂，停药 1 周，头昏消失，鬓角头痛所存无几。鼻子通气改善。唯右侧有时还有些，嗅觉接近正常。咽已润而稳定，右颈部有紧张感。

检查：鼻黏膜偏红，干燥。舌薄苔，脉平。

医案：诸症消失殆尽，唯以久病耗津，继来燥象之感，再予扫尾，以策去疾务尽。

桑白皮 10g　金银花 10g　菊花 10g　白茅根 10g　黄芩炭 3g　芦根 30g　沙参 10g　辛夷 6g　女贞子 10g　生地 10g　7 剂煎服

按：在一个鼻窦炎病名中其证则五花八门。如第 1 例刘某，肝胆有热、脾土有湿浊，而肺阴偏虚。初诊用清肝法，疗效明显，可惜感冒一扰，全功尽弃。加之仅仅二诊而不来续治。根据初订方针的先清肝胆之热，再醒脾制湿，药后补益肺经，可能获得理想的疗效。

第 2 例俞某，证情单纯了，只有肝胆积热。故而初诊用龙胆泻肝汤合苍耳子散，有疗效。二诊以咳嗽、胸闷，佐以肃肺，疗效也很满意。但又双耳憋气，鼻生幻嗅，改用利气与缓肝润燥一法，疗效也很良好。第四诊时鼻病改善很多，有倾向到耳病，故又用益气升清。第五诊，则反映出所有慢性的一波三折而有些反复。

第 3 例胡某，是此病中最难医的全窦炎。虽有二十年病史，但根据"脓涕奇多，色黄而稠"而仍然采用实治，且取用龙胆泻肝汤，疗效果然满意，但以频频的感冒而难建功绩。此时也可进补，但宗张子和的论点还是峻药猛攻。此一冒险之攻，竟然有效。不过又凭"涕量减少，由黄转白"而反射出虚证之象。改攻为补，也及时跟上。

第 4 例李某，初诊即用龙胆泻肝汤猛攻，有效而二诊改用和平方药，苍耳子散加芳香化浊之品，效果不错。第三诊时加以补法。第四诊加强补药。到最后一次第五诊时，症状明显改善。不过此症之顽，也不敢认为痊愈。

第 5 例夏某，根据其四次摘除息肉，涕多黄稠，头痛嗅觉迟钝等等，一派清阳不升见证。故而取用益气升清办法。

并予以外治。

第 6 例邹某，为典型的胆热移脑、脾湿暗蒸症，与第 1 例相似，所以治法也与第 1 例相差无几。

总之，鼻窦炎一病在今天，不论中医西医，都没有突破的新方法来取得特佳疗效。

肥厚性鼻炎

刘某，男，14 岁。1991 年 10 月 31 日初诊。南京。① P273

鼻塞不通，两侧交替而作。运动及得暖后可缓解，涕不多。病逾两年，一直乞灵于麻黄素液。两耳有时憋气。

检查：鼻左下甲正常，右侧肥大。舌薄苔，脉平。

医案：鼻甲运行之血，正以肺寒而泣，泣则滞，滞则瘀，瘀则肥大，肥大而塞。治以温通。

桂枝 3g　白芍 6g　红花 6g　淫羊藿 10g　桃仁 10g　当归尾 10g　赤芍 6g　路路通 10g　菖蒲 3g　5 剂煎服

二诊，1991 年 11 月 19 日诊。

通气改善一些，但难通畅，进药后未用过麻黄素液。耳中憋气消失。

检查：鼻甲接近正常。舌薄苔，脉平。

医案：时逾两旬，药仅 10 剂，殊感一曝十寒之叹，其有效而未能明显者，责在此欤。再踪原法。

桂枝 3g　益母草 10g　红花 6g　桃仁 10g　当归尾 10g　路路通 10g　升麻 3g　菖蒲 3g　荜茇 6g　甘草 3g　7 剂煎服

刘某，女，38 岁。1991 年 6 月 15 日初诊。本院。① P274

1988 年做过鼻中隔矫形术后，头痛消失半年。刻下鼻塞不通，活动后可以改变，得暖气也可通畅。涕多色黄偶尔夹血。头痛伴轻度头昏，上午轻落暮重，痛呈在前额窦区左侧。咽头干涩，有时痒有时痛。

检查：鼻腔左侧正常，右侧下甲较大，鼻道潴留分泌物较多。舌薄苔，脉平。

医案：鼻病衄塞，多涕头痛，轮番出现，但刻下以鼻渊为重点。先取清肺消炎，以探进止。

黄芩 4g　山栀 10g　白芷 6g　苍耳子 10g　桑叶 6g　菊花 10g　辛夷 6g　夏枯草 10g　薄荷 3g　5 剂煎服

二诊，1991 年 6 月 25 日诊。

药进 10 剂，通气明显改善，涕量亦少，色渐转白，血已绝迹，头昏很轻，咽干转润。喉痒仍然，喉痛已在有无之间。

检查：鼻腔左（－），右上中道有分泌物潴留。舌薄苔，脉细。

医案：鼻窍诸症，痊愈过半，以貌相而言可说痊愈，不过复发机会尚多。唯有正气内充，庶逃此厄。巩固阶段，取补益。

黄芩 10g　党参 10g　茯苓 10g　夏枯草 10g　百合 10g　辛夷 6g　菊花 10g　甘草 3g　5 剂煎服

三诊，1991 年 7 月 12 日诊。

刻下残存之症，厥唯涕液时多时少，鼻塞仍然很不畅通，近来脘胃有胀满感，并在早晨还有些咳嗽。

检查：鼻腔（－）。舌薄苔，脉细。

医案：残余之恙，求去迟迟，常事也。原方继用，当稍增升清化浊。

升麻 3g　太子参 10g　茯苓 10g　百合 10g　藿香 10g　辛夷 6g　白芷 6g　菖蒲 3g　山楂 10g　六一散 15g　5 剂

煎服

四诊，1991年7月16日诊。

出血已无，涕量已少。头痛在左窦区还有一些，鼻塞仍然，但涕清除即通。补诉多年来咽痒频作，作即咳。脘胃胀满消失。

检查：咽后壁污红，两侧索肥大，鼻腔（－）。舌薄苔，脉细。

医案：诸恙悉退，唯留堵塞，不过清除涕潴即通，谅无大碍，同时正以鼻疾去而咽病上升主位矣。治当滋养以利咽、除涕以求通。

桑白皮10g　生地10g　玄参10g　麦冬10g　鸭跖草10g　辛夷6g　白芷6g　桔梗6g　鱼腥草10g　芦根30g
7剂煎服

王某，男，11岁。1991年7月16日初诊。建宁路。

① P276

鼻塞1年多，运动后可通，冬重夏轻，做过冷冻无效。夜间作痒，晨起狂嚏，总之嚏从痒出，不痒不嚏。

检查：两下甲肥大苍白，表面粗糙，呈桑椹样。疾跑2分钟后，下鼻甲可缩小，色仍难红。舌薄苔，脉平。

医案：微循环失畅，则鼻甲肥大，鼻窍有瘀。此嚏之作绝非过敏，因出于瘀。唐容川曾有此说，射马之方是活血化瘀。

红花6g　桃仁10g　落得打10g　当归尾10g　赤芍6g
菖蒲3g　路路通10g　辛夷6g　7剂煎服

二诊，1991年7月23日诊。

药进7剂，狂嚏明显减少，通气也改善多多。

检查：鼻黏膜粉红色。舌薄苔，脉平。

医案：一投化瘀之剂，微循环因之得佳，此堵塞与狂嚏之所以得能改善。方既已效，焉可轻易。

红花 6g　桃仁 10g　当归尾 10g　赤芍 6g　王不留行 10g　菖蒲 3g　路路通 10g　乌药 6g　7 剂煎服

三诊，1991 年 8 月 27 日诊。

现在服药无嚏，停药时即作，但已减少，通气已畅，停药后又在揉鼻子。舌少苔，脉平

医案：方裁有效，虽非增寸嫌多，减寸嫌短，但已生效。原方再进，可改为维持剂量。

原方 7 剂煎服。第 1 个 7 剂每日服；第 2 个 7 剂隔 1 日服；第 3 个 7 剂隔 2 日服。

张某，男，14 岁。1991 年 11 月 8 日初诊。玄武门。

① P279

病鼻 4 年，鼻塞不通，活动及揉摩之后，可以缓解。涕多而清，感冒即稠浓，偶然出血，头痛偶作，两耳憋气，鼻塞严重时咽干。

检查：鼻腔（ － ）。舌薄苔，脉平。

医案：微循环失畅，鼻甲留瘀，瘀则郁，郁则肿，肿则塞。虽谓肺气壅滞，实为血行之病耳。治用活血疏瘀。

当归尾 10g　赤芍 6g　红花 6g　路路通 10g　桃仁 10g　泽兰 10g　辛夷 6g　鱼腥草 10g　7 剂煎服

二诊，1991 年 12 月 3 日诊。

药进 21 剂，通气改善，同时奇多之涕也收敛而少。唯在进药期间，常有疼痛，痛在前额，涕色多清。在此期间未见出血。

检查：鼻腔（ － ）。舌薄苔，脉平。

医案：方已有效，但未巩固，至于头痛之作，对多涕之

治，未能制其形成而徒事收敛其已成之后耳。宗原旨加减一二。

红花 6g　桃仁 10g　当归尾 10g　赤芍 6g　辛夷 6g　菖蒲 3g　菊花 10g　川芎 3g　五灵脂 10g　7 剂煎服

三诊，1992 年 1 月 28 日诊。

辍药 20 多天，已经好转之情又再度加重。刻下浓浊之涕较多，大多逆吸排出。鼻塞难通，头痛每作于下午，而且在阅读较久之后。咽头干燥阵作，清嗓不歇。

检查：鼻黏膜轻度充血，咽后壁淋巴滤泡轻度增生。舌薄苔，脉平。

医案：客岁裁方，主治鼻病。今也夹有咽病，则不能作"王顾而言他"。例应兼治。

荆芥炭 6g　炒牛蒡 10g　薄荷 6g　菖蒲 3g　路路通 10g　鱼腥草 10g　辛夷 6g　白芷 6g　苍耳子 10g　天竺黄 6g　7 剂煎服

四诊，1992 年 2 月 11 日诊。

药后几天诸恙明显改善。但又感冒一次，今为第 4 天，幸程度比之过去为轻。鼻塞已通，唯涕痰多些，头痛一度已消失。

检查：鼻（-），咽轻度弥漫性充血。舌薄苔，脉平。

医案：鼻病经治之后，日趋康复。但常遭感冒而动荡难安，而且感冒之作频繁，解悬"鲁难未已"，只有制止频发之感冒，拟方在感冒痊后进服一段时日，之后再取维持量，谅能一劳永逸。

黄芪 10g　白术 6g　防风 6g　料豆衣 10g　辛夷 6g　百合 10g　党参 10g　路路通 10g　7 剂煎服

刘某，女，6 岁。1991 年 11 月 8 日初诊。廖家巷。

① P280

今年 7 月开始，鼻塞不通，得暖及运动后或擤净潴涕后，俱可缓解，多嚏，鼻涕奇多，稀稠清白俱有。咽干，有时右耳作响。

检查：两下甲肥大，充盈满腔，收缩很迟钝。舌薄苔，脉平。

医案：肥大性鼻炎，取用破瘀法。宗刘河间"鼻塞治心"遗训，同时涕出如涌，亦当兼顾一二。

红花 6g　桃仁 10g　泽兰 6g　路路通 10g　当归尾 10g　赤芍 6g　辛夷 6g　鱼腥草 10g　菖蒲 3g　桔梗 6g　7 剂煎服

二诊，1991 年 11 月 26 日诊。

药进 14 剂，通气稍畅一些，但平卧之际仍然阻塞如前。涕量也减少一些。

检查：同上诊，矿测右侧已通。舌薄苔，脉细。

医案：药不能评无效，亦无法言显著。且弃原方而无它求，更无适合之药，只能加重。

五灵脂 10g　红花 6g　桃仁 10g　当归尾 10g　鱼腥草 10g　升麻 3g　葛根 6g　荜茇 6g　菖蒲 3g　7 剂煎服

三诊，1992 年 4 月 3 日诊。

鼻塞不通，客岁经治告失。刻又卷土重来，已有一周之谱，除原有症状（鼻塞、多涕）之外，咳嗽痰多。

检查：右鼻腔有脓性分泌物潴留。舌薄苔，脉平。

医案：三春煊凉无常，易于感冒，浮邪虽然易撤，但勾引凤恙之重来大有可能。治先解表逐邪。

荆芥 6g　防风 6g　薄荷 5g　大贝母 10g　杏仁 10g　桔梗 6g　辛夷 6g　鱼腥草 10g　苍耳子 10g　5 剂煎服

蒋某，女，38 岁。1992 年 1 月 14 日初诊。省医疗器械公司。① P285

向有肥大性鼻炎，续发鼻窦炎，最早者在 10 年前发现，去年 11 月急性发作，从此即难以告痊。刻下主症，涕多在晨起之际，色白而黏，大多逆吸而从鼻咽腔排出，痰量较多，粘糊成块，而难以水溶，头痛在前额。以上诸症一遇冷气、寒风、疲劳即加重。一贯容易感冒，近来更明显，全身怕冷，睡眠不佳往往因多涕鼻塞而致。咳以支气管炎而致，咽干求饮不解，喜温。有类风湿性关节炎。

检查：鼻黏膜轻度充血，咽黏膜轻度充血。舌薄黄腻苔，脉细小而弱。

医案：脾气、卫气一贯暗怯于中；痰也浊也，两者借机而作。理应扶正，健脾固卫，但以痰浊困留，不能不先除其障碍。

太子参 10g　白术 6g　茯苓 10g　陈皮 6g　鸭跖草 10g　半夏 6g　辛夷 10g　菖蒲 3g　苍耳子 10g　白芷 6g　7 剂煎服

二诊，1992 年 1 月 24 日诊。

药进 9 剂（因以临经停药 3 天），涕量减少，一度稠浓刻又清稀。排涕之道，过去以逆吸而出，现能从鼻腔擤出，痰亦不多，咳嗽已轻，咽干已润。刻下以鼻塞为重点。

检查：鼻黏膜充血（红艳型），左轻右重，下甲肥大，咽（－）。舌薄苔后半黄腻滑润，脉细而有力。

医案：初诊构思，拟先治标以除痰涕，踵进健脾、固卫，但病情如军情，事难固定安排。今也黏膜红艳，脉来劲而有力，一改醒脾制痰为清火化痰，盖痰为火之标，火为痰之本也。当然药后殿之以培土，也在意料之中。

黄芩 3g　天竺黄 6g　竹叶 10g　白茅根 10g　芦根 30g　象贝母 10g　天花粉 10g　杏仁 10g　菖蒲 3g　桑白皮 10g

7 剂煎服

三诊，1992 年 2 月 11 日诊。

通气改善一些，唯在凌晨时有些堵塞，涕量少些，晨起之涕呈黄色夹有血丝。临经时头痛，伴以清涕滂沱，近来多处关节疼痛。

检查：两下甲肥大、充血，前端粗糙，舌薄黄苔，脉细。

医案：痰气之患已除，脾虚已衰仍难置之首位。良以立春木旺生火，今日裁方清肺。

桑白皮 10g　马兜铃 6g　黄芩 3g　丹皮 10g　鱼腥草 10g　生山栀 10g　菖蒲 3g　赤芍 6g　茜草根 10g　芦根 10g

7 剂煎服

四诊，1992 年 2 月 25 日诊。

涕量减少，接近正常，血丝已没有，通气基本上通畅，引以为满意者。者番经临头痛减轻，为昔者所未有。但接触到香烟味、异气即有反应。

检查：鼻黏膜充血（红艳型），左下甲肥大前端有些破碎。舌薄苔黄染。脉细。

医案：诸恙次第告失，至于难适应于香烟异气者，良以坤德失其厚载之故，应取六君子汤应付。但以黏膜红如飞丹，内蕴之热邪尚在，又非清化不可。

黄芩 3g　山栀 10g　桑白皮 10g　桑叶 6g　菊花 10g　苏子 10g　马兜铃 10g　菖蒲 3g　天竺黄 6g　路路通 10g

7 剂煎服

五诊，1992 年 3 月 6 日诊。

涕量已正常，仍然未见鼻血，通气也基本上已畅，难得有时一塞。右眼上眶有疼痛，严重时可以妨碍睡眠。对一般烟气异味也已稍能忍耐一些。

检查：鼻黏膜充血已轻，左下甲肥大。舌薄苔映黄，脉细。

医案：诸恙次第告失，扶正是其时矣。唯黏膜尚透残红，鼻甲尚嫌较大，苔亦映黄，故而稍参清热，估计不必再诊。

升麻 3g　柴胡 3g　党参 10g　白术 6g　茯苓 10g　山药 10g　金银花 10g　桑白皮 10g　菖蒲 3g　白扁豆 10g　7 剂煎服

六诊，1992 年 5 月 5 日诊

近辍药两月，已愈诸症又渐重来。在此期间，又有两度感冒，幸程度比过去为轻。刻下鼻塞又作，活动即缓解，涕难外擤。一度止息的眉心钝痛又作，幸程度较轻。睡眠较差。

检查：鼻黏膜充血、肥大。舌薄黄苔，脉细。

医案：顽症愈而未能巩固，以致余烬再燃。治法一宗曩昔。

升麻 3g　葛根 6g　苍耳子 10g　辛夷 6g　白芷 6g　薄荷 6g　鱼腥草 10g　芦根 30g　桑白皮 10g　7 剂煎服

温某，女，16 岁。1994 年 2 月 22 日初诊。贵州。① P290

鼻塞左右腔交替而作，发病于 3 个月前感冒后期。无嚏，涕不多。嗅觉时佳时差。

检查：鼻黏膜偏淡，双侧下鼻甲肥大水肿，奔跑后收缩敏感。中隔左侧有大型嵴突一个。舌薄苔，脉平偏细。

医案：鼻甲留瘀，畜门受阻。治当化瘀活血。

红花 6g　桃仁 10g　落得打 10g　当归尾 10g　赤芍 6g
菖蒲 3g　路路通 10g　荜茇 6g　升麻 3g　7 剂煎服

二诊，1994 年 3 月 18 日诊。

20 天仅服药 6 剂，鼻塞改善一些，嗅觉基本恢复。

检查：鼻黏膜淡白渐红，右下甲收缩一些，左侧收缩良好。舌薄苔，脉平。

医案：3 周仅进药 1 周，效殊满意，大有"所持者狭而欲者奢"。照此推求，原方躇进一二，可告覆杯。

原方 7 剂煎服。

按：肥大性鼻炎，在道理上讲，应该容易处理，你肥大了的鼻甲，可以用"鼻甲部分切除"手术来解决。其实没有如此天真、简单。其一，未成年人怎么办？现在切除了，将来遗留下的缺损，怎么办？其二，人身的病不是建筑物或家具，长的截短，厚的削薄，单单凭你一刀之勇，是难以解决抖乱了的毛线团，且看以上七例病案，并发病、兼发病超过了半数，手术也难以解决的。只有辨证明确，用抽丝剥茧的耐心去医治。

干燥性萎缩性鼻炎

来某，女，36 岁。1991 年 7 月 23 日初诊。搪瓷总厂。

① P298

鼻不通气右重左轻已两年。由感冒引起，冬重夏轻，堵塞时一加运动即可缓解。涕多色白，难擤而逆吸于鼻咽部下淋。晨起时咽干，常可引起泛恶呕吐。

检查：中隔右侧有嵴突，下甲肥大，用收缩剂后，见右轻度萎缩而后端空旷。舌薄苔，脉平。

医案：肺怯金枯，遇着寒冷则倍形严重，此乃肺为畏寒之脏故也。治当补肺益气。

生地 10g　熟地 10g　玄参 10g　鱼腥草 10g　桔梗 6g　百合 10g　麦冬 10g　北沙参 10g　辛夷 6g　甘草 3g　7 剂煎服

二诊，1991 年 9 月 10 日诊。

药进 14 剂，通气微有畅感，涕量减少，泛恶消失。但辍药 1 个月后，所有诸症逐渐恢复到过去一样。新添鼻腔有酸感，有时多嚏。

检查：咽后壁淋巴滤泡增生，右鼻中甲肥大。舌薄苔，脉平偏细。

医案：药尚对症，言已获效，惜乎半途而废，坐视诸症之重来，其咎在人不在药。原方续进。

百合 10g　生地 10g　熟地 10g　鱼腥草 10g　玄参 10g　山药 10g　沙参 10g　麦冬 10g　辛夷 10g　甘草 3g　7 剂煎服

三诊，1992 年 5 月 12 日诊。

去年经治之后，诸症有所改善而无不适。近来半月又发作起来，主症鼻塞不通，涕多而难以擤出，涕浓带血。干燥延及咽喉，以鼻病严重右侧头痛，两耳憋气。

检查：此番诸症，殊符"胆热移脑"。治随证转，当取清肝泻胆一法。

龙胆草 3g　黄芩 3g　山栀 10g　鱼腥草 10g　夏枯草 10g　辛夷 6g　白芷 6g　鸭跖草 10g　苍耳子 10g　芦根 30g　7 剂煎服

四诊，1992 年 5 月 19 日诊。

涕量无明显减少，血已不见。咽干难润依然，口有苦味，失眠仍然严重，但精神一无怠意。

检查：两下甲肥大，黏膜充血。舌薄白苔，脉平。

医案：仅凭泻肝清胆孤军直入，而获效无几。良以痰浊充斥，者番重取三子。

白芥子 6g　莱菔子 10g　苏子 10g　白芷 6g　桑白皮 10g　马兜铃 10g　辛夷 6g　菖蒲 3g　甜葶苈 6g　路路通 10g　7 剂煎服

孙某，男，24 岁。1991 年 8 月 2 日初诊。江宁县。

① P300

鼻塞 4 年，四季皆然，运动后或劳动可以缓解一些，少涕液，嗅力迟钝，两鬓作胀，头脑昏沉，咽干喜饮，发音失泽。

检查：鼻腔正常，呼吸通畅（但本人谓不通）。黏膜干燥无液。舌薄苔，脉平。

医案：病苦于堵塞，检查正常，显然病灶所在"用"而不在"体"。考肺恶燥，燥气一凌，鼻为之干，干则关机无润，以无液而幻感易生，如堵塞、如异物附丽等。燥则欲治以润，大补阴丸合增液汤。

川黄柏 3g　知母 10g　生地 10g　熟地 10g　沙参 10g　麦冬 10g　芦根 30g　玉竹 10g　百合 10g　柿霜 10g　天花粉 10g　7 剂煎服

二诊，1991 年 9 月 3 日诊。

时逾 1 个月，药进 14 剂，通气已通畅一些，嗅觉也似乎提高。头昏鬓胀明显减轻，咽干已式微，而饮亦减少。

检查：鼻黏膜仍偏于干燥。舌薄白苔，脉平。

医案：病由燥致，燥去则病亦去，绝无深奥之意。再予养津润燥，以扫残邪。

生地 10g　知母 10g　川黄柏 3g　熟地 10g　麦冬 10g　玉竹 10g　芦根 30g　沙参 10g　天花粉 10g　生石膏 30g　7 剂煎服

陈某，女，21 岁。1991 年 6 月 21 日初诊。南京 714 厂。① P301

鼻子既干且痛，涕液基本没有，发现已半年多，进行性发展，嗅觉未见丧失，但有异味感，大块涕痂脱出，时带有血丝。

检查：鼻腔未见异常，后端有空旷感（不严重）。舌少苔，脉细。

医案：正虚质弱，肺怯金枯。求愈之术，唯有一径，养阴益肺耳。

熟地 10g　生地 10g　百合 10g　桑白皮 10g　玄参 10g　沙参 10g　白芍 6g　知母 10g　桔梗 6g　甘草 3g　5 剂煎服

外用：蜂蜜涂鼻腔。

二诊，1991 年 7 月 26 日诊。

进上方 5 剂之后，痛去而干依然存在，嗅觉迟钝，鼻中异味也未减轻。此一月未出血。

检查：鼻后腔已萎缩，右重左轻。舌薄苔，脉细。

医案：情符鼻槁（即萎缩性鼻炎），初诊检查未敢确诊。幸处方用药，早已及之，刻下诊断，可以定论矣。至于病因，上诊案语早已言之详矣。再步原旨深入。

熟地 10g　生地 10g　百合 10g　桑白皮 10g　玄参 10g　黄精 10g　知母 10g　肥玉竹 10g　天花粉 10g　蛤粉炒阿胶珠 15g　7 剂煎服

三诊，1991 年 8 月 1 日诊。

上方平稳，但无明显感觉。月事量多，一周始净，色红，经前少腹坠重。关节有些疼痛。

检查：鼻同上诊。舌薄苔，脉细。

医案：药不枘凿而效微，症之顽也。补诉诸症，显示异病而同证，再加益气以摄之。

党参 10g 黄芪 10g 熟地 10g 五味子 10g 当归 10g 白芍 6g 玉竹 10g 桑白皮 10g 黄精 10g 蛤粉炒阿胶珠 10g 7 剂煎服

四诊，1991 年 8 月 9 日诊。

近来感冒第 5 天，涕一度增多，有些硬感（在鼻腔内），曾出血，量不多，今天仍在发烧，头痛头昏，食欲锐减。

检查：鼻腔较干，后端同前诊。舌薄白苔，脉数。

医案：坎坷难愈之途，横遭感冒。良以虽临盛暑而凉热善变，本已荏弱之卫气，难以应变自卫而然。急则治标，先清外感为是。

桑叶 6g 菊花 10g 豆豉 6g 板蓝根 10g 金银花 10g 薄荷 5g 桔梗 6g 象贝母 10g 杏仁 10g 鸡苏散 12g 3 剂煎服

五诊，1991 年 8 月 30 日诊。

感冒早已告失，鼻干仍然严重，口唇也干，狂饮难解，无涕痰，对异气异味很难接受。嗅觉似乎有些提高。

检查：鼻后腔空旷，但尚红润。舌薄苔，脉细。

医案：痼疾难痊，力求不予发展，而且铜炉丹灶不可日日举火。建议燥季或严重（单指干燥）时进服汤药，平稳时取用药丸，药膏。

生地 10g 熟地 10g 百合 10g 桑白皮 10g 党参 10g 山药 10g 麦冬 10g 白扁豆 10g 黄精 10g 紫河车 10g 7 剂煎服

梨膏、二至丸（最好二至膏）长期服用。

六诊，1991 年 12 月 3 日诊。

8 月之方仅进 7 剂，另用蜂蜜涂鼻腔外治，干燥逐渐改善。现在鼻涕奇多。更在晨兴之际，伴以狂嚏及咽痛，鼻干仅仅在左侧，唇干还有一些。

检查：咽后壁淋巴滤泡散在性增生，黏膜有萎缩感，两腭弓有小血管暴露。鼻如上诊所见。舌薄苔，脉细。

医案：涕称肺液，原出于津液，古人所谓"多耗一分痰涕，即多损一分津液"。故而同时唇干。治当养阴而敛涕，因治新病更能泽及夙恙。

生地 10g　玄参 10g　麦冬 10g　益智仁 10g　天花粉 10g　山药 10g　辛夷 6g　天竺黄 6g　桑白皮 10g　7 剂煎服

七诊，1991 年 12 月 10 日诊。

上诊进药 7 剂，鼻中干燥依然，涕仍多而稀者转稠，鼻子通气右侧好些，有血淋渗。

检查：咽后壁小血管网布。鼻同上诊。舌薄苔，脉细。

医案：顽症求痊，抽丝剥茧。欲求桴声竿影，事所不能。取方无讹，毋容易辙。

生地 10g　玄参 10g　桑白皮 10g　丹皮 6g　赤芍 6g　麦冬 10g　天竺黄 6g　沙参 10g　玉竹 10g　天花粉 10g　7 剂煎服

八诊，1991 年 12 月 24 日诊。

上诊之方又进 14 剂，咽鼻之干不解，右鼻堵塞，左鼻出血依然，有些头痛。

检查：立氏区粗糙，右重（不出血一侧）左轻（出血一侧），咽后壁淋巴滤泡增生，萎缩仍然难以滋润，有充血而呈苍白感，鼻咽腔未见异常。舌薄苔，脉细。

医案：取用养阴一法，虽有效而殊难惬意，深悔 8 月之初，取参苓白术散而未予继续，以致踯躅徘徊历五月之久，医能辞其咎乎！

党参 10g　白术 6g　茯苓 10g　山药 10g　扁豆 10g　当归 10g　熟地 10g　白芍 6g　阿胶 10g　7 剂煎服

九诊，1992 年 1 月 14 日诊。

者番一药（14 剂），在此期间（20 天）仅流血 1 次，干燥感似乎也好一些，通气改善。

检查：立氏区接近正常，唯黏膜干燥，咽后壁萎缩的黏膜已有润意，小血管暴露。舌薄苔，脉平。

医案：脾气一振，精微生化沛然则津液得充，充则燥者润而枯者荣，者番用药优于前者。此《医述》之"补肾不如补脾"见解，不我欺也，当然履迹前旨。

党参 10g　白术 6g　茯苓 10g　白扁豆 10g　山药 10g　白茅根 10g　芦根 30g　桑白皮 10g　百合 10g　玄参 10g　7 剂煎服

十诊，1992 年 2 月 14 日诊。

上方累进 21 剂，通气尚可，堵塞时清除一下，鼻腔通气即可改善，至于干燥与病仍无明显改善迹象，咽则以痛为主，干则在有无之中。

检查：鼻腔黏膜干燥少液有涕屎。咽黏膜萎缩改善，小血管扩张减少。舌薄苔，脉细。

医案：法步原旨，药偏生津。

太子参 10g　山药 10g　黄精 10g　白扁豆 10g　百合 10g　知母 10g　玉竹 10g　沙参 10g　麦冬 10g　芦根 30g　7 剂煎服

十一诊，1992 年 3 月 13 日诊。

上诊之方又进 20 剂，通气尚可，干燥依然难润，干甚即痛，痛亦未减。近来 1 个月晨起由干而鼻痒，由痒而狂嚏，嚏后得涕而可以滋润些，同时即出血，大便也干而难解，咽有痛感，晨暮时厉害。

检查：咽后壁淋巴滤泡增生，充血已淡，鼻左立氏区有血痂、充血。舌薄苔有朱点，脉细弦。

医案：旱魃鸱张，奇干难润，轻洒军稚无效，只能求乞于倾盆，玉女煎合大补阴丸。

熟地 10g　川黄柏 10g　知母 10g　生石膏 30g　麦冬 10g　乌梅 10g　玉竹 10g　芦根 30g　竹叶 10g　灯心草 3g
7 剂煎服

吴某，男，60 岁。1993 年 7 月 23 日初诊。南京装用车厂。① 307

客岁初夏开始，鼻腔、口腔作干，之后鼻衄，舌尖作痛，而且舌背部渗血。大便稀薄已 1 年。

检查：鼻左下甲瘦削，中隔肥厚；右侧有大嵴突一个，其下有一出血点。咽后壁污红，干枯。舌背未见异常，舌苔厚腻而糙，上覆灰苔，质红少津，脉平偏细。

医案：脾失健运，大便长期稀薄；脾弱则失生化精微之权，当然口鼻常干而燥。燥甚则痛而灼矣。脾失统血，血失摄纳而任意外溢矣。治宗李东垣手法。

党参 10g　白术 6g　茯苓 10g　白扁豆 10g　山药 10g　乌梅 10g　焦苡仁 10g　酸枣仁 10g　大枣 7 枚　甘草 3g
7 剂煎服

二诊，1993 年 7 月 30 日诊。

药进 7 剂，干燥者明显改善，残存无几。鼻衄已除。舌痛舌衄，亦所存不多。大便接近正常。新的变化为舌的表面有热感。全身乏力。

检查：鼻腔同上诊，出血点消失。咽后壁污红干枯改善。舌苔已化，呈薄苔，脉平。

医案：时处盛夏大暑，舌苔厚腻且糙，取用峻补重敛之剂得能苔化迅速，诸恙悉减者，可以证实中医之辨证论治之独到之处。求痊之扉叩开，循径再进。

党参 10g　白术 6g　茯苓 10g　酸枣仁 10g　山药 10g　乌梅 10g　仙茅 6g　仙灵脾 10g　大枣 7 枚　甘草 3g　7 剂煎服

三诊，1993 年 8 月 6 日诊。

干燥已不明显，但舌头仍然疼痛烧灼，又有出血。大便再度稀薄。

检查：左重右轻，两颊黏膜呈地图型浅在性糜烂，周围充血而红（似乎糜烂型扁平苔癣）。舌薄苔，脉平。

医案：干燥得润而口疮糜烂，同时大便失调，宗脾开窍于口，舌为心苗论治。

竹叶 10g　灯心草 3g　白茅根 10g　白术 6g　茯苓 10g　山楂 10g　六曲 10g　白扁豆 10g　六一散 12g　7 剂煎服

养阴生肌散，外用吹口腔患处，一日数次。

按：不论干燥性、萎缩性的鼻炎，大多以虚证为多。如第 1 例来某、第 2 例孙某、第 4 例吴某，比较单纯。第 3 例陈某，则以其诊次之多（十一诊）、治程之长（10 个多月）而诊诊变化无常，反复动荡，因之治法处方也随时变更。如其不用辨证论治的手段，就将无所适从。因之中医能治一些认为无法治疗的疑难杂症，就是依靠"辨证论治"。

鼻息肉

刘某，女，39岁。1992年3月10日初诊。安徽宣城。
① P309

上颌窦炎两侧均有，头痛、涕多黄秽、鼻塞为时已久，确诊在前年，伴有息肉，于去年3月做过摘除（双侧），术后无明显改善。为进行性发展，故而现在更严重。左耳憋气，听力丧失殆尽（有过化脓性中耳炎）。

检查：两侧鼻孔内俱有鼻息肉组织，鼻腔无脓性分泌物，垂测（-），鼻中隔两侧有嵴突。左耳鼓膜菲薄，标志不清。舌薄苔，脉平偏细。

医案：两侧息肉对峙而生，鼻渊虽似雌伏，但难言无恙。良以脾湿常停，化浊上蒸，以致灶突必无净土。正规治疗，摘除息肉为先决之策。唯心无准备，暂时先取中药，必要时中西结合处理。

（内服）藿香10g　佩兰10g　白术6g　茯苓10g　陈皮6g　半夏6g　升麻3g　辛夷6g　白芷6g　薄荷6g　苍耳子10g　7剂煎服

（外用）白芷10g　藿香10g　石榴皮10g　3剂，水煎熏鼻窍。

二诊，1992年3月27日诊。

鼻塞依然不通，涕量少些，头痛依然，耳中憋气依然。

检查：鼻腔息肉俱无改变。舌薄腻苔，脉平。

医案：鼻渊求痊，需先窦口通畅，息肉阻堵，焉能求通。耳中憋气，祸起于鼻，当然鼻息肉难逃其咎。但息肉又非内治可愈，建议先除祸首，再言药治。

藿香10g　佩兰10g　柴胡3g　苍耳子10g　升麻3g
辛夷6g　白芷6g　干地龙10g　薄荷6g　菖蒲3g　7剂
煎服

三诊，1992年6月8日诊。

术后经过良好，冲洗时有干酪样腐败物出现。进药未
辍，现在头痛、鼻塞、多涕俱已减轻。鼻血少而未止，精神
已振作一些。

检查：右鼻腔（－），左侧息肉尚有少许残存。舌薄苔，
脉细。

医案：取升清化浊之法，已有端倪。唯以干酪出现，不
能不加重化浊以应付。

（内服）升麻3g　太子参10g　白术6g　藿香10g　佩
兰10g　枸橘李10g　菖蒲3g　辛夷6g　干地龙10g　苍耳
子10g　7剂煎服

（外用）苍术10g　白芷10g　枸橘李10g　石榴皮10g
7剂，水煎熏鼻窍。

四诊，1992年6月30日诊。

刻下头痛、鼻塞所存无几，涕量已正常而稠浓异常。近
来一个多月间未出过鼻血，嗅觉迟钝，仍有干燥感，干酪样
物仍有。

检查：鼻腔空旷，两侧仍然有息肉残根存在，无分泌
物。舌薄苔，脉平偏细。

医案：息肉如耿山之肉，旋割旋起，湿浊也。酪样物虽
少而尚有，湿浊也。嗅觉迟钝，清阳失举也。鼻腔空旷而
干，津液失其灌溉也。治当化湿浊、升清阳、增津液三者兼
顾，但仅有振作土脾一法最为主导。

（内服）柴胡3g　升麻3g　党参10g　白术6g　山药

10g　藿香 10g　黄精 10g　芦根 30g　百合 10g　佩兰 10g
7 剂煎服

（外用）石榴皮 10g　苍术 6g　白芷 10g　枸橘李 10g
5 剂，水煎熏鼻窍。

五诊，1992 年 7 月 14 日诊。

头昏明显好转，头部已可以自由旋转，鼻塞好些而依然不畅时为多。涕量少些，血仍未出，偶有铁锈色涕而已。浓郁气味可以闻到一些，耳朵已不憋气而十分舒畅。

检查：息肉存在，有些收敛缩小。右鼻腔尚有少量干酪样分泌物，左腔后端空洞萎缩。舌薄苔，质嫩淡，脉平。

医案：全窦炎、鼻息肉、干酪样病变、轻度萎缩性鼻炎，诸症麇集于肺窍，则其能无恙乎。取用升清益气作核心的方药有效，例当循径深入，不过求其覆杯则非旦夕可至。

太子参 10g　白术 6g　茯苓 10g　陈皮 6g　荷茎 30cm
升麻 3g　柴胡 3g　辛夷 6g　六一散 15g　藿香 10g　佩兰
10g　7 剂煎服

六诊，1992 年 8 月 21 日诊。

上方又累进 33 剂，头昏已消失，头部活动自如，黄涕少些而仍有，锈涕已净多时。嗅觉恢复不理想，仅能闻到脓郁的臭味。

检查：鼻甲正常，下道尚宽畅，息肉仍存在，唯稍收敛一些。舌净质嫩而淡，脉细。

医案：鼻科诸顽症麇集一身，处治之难，不言可喻。幸而进药锲而不舍，好转殊惬人意。治从扶正与去疾骈取。

（内服）党参 10g　白术 6g　茯苓 10g　山药 10g　柴
胡 3g　升麻 3g　辛夷 6g　鱼腥草 10g　陈皮 6g　甘草 3g

7 剂煎服

（外用）苍术 10g　白芷 10g　明矾 10g　角针 5g　7 剂，水煎熏鼻窍。

七诊，1992 年 9 月 22 日诊。

28 天隔日一进者已进 14 剂，刻下在上诊基础上稳定进步，现症涕量反而厌少，锈色还有一些，呈干酪样，嗅觉恢复仍不理想。

检查：鼻息肉右大左小，仍有。舌薄苔，脉细。

医案：诸症渐退，息肉难除，建议再予一摘。但昔者三月一手术，屡去屡作，旋摘旋生，今也五月依然，而稍有收敛，故而首以药物取胜。

（内服）太子参 10g　藿香 10g　升麻 3g　百合 10g　鱼腥草 10g　辛夷 6g　菖蒲 3g　芦根 30g　桑白皮 10g　麦冬 10g　7 剂煎服

（外用）石榴皮 10g　白芷 6g　明矾 5g　5 剂，水煎熏鼻窍。

陶某，男，20 岁。1991 年 12 月 6 日初诊。南京① P313

鼻病 6 年，诊断为慢性鼻窦炎。1987~1991 年做过两次鼻息肉摘除术。现在症状稠涕奇多，色黄难擤，偶然出血。通气在手术后短期内尚可，嗅觉迟钝，头胀昏沉，记忆力日差。

检查：左中道又有小息肉 1 个，鼻腔分泌物潴积。舌薄苔，脉实。

医案：鼻痔、鼻渊连襟而作，已淹缠六度春秋。良以中州湿浊充斥弥漫，上凌空清之窍而然。欲清突曲之浊，必去灶下之薪。取醒脾制湿一法。鼻痔已两度手术，再生又作，暂可外治。

（内服）升麻 3g　葛根 6g　陈皮 6g　苍耳子 10g　半夏 6g　茯苓 10g　藿香 10g　鱼腥草 10g　佩兰 10g　辛夷 6g　白芷 6g　7 剂煎服

（外用）苍术 10g　白芷 10g　明矾 10g　3 剂，水煎熏鼻窍。

二诊，1992 年 1 月 3 日诊。

上方内服 14 剂，外用药也用了 14 天，通气改善，涕虽减少无多，但已能擤出，头脑昏沉改善，嗅觉依然迟钝。

检查：左侧息肉已有敛意，潴留分泌物很少。舌薄苔，脉平。

医案：药后得能改善，以顽症而言，已感庆幸，再宗原旨踵进。盖治法虽多，恨无选择，所有厚望独寄于中药。

（内服）升麻 3g　葛根 6g　白术 6g　太子参 10g　茯苓 10g　陈皮 6g　半夏 6g　辛夷 6g　藿香 10g　佩兰 10g　7 剂煎服

（外用）苍术 10g　白芷 10g　明矾 10g　3 剂，水煎熏鼻窍。

三诊，1992 年 1 月 14 日诊。

上方进 7 剂，获效不及初诊明显。通气左侧依然堵塞，涕量不能进一步减少，嗅觉依然木然不闻。头脑昏沉基本消失。

检查：右鼻腔（－），左中道息肉存在，中下甲收缩迟钝。舌薄白腻苔，脉平偏细。

医案：多型化鼻病，今也主在息肉，摘而去之，则嫌太小而有杀鸡用牛刀之感，药而敛之，殊费时日，不过亦舍之而更无它径。

辛夷 6g　藿香 10g　白芷 6g　苍耳子 10g　薄荷 6g　桑

叶 10g 芦根 30g 党参 10g 白术 6g 茯苓 10g 7 剂煎服

四诊，1992 年 10 月 16 日诊。

左鼻堵塞，稍稍缓解，涕量仍然而色呈黄绿，只能逆吸而出。头脑昏沉，已难得有，嗅觉稍稍提高一些。外用药已停了一个时期。

检查：两侧鼻中道俱有息肉存在，黏膜偏干。舌薄苔，脉平偏细。

医案：病非重症，情属噜苏，再取升清化浊以内治，收敛赘息以外求。

（内服）柴胡 3g 升麻 3g 太子参 10g 白芷 6g 薄荷 6g 辛夷 6g 苍耳子 10g 菖蒲 3g 鱼腥草 10g 鱼脑石 10g 7 剂煎服

（外用）白芷 10g 苍术 10g 角针 5g 石榴皮 10g 5 剂，水煎熏鼻窍。

朱某，女，52 岁。1991 年 10 月 30 日初诊。五金搪瓷厂。

鼻病 10 多年，入冬加重。主为鼻塞，交替发作，如出汗及太阳下可以缓解，涕多如涌，以黄色为多，头痛，有时嚏多，甚则狂嚏。近以咳嗽痰多，无全身其他症状。

检查：右中鼻甲息变，嗅裂消失。舌薄白苔，脉平。

医案：肺怯本虚，祸延鼻窍。刻下选方，先取苍耳子散，之后随证裁方。

苍耳子 10g 白芷 6g 薄荷 6g 辛夷 6g 鱼腥草 10g 桔梗 6g 菖蒲 3g 路路通 10g 桑叶 10g 7 剂煎服

二诊，1991 年 11 月 15 日诊。

鼻塞较前有所减轻，清涕减少，鼻中新增痒感。烧灼感已轻，涕中有血。咳嗽反而加重、善汗。

检查：左中鼻甲典型息变如上诊。又发现后端空旷。舌白腻较厚苔，脉细。

医案：鼻后端空旷如罄，好在年过更年，可以视而不睹。刻下淫汗难敛，咳难制遏。鼻塞多涕，均已好转。裁方可以退居次位。

料豆衣 10g　浮小麦 12g　杏仁 10g　陈皮 6g　干瘪桃 10g　天竺黄 6g　半夏 6g　白芷 6g　鱼腥草 10g　辛夷 6g
7 剂煎服

按：鼻息肉，中医称为"鼻痔"，与鼻腔、鼻窦黏膜的变态反应性疾病或慢性炎症的刺激有关。家父认为本病还是西医手术摘除为佳，但是手术摘除后的复发率很高，中医中药在减少或控制其复发方面，有一定的效果。

家父认为本病的产生为"突边安有净土"，即指"湿热熏于肺门，如雨霁之地，突生芝菌也"，湿浊是其主要病因，治疗常宜内治与外治相结合。

内治：芳香化浊、化湿通窍为主要大法。常用药有藿香、佩兰、辛夷、白芷、菖蒲、苍耳子、陈皮、茯苓、鸡苏散等。偏于实者加黄芩、龙胆草等，偏于虚者加党参、白术、升麻等。

外治：主要用于手术后，或鼻息肉较小，未影响鼻腔通气者。常用方以白芷、苍术、乌梅、五味子、五倍子等，水煎熏鼻窍。每次熏 5 分钟左右，每天 1~2 次，20 天为 1 个疗程。此法对小的鼻息肉有消除作用，术后熏用可减少复发。对慢性上颌窦炎、肥大性鼻炎也有一定的疗效。

多涕症

阮某，男，6 岁。1991 年 7 月 26 日初诊。杭州。⑤

从小鼻涕奇多，拧之不尽。虽然治疗过几次，都无效。也吃过鼻渊合剂等治鼻窦炎的药，获效不明。

检查：鼻腔正常，潴积的黄色脓涕极多。舌薄苔，脉未诊。

医案：情非鼻渊，乃多涕症也。良以童年纯阳气盛于中，必然灼及肺金，肺液被灼，则黄且多矣，滂沱不涸，事出寻常。治当泻肺清金。

甜葶苈 3g　桑白皮 10g　黄芩 3g　马兜铃 6g　辛夷 6g　桔梗 6g　败酱草 10g　7 剂煎服

二诊，1991 年 8 月 2 日诊。

药进 7 剂，涕量明显减少。

医案：肺中蕴热，以盛气得衰而亦得式微宣解。原法踵进，唯久服之药，力避凌厉杀气而以和平姿态出之。

马兜铃 6g　桑白皮 10g　黄芩 3g　银花 10g　败酱草 10g　桔梗 6g　苍耳子 10g　7 剂煎服

三诊，1991 年 8 月 16 日诊。

基本上涕量达到几乎没有。本想停药，为遵医嘱而再来一次。

检查：鼻（－）。舌薄苔，脉未诊。

医案：初诊取泄肺气攻壅实之峻剂，椎落而病去其半。二诊追击，藉和平柔抚而获得全功，再予扫尾。

桑白皮 10g　黄芩 3g　银花 10g　百合 10g　杏仁 10g　甘草 3g　7 剂煎服

杜某，女，5岁。1991年7月23日初诊。南京上海路。
① P337

流清涕已14个月。去夏一度歇止，今夏则不能自敛。另无一切自觉症状。

检查：鼻腔（－）。舌薄苔，脉平。

医案：清涕滂沱，查无阳性，宗多涕症处理。以无邪无感，独虑内虚，收之敛之。

党参10g　益智仁10g　山药10g　乌药6g　百合10g　诃子肉10g　7剂煎服

二诊，1991年8月14日诊。

涕量已减少到正常，近以风扇吹风过多而再度滂沱淋漓，色清不黄不稠。

检查：鼻腔有粘液性分泌物潴积。舌薄苔，脉细。

医案：淫涕始敛，一经风冷而再度增多，当责之卫气不固，玉屏风散主之。

黄芪10g　料豆衣10g　白术6g　防风6g　百合10g　诃子肉10g　辛夷6g　7剂煎服

张某，男，27岁。1991年8月20日初诊。南京。
① P338

鼻病6年，主症清涕奇多，滂沱淋下，质清似水，四季皆然，善嚏。做过下鼻甲部分切除后缓解一些，但近来依然如旧。

检查：鼻腔无特殊。舌薄苔，脉平偏细。

医案：涕称肺液，故其荣辱虚实，全隶于手太阴。其多而质清、畏寒拒冷，显然肺气之虚怯可知。治从温金补肺入手。

黄芪10g　白术6g　防风6g　益智仁10g　乌药6g

山药 10g　百合 10g　诃子肉 10g　细辛 3g　甘草 3g　7 剂
煎服

二诊，1991 年 10 月 21 日诊。

药进 10 剂，诸症改善，涕多则明显减少。有一规律，
天晴者很好，天气一阴症情必重。幸停药至今，尚未反复。

检查：鼻腔（－）。舌薄苔，脉平。

医案：6 年顽症，10 剂玉屏风、缩泉丸竟然矢中其的。
当然毋事奢求，唯根据晴瘥阴重一事，足证阳气式微。原方
加升阳之品。

原方加升麻 3g，7 剂煎服。

徐某，女，23 岁。1992 年 12 月 29 日初诊。中国银行。
① P338

鼻病 18 年之久，涕出奇多，清稀似水，难以控制，经
常自淋而下。鼻塞不通，长期以口式呼吸。多嚏如狂，但无
鼻痒。头痛在前额两鬓，嗅觉迟钝。平时易感冒，便稀畏
寒，咽干多饮。检查：鼻甲肥大，运动时收缩敏感。舌薄腻
苔，脉细。

医案：金寒土薄，自小即然，取温通收敛。

太子参 10g　黄芪 10g　白术 6g　益智仁 10g　台乌药
6g　山药 10g　防风 6g　诃子肉 10g　淫羊藿 10g　甘草 3g
7 剂煎服

二诊，1993 年 1 月 12 日诊。

时历半月，药进 7 剂，涕量减少，但鼻塞仍然严重，狂
嚏已少，头痛仍然，在此期间感冒过一次。便稀、畏寒依
然，鼻塞依然。

检查：鼻黏膜苍白，下鼻甲肥大。舌薄苔，脉细。

医案：时历 2 周，药进 8 剂，此一曝十寒也。办公室空

调释热，更骤寒而骤热，肺气焉能调和。获效殊微，亦理所当然。原方加细辛 3g，7 剂煎服。

端某，女，49 岁。1993 年 2 月 20 日初诊。红霞商店。① P339

10 多年来，鼻涕奇多，大有擤之不尽之感，滂沱外溢，一向涕黄如脓，近来转成白色而稀，四季皆然。天癸已由乱而刻下很少。通气则时塞时开而无定规。

检查：鼻腔（-）。舌薄苔，脉细。

医案：溢涕 10 载，早已无邪可言，可取敛法。唯时在初春，网开一面，参酌苍耳（子散）。

党参 10g　山药 10g　益智仁 10g　乌药 6g　白术 6g　茯苓 10g　苍耳子 10g　辛夷 6g　白芷 6g　生姜 2 片　大枣 7 枚　7 剂煎服

二诊，1993 年 3 月 12 日诊。

累进 14 剂，涕量明显减少，通气改善多多。

检查：鼻腔（-）。舌薄苔，脉平。

医案：症状明显改善，诚有"一剂知，二剂已"之概。乘胜追击，直抵黄龙，指日可待。

党参 10g　白术 6g　茯苓 10g　益智仁 10g　山药 10g　百合 10g　乌药 6g　辛夷 6g　甘草 3g　7 剂煎服

李某，女，58 岁。1983 年 4 月 10 日初诊。③ P200

近年来鼻涕奇多，或如清水，或似糜浆。头晕目眩，稍遇寒冷则诸病倍增。曾服多种中西药物治疗，效不明显。

检查：鼻黏膜淡红，鼻道内浆液性分泌物较多。舌薄苔，质嫩、胖。脉细。

医案：涕溢于上，原为土不制水。寒生于下，理应壮其阳光。幸得舌净脉靖，正可补之敛之。

　　肉桂 3g　太子参 10g　诃子肉 10g　益智仁 10g　山药 10g　乌药 6g　鱼脑石 20g　百合 10g　白芷 6g　5 剂煎服

　　服药 5 剂，涕量明显减少，头晕缓解。原方稍事增损，又进 10 剂，诸症告除。

　　按：考鼻涕为人体五液之一。人体五液：汗、涕、泪、涎、唾，虽各为五脏所生，但均有赖于脾之运化、肾之温煦，方能分泌适度。《素问·脉要精微论》谓："水泉不止者，是膀胱不藏也。"故尿频责之肾阳不足，膀胱不约。然肾阳虚衰，气化失职，五液亦皆可为病，因此，家父在临床见有耳鼻咽喉分泌物清稀量多者，常从增强阳气、固摄作用出发，取温肾法，方如附桂八味之类。若见清涕滂沱者，竟取缩泉丸。

　　缩泉丸见于《妇人良方》，治下元虚冷，小便频数或白浊、遗尿。《医学启源》则谓其能"治人多唾"，举一反三，用于敛涕亦非越轨。方中益智仁温补脾胃、固精涩尿。乌药行气，山药健脾，均能助肾气化水。另用肉桂、诃子、鱼脑石，意在加强温肾敛涕。太子参补脾。白芷引诸药上行鼻窍。唯百合一味，乍看费解，实则为从阴中求阳，取其养阴以助益气也。使用本方辨证要点，为鼻窍分泌物清稀，色白不臭，量多失制，舌质不红。

　　多涕症一个词目的病名，系家父所提出。这种病事实上很多，但人们不作为疾病来看待它。假如作为疾病来求医，则大多又目为鼻窦炎来处理一下。有效当然最好，无效也是这种顽固病本来就是这样。

　　家父曾谓："本病与鼻炎、鼻窦炎的多涕，在性质上绝对不是一回事"，"好发于儿童及老人，身体虚弱的中年人偶然也能得此病。为一种缓慢发展而不受人注意的慢性病。

有时也能因正气充沛而自愈。除了清涕（没有稠厚的）奇多而淋漓自下，无法控制之外，并无其他症状。但本病一般不影响健康。虽不加治疗，也无多大问题"（录《干氏耳鼻咽喉口腔科学》第 209 页）。

家父把此病分为两型：一为实症，都在儿童，长期在鼻唇沟两侧，挂着两条黄浓老涕，甚至鼻孔下方常有两条红色皮损痕迹。病因不外气盛肺热。老人则清涕频频滴下，无法控制，尤其在进餐之际更多。冬天多于夏，病因为气虚肺怯，严重的为元阳无温。第 1 例阮某，即属于实证。其他 5 例，属虚证型，其中虽然也有 5 岁的，但证则属虚，不过用药，还是以敛为主，补则处于辅助地位。这又有别于老年人之处。

鼻　衄

李某，女，10 岁。1991 年 8 月 6 日初诊。南京罗廊巷。① P340

鼻衄两年多，初时数月一出，近来匝旬一作，量较多。鼻腔堵塞已一年，涕不太多，鼻中很不舒服，前庭作痒。

检查：两立氏区糜烂、粗糙，面积已超过 1cm 直径。两颌下区各有指头大淋巴结 1 个，压痛。舌薄苔，脉平。

医案：热伏肺经，祸延鼻窍。立氏区糜烂正是出血之通途。治当清肺凉营，佐以外治。

（内服）黄芩 3g　桑白皮 10g　丹皮 6g　赤芍 6g　麦冬 10g　墨旱莲 10g　生地 10g　白茅根 10g　7 剂煎服

（外用）黄芩油膏，外用涂鼻腔，每日 2 次。

二诊，1991 年 8 月 20 日诊。

药仅 7 剂（以挂不到号而停治）。在此两周未出血。

检查：两侧立氏区（左侧）已明显改善，接近粗糙状态，（右侧）已收敛一些。舌薄苔，脉平。

医案：纵然衄停半个月，但立氏区尚未康复，总难言痊。刻下金秋燥令，更宜一润。

黄芩 3g　丹皮 6g　赤芍 6g　桑白皮 10g　麦冬 10g　沙参 10g　生地 10g　白茅根 10g　百合 10g　茜草 10g　7 剂煎服

三诊，1991 年 9 月 3 日诊。

在此期间未出血，一般情况良好。

检查：两侧立氏区仅为黏膜粗糙，充血接近消失。咽后壁有充血感，扁桃腺（双）Ⅱ度肿大。舌薄苔，脉平。

医案：立氏区日趋正常，痊愈指日可待。唯以咽峡潮红，药治仍难遗弃。为时久计，药量取维持（即隔日 1 剂）。

桑白皮 10g　金银花 10g　丹皮 6g　赤芍 6g　甘中黄 3g　芦根 30g　白茅根 10g　生地 10g　玄参 10g　7 剂煎服

支某，男，8 岁。1991 年 10 月 22 日初诊。南京下关。

① P341

衄血 8 年，独甚于春秋两季。前天大衄，且从口腔溢出。

检查：两侧立氏区糜烂、充血、结痂。舌薄白苔，脉小弦。

医案：衄血 8 年，营虚肺热，加之脾失摄血之权，适春之木旺，秋之金燥，故而为独甚之际也。

（内服）桑白皮 10g　当归 10g　赤芍 6g　丹皮 6g　藕节炭 6g　生地 10g　麦冬 10g　山药 10g　酸枣仁 10g　远志 6g　7 剂煎服

（外用）黄芩油膏，外涂鼻腔，每日2次。

二诊，1992年3月6日诊。

去年药后一直良好未衄。1周前又在衄血，量亦奇多。

检查：立特氏区右粗糙，左充血严重。舌薄苔，脉平。

医案：春旺于木，木火刑金，稳定一时之衄血，又蠢然而来。实证实治。

龙胆草3g　夏枯草10g　菊花10g　山栀10g　丹皮6g　桑白皮10g　生地10g　赤芍6g　麦冬10g　甘草3g　7剂煎服

黄芩油膏，外用涂鼻腔，每日2次。

三诊，1992年9月11日诊。

鼻衄在去年今日，用此药治而痊。近来又出血已近1周。

检查：两立氏区糜烂，左重右轻。刻下无活动性出血。舌薄腻苔，脉平。

医案：张仲景之所谓"衄家"，今秋初至而夙疾又临，良以金秋一燥，黏膜易裂，血热妄行，离经外溢也。治当清肺凉营，佐以润燥。

生地10g　白茅根10g　桑白皮10g　黄芩3g　山栀10g　麦冬10g　双花炭10g　丹皮6g　赤芍6g　藕节炭2个　7剂煎服

黄芩油膏，外用涂鼻腔，每日2次。

夏某，女，40岁。1991年10月5日初诊。中山陵园。① P342

20年衄家，入夏即作。做过冷冻。上周又出过血，量多，但能加压而止。平时清涕较多（已10年之久），大多自淋难敛，通气尚可，善嚏。左耳做过乳突根治术（1975年）。

右耳鸣响，有时鸣而伴眩晕，听力差。扁桃体 1976 年行摘除术。咽头多痰，异物感。

检查：咽后壁小血管扩张。鼻中隔弯曲，找不到出血点，立氏区（－），左鼻翼底部有损伤后的皮痂。右耳干燥。舌薄苔，脉细。

医案：五官俱病，为时亦久，取扶正一法，以六君子汤加减。

党参 10g　茯苓 10g　陈皮 6g　半夏 6g　百合 10g　仙茅 6g　当归 10g　丹参 10g　白芍 6g　甘草 3g　7 剂煎服

二诊，1991 年 11 月 26 日诊。

药后 14 剂，耳鸣已轻些，鼻未见出过血。清涕之多，变化不大，喉头痰已减少，异物感不明显，而胸膺痞闷。脱发纷纷，头皮干燥而不痒。下午面赤掌灼。

检查：咽后壁小血管扩张明显减轻；鼻前庭痂落炎清。舌薄苔，脉平。

医案：初诊主诉遗漏多多，责是裁方亦颇感片面，纵然获有微效，总感难惬于心。今也重作分析，印象为气血双亏，龙雷暗动。

知母 10g　川黄柏 3g　熟地 10g　地骨皮 10g　当归 10g　党参 10g　白术 6g　桑椹子 10g　茯苓 10g　黄精 10g　7 剂煎服

三诊，1992 年 2 月 14 日诊。

鼻衄未作，咽痛平衡，听力提高。喉头鲠介还有，痰多而嗽，能吐能咯，胸口闷痞，下午头痛颧红，两耳有憋气感，大便干结难解。

检查：鼻、咽无异常。舌薄苔，脉平。

医案：上诊之方，尚感如意。唯以诸恙稍有斗换星移之感，故而方亦"四君"减灶，"六味"添筹。

知母 10g　川黄柏 3g　熟地 10g　柏子仁 10g　山药
10g　丹皮 6g　泽泻 6g　地骨皮 10g　茯苓 10g　补骨脂 10g
7 剂煎服

孙某，男，17 岁。1992 年 1 月 21 日初诊。南京炼油厂。
① P344

反复鼻衄已一年多，量也较多，曾输过 400ml 血。近
3 天来出过血。曾做过 5 次冷冻，也未能控制。近来发现
耳鸣。

检查：右侧立特氏区大面积及较深的溃疡 1 个，上有血
痂。舌薄苔，质淡白，脉大而数。

医案：周年大衄，营血之亏，已不言而喻，同时立氏区
溃疡如此之深，亦属罕见。宗中医"见血不治血"论点，取
峻剂扶正，当然所谓扶正者，亦气血两补也。

黄芪 10g　紫河车 10g　党参 10g　山药 10g　苏子 10g
酸枣仁 10g　当归 10g　白芍 6g　阿胶 10g　甘草 3g　7 剂
煎服

二诊，1992 年 1 月 28 日诊。

在此一周中，未见出血。耳鸣暂息，胃纳依然木然。

检查：右立氏区溃疡已浅许多；左侧也有些粗糙。舌薄
黄苔，脉平。

医案：匝旬不衄，当然属佳事。但立氏区病灶未除，病
根依然存在，未可额手过早。

（内服）黄芪 10g　党参 10g　白术 6g　酸枣仁 10g　茯
苓 10g　远志 6g　山药 10g　苏子 10g　木香 3g　甘草 3g
7 剂煎服

（外用）黄芩油膏，外用涂鼻腔，每日 2 次。

三诊，1992 年 2 月 21 日诊。

时历 20 多天，天天进药不辍，故而一直没有出血，唯鼻腔有干燥感。

检查：立氏区右侧尚有浅在性溃疡，左侧粗糙。舌薄苔映黄，脉平。

医案：鼻血已止，乃症状之改善无疑。立氏区之粗糙，为病患之未愈无讳，改用清金乃鼻科之常规。稍参补脾，效疡科之"溃疡首重脾胃"之旨耳。

桑白皮 10g　黄芩 3g　金银花 10g　党参 10g　白扁豆 10g　茯苓 10g　山药 10g　丹皮 6g　赤芍 6g　连翘 6g
7 剂煎服

张某，女，11 岁。1992 年 8 月 14 日初诊。常熟市。① P345

4 岁开始鼻衄，主在夏天，量很多，难以一压而止。每次发作，前后天数很长。者番剧发已 3 星期。入夏肤热掌灼。

检查：立特氏区大面积糜烂右重左轻，上盖痂皮，现无活动性出血。舌薄苔，脉细数。

医案：血热必然妄行，夏火秋燥，故而更见频繁。治当清火凉营，佐以润燥。

生地 10g　白茅根 10g　竹叶 10g　侧柏叶 10g　茜草 10g　紫草 10g　麦冬 10g　甘中黄 3g　丹皮 6g　赤芍 6g
7 剂煎服

二诊，1992 年 9 月 22 日诊。

时历月余，药进 14 剂，药后未见出血，但在近 5 天感冒发烧（39.5℃），于昨日在一个喷嚏时又出血，量多难止。

检查：两侧立氏区糜烂，刻下无活动性出血。舌薄苔，尖有红意,脉有数意。

医案:药后鼻衄平稳,即不见红。但一度高热,巉衄又以红汗姿态而又来。曾血检而知血小板为数少,则下诊再酌情裁方。

桑叶 6g　菊花 10g　金银花 10g　连翘 6g　生地 10g
白茅根 10g　竹叶 10g　侧柏叶 10g　丹皮 6g　甘中黄 3g
7 剂煎服

三诊,1992 年 10 月 6 日诊。

上次门诊之后,未见出血。

检查:立氏区糜烂消失,但粗糙及轻度充血。舌薄苔,脉细。

医案:衄止症状减轻或消失,立氏区现象病灶亦明显好转。治从养血凉血入手。

阿胶 10g　百合 10g　生地 10g　侧柏炭 10g　当归 10g
白芍 6g　白茅根 10g　桑白皮 10g　双花炭 10g　甘草 3g
7 剂煎服

孔某。男。25 岁。1993 年 2 月 9 日初诊。秦淮区文化馆。① P346

从 4 岁开始鼻出血,历 20 年反复而作。7 年前做过烧灼后,平稳一个时间。近来又发作频繁。

检查:左侧立特氏区大面积(已越出立氏区范围)糜烂,有血痂,现在无活动性出血。舌薄苔,尖红,脉实。

医案:念年衄家,面临春季,当然发作频繁。治当降气、清营、润燥、柔木四者兼顾。

夏枯草 10g　菊花 10g　生地 10g　白茅根 10g　丹皮
6g　赤芍 6g　麦冬 10g　苏子 10g　盐水炒牛膝 10g　黄芩
3g　7 剂煎服

二诊，1993 年 2 月 16 日诊。

服药按期按量完成，在此一周中，出过一次血，量不多，经压即止，近来全身有累感。

检查：左侧立氏区的糜烂改善许多。舌薄苔，脉细。

医案：蠹衄初步控制，所待者黏膜之修复耳。

生地 10g　竹叶 10g　灯心草 3g　黄芩炭 3g　白茅根 10g　丹皮 6g　赤芍 6g　地榆炭 10g　苏子 10g　麦冬 10g　百合 10g　7 剂煎服

三诊，1993 年 3 月 16 日诊。

汤药进服未辍，近来又几度出血，可能工作较累而致。自感疲乏无劲，睡眠差。

检查：鼻（左）腔变化不大。舌薄苔，脉平偏细。

医案：衄止而又来，症型动荡，改取归脾汤大意而保存清热。

丹皮 6g　山栀 10g　黄芪 10g　酸枣仁 10g　党参 10g　茯苓 10g　当归 10g　藕节炭 10g　苏子 10g　盐水炒牛膝 6g　7 剂煎服

四诊，1993 年 7 月 27 日诊。

药后出血已不频，在 5 个月中仅少量出血两次且尚易止。乏力易疲劳，食欲失旺，睡眠难甜者，为时已久，迩来加重。

检查：立氏区（双）基本上已正常。舌薄苔，尖红，脉平偏细。

医案：立氏区完整，祸首已除，所求之愿，幸已偿矣。刻下诸证，仅须醒脾扶土以应付。

（内服）太子参 10g　白术 6g　茯苓 10g　山楂 10g　焦六曲 10g　藿香 10g　佩兰 10g　泽泻 6g　桑白皮 10g　六一

散 12g 7 剂煎服

（外用）黄芩油膏，外用涂鼻腔，每日 2 次。

王某，女，11 岁，1993 年 1 月 5 日初诊。江宁县。① P348

3 年来鼻衄频频，冬天加重，最近一次在 4 天前出血。夙恙血小板不足，仅 4.9 万。

检查：立氏区十分粗糙，右重左轻，充血。舌薄苔，脉细。

医案：血小板不足，内因也；入冬起燥，立氏区黏膜易于破裂，外因也。治当养血润燥中求之。

（内服）熟地 10g 当归 10g 川芎 3g 酸枣仁 10g 白芍 6g 苏子 10g 黄芪 10g 麦冬 10g 沙参 10g 蒲黄炒阿胶珠 10g 7 剂煎服

（外用）黄芩油膏，外用涂鼻腔，每日 2 次。

二诊，1993 年 2 月 12 日诊。

服药不辍，月余未衄，面色及精神亦有好转，现检查血小板提高到 7.2 万。

检查：以立氏区血痂脱尽，发现有溃疡。舌薄苔，尖有红意，脉平。

医案：溃疡固发现于今日，形成则在于昔时，以症情而视，毕竟在向痊愈中迈进。

原方 7 剂继服，后可用维持量打持久战。

外用药继续使用。

李某，男，55 岁。1993 年 4 月 9 日初诊。南京电力自动设备厂。① P348

右鼻出血，已 11 个月，天天必作，大多夹在涕中，也有流血而无涕者，在干燥时更多。右眼眶不舒服，头脑稍有胀感。血压不高。

检查：两侧立氏区粗糙。舌薄苔，脉平有弦意。

医案：热停肺系，衄出鼻腔。纵然有辛颍鼻渊兼证，刻下当清肺金。

桑白皮 10g　黄芩炭 3g　山栀 10g　生地 10g　地骨皮 10g　墨旱莲 10g　丹皮 6g　赤芍 6g　藕节 2 个　白茅根 10g　7 剂煎服

二诊，1993 年 10 月 26 日诊。

药后衄止，衄来再药，反复循环吃了 20 多剂。现在出血已不勤。刻下头痛发胀，重点在右额，鼻腔干燥，口干殊甚，无液狂饮，不择温凉。

检查：咽后壁污红充血（红艳型），鼻腔干燥无涕，右下甲后端有一个出血点，鼻咽部检查未能全部可见。舌薄苔，脉平。

医案：衄作得药即止，可知方已对证。今也干燥明显，右下甲有血迹，更证如此药路，毋用更章。

桑白皮 10g　黄芩炭 3g　生地 10g　丹皮 6g　赤芍 6g　白茅根 10g　沙参 10g　麦冬 10g　玉竹 10g　芦根 30g　7 剂煎服

三诊，1993 年 12 月 10 日诊。

上方已进 21 剂，停药 20 多天。当进药之际不出血，停药后又出，但量已少。每当出血之前，右眼即先发胀，出血后胀亦消失。血压正常，血小板低。

检查：鼻腔干燥，右下甲前区有一出血点。咽后壁污红，舌薄苔，脉平。

医案：对症之药，症状虽失，病难言愈，中途辍药，当然鼻衄又来，仍取清养兼顾手法。

黄芩炭 3g　桑白皮 10g　生地 10g　丹皮 6g　绿豆衣
10g　夏枯草 10g　赤芍 6g　山栀 10g　白茅根 10g　盐水炒
牛膝 10g　7 剂煎服

袁某，男，18 岁。1992 年 10 月 20 日初诊。中山东路
518 号。① P350

鼻衄两年，严重时溢出频繁，每年四季皆然。鼻腔
堵塞。

检查：左侧立特氏区糜烂，上附丽血痂，现在无活动性
出血。两颊痤疮已半年多。舌薄苔，脉平。

医案：鼻衄而立区糜烂，肺经之热加燥也；两颊痤疮，
胃经之伏火使然。治当清肺泻胃。

桑白皮 10g　黄芩炭 3g　芦根 30g　白茅根 10g　生地
10g　茜草 10g　紫草 10g　丹皮 6g　麦冬 10g　赤芍 6g　7
剂煎服

二诊，1992 年 10 月 27 日诊。

药进 7 剂，事属平稳，言效果则药仅 7 剂，当然不能明
显。今晨在前庭摸到一些血迹，通气仍然未见改善。

检查：两侧右轻左重，立氏区、中隔、下甲俱有溃疡，
血痂附丽。两颊痤疮，色呈黯紫，舌薄黄苔，脉平。

医案：方裁清肺、泻胃，证未见变，当然药不更方。治
程可能偏长，痊愈总能获得。

原方 7 剂煎服。

黄芩膏继续涂鼻腔外用。

三诊，1992 年 12 月 18 日诊。

清肺凉血之剂，累进 42 剂，血量已少，仅能擦而得之，
但终难言"已止"。一度胸闷，刻已告失。而食后泛恶，欲
吐无物。

检查：左侧立氏区及其周围大面积糜烂，无活动性出血。舌薄苔，脉有软意。

医案：肺胃之实热，早已逃遁，而且似有克伐无辜之嫌，其食后泛恶者正是其证。今也证移药转，旋踵间改取汪石山所谓"溃疡首重脾胃"论点裁方。

（内服）党参 10g　白术 6g　茯苓 10g　白扁豆 10g　山药 10g　阿胶 10g　当归 10g　白芍 6g　百合 10g　甘草 3g　7 剂煎服

（外用）黄芩油膏 1 盒，外用涂鼻腔。

四诊，1993 年 1 月 15 日诊。

在此一段时间内，未见出血，如其停擦黄芩膏则鼻腔立起干燥不舒。近来咳嗽匝周，咽痛伴以粗糙感，有清涕，头有转胀感。

检查：立氏区粗糙，轻度充血，咽峡轻度充血。舌薄苔，脉平。

医案：两年立区糜烂而衄，经门诊治疗接近痊愈，唯以新邪一袭，咽炎陡然而作，循例急急缓缓，先驱浮邪。

（内服）桑叶 6g　菊花 10g　金银花 10g　薄荷 5g　杏仁 10g　芦根 30g　桔梗 6g　象贝母 10g　荆芥炭 6g　甘草 3g　7 剂煎服

（外用）黄连膏 2 盒，外用涂鼻腔。

五诊，1993 年 2 月 5 日诊。

在此期间，没有出过血，唯以在北方过年，故而特别怕冷，南旋之后，又改善良多，咳嗽已止，咽痛还有些，清涕已少，头已不胀。

检查：两立特氏区仍然粗糙及轻度充血。咽峡充血（红艳型）。舌薄苔，脉平。

医案：四诊权衡，衄已告失；局检提示，病未根除。昨日立春，正是巇衄盛作之时，立氏区粗糙，更是予衄症之畅开大门。刻下关键时刻（约两个星期）切勿待缓。

（内服）黄芩炭 3g　桑叶 6g　山栀 10g　菊花 10g　金银花 10g　丹皮 6g　赤芍 6g　白茅根 10g　芦根 30g　麦冬 10g　7 剂煎服

（外用）黄芩膏 1 盒，外用涂鼻腔。

六诊，1993 年 2 月 23 日诊。

在此期间，药进 14 剂，时计 18 天，仅仅两次稍稍有些沁渗，咽已不痛。牙齿进热作痛，进冷物时即酸，怕外来冷风。

检查：左重右轻糜烂改善，但还残存一些在内侧边缘，门齿有病变。舌薄黄苔，尖红伴以朱点，脉平。

医案：颜颊属阳明，暗瘰之作阳明之热，牙龈属胃，牙齿属肾，久已遇冷而酸，病在肾与胃也。鼻为肺窍，但溃疡久作，《外科理例》认为溃疡首重脾胃，故而衄多责肺，立氏区久溃者责脾，脾为胃之里，当然胃之咎亦责无旁贷。总之三症同证，阳明有余，少阴不足。方取张介宾之玉女煎。

（内服）熟地 10g　生石膏 20g　知母 10g　麦冬 10g　山药 10g　黄芩炭 3g　女贞子 10g　旱莲草 10g　芦根 30g　太子参 10g　7 剂煎服

（外用）黄芩膏 1 盒，外用涂鼻腔。

七诊，1993 年 3 月 23 日诊。

刻下依然出血，幸量少而次亦不勤，门齿仍然怕冷气。两颊痤痱明显衰退。

检查：立氏区右侧轻度破碎，左侧粗糙充血。咽后壁极轻度污红。舌薄苔，脉平。

医案：方选玉女，似最恰当，务需坚守为是。

熟地 10g　生石膏 30g　知母 10g　麦冬 10g　百合 10g　女贞子 10g　旱莲草 10g　桑椹 10g　菟丝子 10g　阿胶珠 10g　7 剂煎服

八诊，1993 年 8 月 24 日诊。

上诊之后至今出血 3 次，血量不多，加压即止。

检查：鼻立氏区右侧已正常，左侧还有些粗糙。舌薄苔，脉平。

医案：衄息而立氏区粗糙尚存，总难以谓愈。再取清肺，现以丸药缓图。

（内服）二至丸，每次 6g，每日 2 次。

黄芩膏，外用涂鼻腔。

黄某。女，85 岁。1979 年 11 月 20 日初诊。③ P201

患者自 30 多年前发现左侧鼻翼有一红斑，一直未加重视。近两年来，左鼻腔经常不通气，并流血水，红斑也渐渐糜烂、发痒，范围日趋扩大，疼痛由轻转重。活检报告为"鳞状基底细胞癌"。做过放疗及化疗，近在观察中。

检查：左鼻翼有蚕豆般大小的肉芽，紫黑色，粗糙不平，有臭气，活动性出血。颈部扪到淋巴转移。舌薄苔，脉弦。

医案：癌肿已届晚期，叹无回天之术。所幸者舌有薄苔，胃气未绝；脉未弦动，正气尚存。不过斯人斯疾，已抵穷途，虽师鲁阳之挥戈，能否日返三舍？方取抗癌解毒，凉血止血法。

（内服）菊花 10g　夏枯草 10g　白花蛇舌草 10g　蚤休 10g　山豆根 10g　石上柏 10g　龙葵 10g　茜草 10g　太子参 10g　15 剂煎服

（外用）外用黄连膏。

二诊，1979 年 12 月 18 日诊。

服上方一个月，疼痛轻些，臭气已少，出血基本已止。痒仍严重。

检查：基本上与初诊相同。舌薄苔，脉小弦。

医案：不治之症，后顾茫然。改取扶正抗癌一法。不过挥戈返日，以尽医责。原方去太子参，加党参 10g、黄芪 10g，黄连膏续用。

按：八旬老人，身患癌症，且已晚期，可谓不可药救也。但医有割股之心，怎能坐视？本例医案，是"辨病"与"辨证"相结合，抓住病人整体情况和局部病状，选用多种解毒和扶正药物，寓抗癌于凉血之中，容补虚于解毒之内。仅治一月，后果当然难以得称人心，但目前现象上似乎出现回旋之机。

鼻衄一症，为鼻病中的一个重点病，既常见多发，而且是可以致人于死地的。当然外治法止血，是粗糙幼稚的，但对大出血则自有其一手的方法技术。当然现在的止衄法，天天在日新月异中，那么中医不能不退居其后尘了。但脾不统血的出血，到今天为止，西医西药还远远不及中医中药的有效。

出血是病而不是"证"，所以中医即有"止血不止而能使血不外出"的一语。因为他是治"证"的。

统观以上十个病案，病就是一个鼻出血，而证则林林总总的有许多，纵然这里搜集的绝不完整，但也可以说明其问题的。这里的如：一、实热型的，有第 1 例李某，为肺有实热；第 2 例支某，但此例还挟有燥气，大同之下有些小小差异。二、虽为实热，但病中多变，中途又接新邪，后期实热再炽如第 9 例袁某。三、为夏火夹秋燥，如第 5 例的张某案。

四、为兼有并发症者，如第 8 例的李某案。五、气血双虚者，如第 4 例的孙某案。六、既属虚证而又挟有龙雷之火者，如第 3 例的夏某案。七、脾不统血的，如第 6 例的孙某案。八、血小板缺少症，属何证现难作出肯定诊断，如第 7 例的王某案。九、恶性肿瘤的后期出血，如第 10 例的黄某案。

10 例医案，病有九型，内还有虽归口于一型而又有小小不同。可见中医分证治疗的不易而应该疗效的提高了。

至于如何分别对待，则细读正文，自然领会。

中医对大衄中虚脱病人的抢救，主要是独参汤与参附汤，疗效还是很满意的。可惜以其方法方式远远不及现代的抢救方法方式的优越而大多遗忘了它。且看这几十年家父医案中独缺抢救大衄者的医案，就可以证实这一点。为了中医这个优越疗法不至失传，特把 1999 年江苏科技出版社出版《干氏耳鼻咽喉口腔科学·鼻衄》中一节转录于此，原文为：

鼻衄是耳鼻喉科病中急症中的重症，就诊者有三种情况：一是来诊时只有鼻出血的主诉，局部已看不到活动性出血。二是在大量出血时，已经初步填塞处理，流血已止或仅有少量渗血。三是鼻腔流血不止，甚至已进入了休克状态。前两者在门诊最多，后者虽然不多，但危险性极大，中医抢救鼻衄的手段和经验，还是较为丰富的。

患者血流如涌，前鼻孔堵塞了即向后鼻孔溢出。面色苍白，口渴、乏力，冷汗淋漓，呼吸微弱，脉数无力，血压下降，并出现休克。此时，急取独参汤抢救。不能口服者，鼻饲。此际情况，中医称为"气随血脱"！

现在一遇这样情况，莫不委之西医，进行现代化式抢救。但五十年前的情况，则完全由经治的中医负责，事实上你推卸也没法推卸。当时的成败得失，全系于一剂独参汤。

所以老中医自有其办法。关键全在独参汤，所以人参的选择、用量、煎法、服法，都是关键中的关键。

我们对人参的要求是：

品种的选择：现在习惯上统称为人参者，有红参、白参与西洋参三种。

	传统名称	颜色	药力作用	药性	医疗作用
红参	高丽参	红褐	猛	温	大补元气
白参	吉林参	白	缓	平	缓补气血，但以补气为主
西洋参	西洋参	白	缓	凉	清热滋阴，生津止渴

现在用于抢救，需要的是大补、峻补，药力猛则作用快，药性宜于温，因之品种的选择，唯高丽参入选。

药量：用于抢救，成人至少一次用30g。体质魁伟者，更增加一些。这30g，应该是一支参，才能药力峻猛。如为两支，则每支仅15g，药力大打折扣。如三支、四支则毫无药力可言，故而强调30g必须为一支参。

质量的要求：①挺直。②双枝：参是地下茎，制后呈树状。参的大补药力全在于干部，分枝一多，则补力分散，所以叉枝愈多则质量愈低。用于抢救的参，最好只有两枝。三枝以上则不入选。③体圆而饱满：躯干圆而饱满，说明采时水分不多，也即成长的时间长（参以时间愈长愈好）。直径以1cm为合适。④躯干长短适中：躯干的计算，应从芦蒂开始到分枝处的一段为躯干，以长7~9cm为最合适。因为过长则瘦，补力不足。过短则肥，补力尚未生长出来。⑤手感要沉重：轻则内空，一空则补力大打折扣。⑥表皮要细。颜色要紫褐色为最正，且有半透明感。表皮无黄斑：有黄斑说明上过农药或有病。

炮制方法：参的切片，是第一步加工。参本身极坚硬，很难下刀，可把它放在酒精灯的火焰上熏上5分钟，那时即柔软如硬面团，切削自如了。可用钢铁的刀，它是不忌铁器的。每片切成0.1~0.2cm厚薄。因为用于抢救，要求在极短时间内将参内的药力全部煎出，一厚即不能全部煎出。

煎煮用水：切片后，用水100~120ml。用冷自来水，不用温水、热水。

煎煮时间：大约须煎60分钟左右，煎至30~40ml。

煎煮用具：煎参用具应用薄的有盖瓷碗。参与水放在里面。再取锅子（钢、铁、铝都可），注水适量，将贮参的瓷碗置其中，用旺火煮，这俗称隔汤煮。参是气药，所以瓷碗盖子要盖密，禁忌泄气，泄则药力受损。

服法：先将贮参瓷碗由锅中取出，但盖子千万不能揭开。待温度冷却适合进口时，即揭去盖子，饮服。当然要求一口饮完。如不能口服者，鼻饲。

服药禁忌：进服人参之后，绝对禁食萝卜、茶叶、咖啡、可可。

如其进独参汤后而无甚变化者，甚至四肢冷凉、神志迷糊，脉伏而扪不到，汗出由冷而转如油者，这是虚脱。当急进参附汤，以回阳救脱。

参附汤，即独参汤再加熟附块30g，也浓煎至20~30ml，然后与独参汤混合灌饲。

最后必须一提的是，以上不论哪一个证、哪一个方剂，除独参汤、参附汤外，处方之际，一定还要予以加减取舍，并非原方照录，而其中更主要的是应该加入一些止血专用药物如血余炭、丹皮炭、地榆炭、阿胶之类。

失 嗅

李某，男，47岁。1992年3月4日初诊。南京下关。

去年夏季，小车祸中头部受伤，经过缝合、住院20天后，恢复了健康。去年除夕，以晚餐饮酒而闻不到酒味才发现，鼻子嗅觉消失了。今年年初马上到医院治疗，效果不佳。而且医生告诉"嗅神经破坏了，很少办法使他再有嗅觉"。

检查：鼻腔干净，鼻甲正常。无息肉、息变及缺损等现象。舌薄苔，脉平。

医案：《难经》"心主嗅"，失嗅一事，只有心经是问。又心藏神、肝藏魂、肺藏魄，车祸惊骇魄一瞬间，心神焉能得宁，当然心不守舍矣。纵然时历十越月，但余悸之心，得病固易而去病艰难。治应养心与开窍并进。

（内服）党参10g　麦冬10g　五味子10g　酸枣仁10g　柏子仁10g　菟丝子10g　菖蒲3g　珍珠母（先煎）30g　天竺黄6g　7剂煎服

（外用）辛夷10g　白芷10g　角针3g　3剂，煎水取蒸气吸入鼻中每天2次（每剂可用3天）。

二诊，1992年3月17日诊。

进药及外用药，俱已14天，无反应。舌脉同初诊。

医案：恢复嗅觉神经，本属一桩难事。病既得之，理应继续药治，心求一线还康。原方除菟丝子、天竺黄，加当归、丹参。

党参10g　麦冬10g　五味子10g　酸枣仁10g　柏子仁10g　当归10g　菖蒲3g　珍珠母（先煎）30g　丹参6g　7剂煎服

三诊，1992 年 4 月 17 日诊。

嗅觉已能闻到浓厚的香气及一般性的臭气。外用药用后，鼻腔里有刺激的灼热及辣痛。

检查：同初诊。

医案：养心安神开窍剂，累进 35 剂，外用蒸气吸入亦已 1 个半月，嗅力似有重展职能之权。不过外用药有刺激感，但《书》谓"苦药不眩瞑，厥疾不瘳"，则只能忍受一些。方宗原旨。

党参 10g　黄芪 10g　麦冬 10g　五味子 10g　酸枣仁 10g　远志 6g　当归 10g　丹参 10g　阿胶（另烊冲兑）10g　菖蒲 3g　7 剂煎服

当第 4 诊时挂号，适家父到厦门，未遇。据谓又有一些好转。嘱原方再进。

按：大多为息肉、息变等肿物堵塞嗅裂而致者，中药无效，只有手术摘除肿物。仅有功能的失嗅，中医中药可以应付。但也不能百分之百地恢复嗅力。还有几例，疗效不佳，故删去不入选。

咽 科 病

急性咽炎

郑某，男，28 岁。1995 年 4 月 8 日初诊。江宁镇小学。

感冒第 2 天，开始凛寒头痛，鼻塞咽疼，吃过感冒冲剂，似乎好些。但咽头疼痛加重，而且粗糙毛涩，十分难受，吞咽困难。痰多能豁。口渴多饮，溲赤，大便干。今天起不想吃饭。

检查：咽峡弥漫性充血，扁桃体（±）。舌薄白苔，脉数，体温 37.3℃。

医案：时邪袭肺，循经上犯咽喉。急性咽炎，常见病也。常规处理，用《喉科指掌》六味汤应付。

荆芥 6g 防风 6g 薄荷 6g 天虫 10g 桔梗 6g 杏仁 10g 象贝 10g 马勃 3g 天竺黄 6g 甘草 3g 3 剂煎服

二诊，1995 年 4 月 12 日诊。

药后，得微汗。头痛、凛寒、鼻塞三症消失。新添咳嗽，痰仍多，色黄。大便日圊一次，基本已正常，赤色小便已淡化。咽痛明显减轻。

检查：咽峡充血，淡化许多。舌薄苔，脉平。

医案：风邪一撤，咽炎当然转折后期而倾向好转之途。咳嗽虽添而实则人身自卫之祛邪动作。乘胜利之师，击败军之余孽。

桑叶 6g 炒牛蒡 10g 银花 10g 菊花 10g 杏仁 10g 象贝 10g 苏子 10g 元参 10g 桔梗 6g 甘草 3g 5 剂煎服

三诊，1995 年 4 月 17 日诊。

咽已不痛，一切已恢复正常。

检查：咽（－），舌薄苔，脉平。

医案：病去身安，恢复常态，事可弗药。但如加扫尾，当然更策万全。

桑叶 6g 银花 10g 菊花 10g 连翘 6g 杏仁 10g 象贝 10g 元参 10g 竹叶 10g 甘草 3g 3 剂煎服

按：这例病为急性单纯性咽炎，为常见病、多发病，系咽炎中最轻病种。辨证不难，也无需慎思明辨。处方用药，也不必费尽心机，常用方常用药应付，也无不有效。这型医案很多，只须举一隅不为三隅返，故仅此一案。

邓某，女，4岁。1985年7月5日初诊。② P244

起病3天，声音嘶哑。在本市儿童医院直接喉镜检查："声门水肿，充血"。

检查：舌淡苔很薄，脉未诊。

医案：外邪束伏手太阴经，似乎已逾多天，但仍宜以清轻宣肺为是。

蝉衣3g　射干3g　甘草3g　薄荷3g　桔梗6g　5剂煎服

二诊，1985年7月5日诊。

药进5剂，发音已基本正常，舌淡苔薄，邪从宣而泄，音由哑转清，乘胜追击，以求巩固。

蝉衣3g　桔梗6g　玉蝴蝶2g　甘草3g　莱菔子10g　5剂煎服

按：喉炎，属于中医的"喉风"，因发病急骤，又称为"急喉风"，往往小儿较成人多发且较重。其病因不外风、热、痰三者作祟。例如《诸病源候论》谓："喉痛者，风热毒客于其间故也。"《外科大成》认为："紧喉，其发暴，咽喉肿痛，痰涎壅盛。"由于禀质强弱及邪毒轻重不同，临床表现有风热、胃热、肺热、痰热之异。凡脏腑娇嫩之患儿，外邪易袭，首先犯肺，当然治疗从宣肺利喉着手，因为抓住了病机，用药虽性平味小（总共计24g）却能很快使病情化险为夷，说明中医在急症处理中亦大有用武之地。

这也是常见病，以儿童人小，用药特少，故而又选一案以资启发。

慢性咽炎

慢性咽炎发病率疯狂地日趋升高。故而为现代喉科病中的重点病。而且全球还缺乏有效办法来控制它。家父为治疗此病的高手，1993年3月号香港《紫荆》杂志谓："对于慢性咽炎，国内外均视为不治之症，唯他独有妙手回春之术，治愈率为89%，有效率为98%"。（第76页）

慢性咽炎的"证"，林林总总，无法统计，在家父许多著作中也难以一举无遗，我们尽量搜集不同"证"的慢性咽炎。

孙某，男，60岁。1987年8月4日初诊。③ P202

咽喉干燥无液，狂饮以求润者，为时已多年。有黏痰胶结于喉壁，难以外豁，故而频频清嗓不已。

检查：咽后壁淋巴滤泡增生。黏膜干燥如纸。有浓痰附着难脱。

医案：旱魃难驱，咽焉得润。玄武不至，那得不干，当益水生津。

生石膏30g　知母10g　玉竹10g　乌梅10g　女贞子10g　旱莲草10g　生地10g　白扁豆10g　麦冬10g　甘草3g　7剂煎服

按：以上1例，经过四次治疗，初、二、三诊基本维持原方，病态基本上得到消失，第四诊（即最后一诊）更用玉女煎，终以治疗痊愈。每多庸工俗手，一听到慢性咽炎，即考虑的不是六味地黄，即百合固金，在概念上固然是"循规步矩"，可以辨证来说，那是大错而特错了。如其丢弃辨证来说，一个慢性咽炎，更其是"多年"之久，取用白虎汤，真是贻笑大方了。

石某，男，43岁。1983年5月30日初诊。③ P203

咽痛3年，时轻时重，或觉干燥，但不思饮。或感有痰附丽于喉壁间，却难咯出。饮食如故，大便微溏，曾诊断为慢性咽炎，多方医治，获益平平。

检查：咽后壁淋巴滤泡增生，间隙间黏膜变性肥厚，轻度弥漫性充血。舌薄腻苔，质嫩胖。脉平。

医案：咽喉者，水谷之道路，脾胃之门户。中土一衰，内湿自生，湿郁化热，上扰清道，乃作咽中诸症，治取健脾渗湿一法。

太子参10g　茯苓10g　白术6g　白扁豆10g　山药10g
桔梗6g　马勃3g　玄参10g　双花10g　甘草3g　5剂煎服

上方连进14剂，顿觉舒服异常。以后以此方为基础，约治2个月而告痊。

按：慢性咽炎，主症为咽喉干涩、微疼，或如异物鲠介，或如烟熏火灼，症状不一而足。咽燥者，津不能濡之故。按照常规，多投养阴之剂。家父则认为，濡润咽喉之法多端，不能全赖养阴一技，犹如花卉，若枝叶枯槁，园丁一味浇水，却不知泥土过粘，根柢反为腐烂。此时只有疏土渗水，沐浴阳光，乃为上策。《素问·阴阳类论》云"喉咽干燥，病在土脾"，此之谓也。因之家父治疗慢性咽炎，重视辨证，既不废养阴，又善于培土健脾一法。

参苓白术散为健脾利湿方剂，多用于调理肠胃功能，或益气安胎。此案突破《和剂局方》之规，将其施之于慢性咽炎。家父认为此患者虽见咽喉干燥，但不欲饮水，反有便溏、苔腻，可知咽干之来非火非燥，实因湿停于内，阻滞津液不能上承的缘故。若能使脾气健旺，转输精微，上济咽喉，则干燥自除。古人治疗咽喉疾患，向忌二术（白术、苍术），家父认为，若予以滋阴生津一法，反而使脾胃受伐。而且此病气虚者不少，只要是脾虚内湿，则不必顾虑其犯禁（指"二术不入喉门"而言），以燥药治"燥"病，未为不可。运用此法此方的辨证要点，不必全身衰弱、六脉皆虚，只须口干而不思饮，即使求饮而喜热水，咽肿不红艳，即可取用。当然，能结合全身辨证，则更为准确。

张某，女，39岁。1991年7月12日初诊。台湾。① P83

咽部干痛，波及环唇起燥，有时两目也感干而痒，左重右轻，已历3年。在疲乏及天气骤变时或多言之后倍形严重。干时思饮以润，水求温者。痒甚则干咳，有痰液能咯，鼻腔右侧时难通气，在平卧时重些，左耳有时憋气或钝痛。

检查：咽后壁轻度污红，咽峡小血管树枝样显露。舌薄苔，脉弦而细。

医案：绛帐传经，势必多言，言多则损气，气损则伤津，津伤则干，于是柔痒致咳，痰潴喉头。考津伤有三：在肺在肾在脾，今也饮而求温水，有痰，古训"有声无痰在肺，有痰无声在脾"。气候骤变难以适应者，脾虚连锁卫虚；鼻塞而难通者，气虚清阳难举，因之加重者，阴盛而阳气更衰，等等。主在脾经，当采李东垣手法，似最惬当。

党参 10g　白术 6g　茯苓 10g　白扁豆 10g　山药 10g　石斛 10g　麦冬 10g　沙参 10g　桔梗 6g　甘草 3g　7剂煎服

杨某，女，43岁。1991年9月11日初诊。铁路局。① P86

病咽喉者已七八年之久。6年前两度言而无声，经本科治愈。刻下主症为咽喉奇干，甚至有撕裂感。口水下咽不利，水亦难润，呈进行性发展。皮肤也有干燥感及痒感。

检查：咽后壁淋巴滤泡散在性增生，少津。舌薄苔，脉细。

医案：喉需液养，咽赖津濡。咽而奇干，津液之失养可知，同时肌肤干燥而痒，亦为营血失其灌溉而然。津血同源，同荣共辱，病似两宗，证也一源。取培土生金，金旺生水，水源一充，津血向荣矣。

太子参10g　茯苓10g　山药10g　当归10g　白扁豆10g　沙参10g　麦冬10g　玉竹10g　绿豆衣10g　黄精10g　7剂煎服

二诊，1992年4月8日诊。

去年进药35剂，诸症俱除。刻下咽又有干感。裂痛感已消失，饮水可润。偶有痒感，一痒即咳，咳而无痰。

检查：咽后壁淋巴滤泡散在性增生。舌薄苔，边有齿痕，脉细。

医案：多年慢喉痹，宗《内经》"喉咽干燥，病在脾土"处治，以四君作核心，增液汤作辅翼。

党参10g　白术6g　茯苓10g　沙参10g　麦冬10g　玄参10g　川黄柏3g　知母10g　玉竹10g　甘草3g　7剂煎服

三诊，1992年4月24日诊。

咽部干燥善饮，作痒不显，幸咳也不多。咽部异物感存在。

检查：咽壁稍润。舌薄苔，脉平。

医案：津枯液竭，失养于咽，取六君加增液作标本兼顾之计。

太子参10g　茯苓10g　山药10g　百合10g　白扁豆10g　麦冬10g　沙参10g　生地10g　天花粉10g　玄参10g　芦根30g　7剂煎服

马某，女，31岁。1992年6月23日初诊。南京新百。①P122

平素不断感冒，今天为感冒初瘥，咽干依然不润，狂饮喜温。黏痰特多，能咯，胸膺痞闷，有咳嗽及轻度异物感。

检查：咽后壁大片黏膜萎缩，干枯。舌薄苔，脉细。

医案：频频感冒，以卫气失其藩篱之固；咽壁奇干，缘于脾虚难化精微。痰多液少，乃脾阳失振乏力制止，津液浊化为痰。胸闷泛恶为脾气难升，胃气不降而然。纵然病恙多端，但万变不离其宗，病在脾土也。故宗旨裁方。

党参10g　白术6g　茯苓10g　白扁豆10g　山药10g　百合10g　杏仁10g　天竺黄10g　大贝母10g　甘草3g　7剂煎服

二诊，1992年7月7日诊。

药进14剂，干燥稍稍好些，求饮也少些，痰量亦减少，胸闷消失。尚有频频叹息，喉头异物感残留。喉不痒而作咳者如前。晨起时口中有异味。

检查：咽后壁黏膜萎缩较前有所滋润。舌薄少苔，脉细。

医案：进步姗姗，但该病而获此效，尚属满意。慢性病求愈殊无费长房缩地之术，效方不更。

原方加射干3g，7剂煎服。

陆某，男，42岁。1991年12月31日初诊。三十七中。

① P107

3 年以来，咽部有痛感，今年 8 月咽痛激增，咽头不舒，痰多，作干较甚，善饮不计温冷，稍有烧灼感。频频急性发作，急发与稳定期的界限很模糊。近几天服用中药已缓解一些

检查：咽后壁淋巴滤泡增生，部分黏膜萎缩。舌薄苔，脉平偏细。

医案：绛帐传经，谆谆之训更倍多于常人。前医取药，入情合理而效亦桴随。效不更方，古有常训。但在健脾方面，似可予以偏重，俾既顾荣枝茂叶而进一步灌溉根柢。

党参 10g　白术 6g　白扁豆 10g　山药 10g　青果 10g　玄参 10g　天竺黄 6g　沙参 10g　茯苓 10g　甘草 3g　7 剂煎服

蒋某，男，25 岁。1991 年 10 月 21 日初诊。南京纺织。

① P99

1 年前以感冒受凉而后遗咽炎。干燥并不求饮，伴以难用言语表达的不舒服，有时有异物感。清嗓，胸闷失畅，叹息始安片刻。怕冷，容易感冒，入冬鼻塞。

检查：扁桃腺（双）Ⅱ度，咽峡充血，右颌下区扪到指头大淋巴结 1 个。舌薄苔，舌体瘦但有齿痕，脉细。

医案：张元素所谓"满坐皆君子，小人自无容身之地"，宗此而裁方。

党参 10g　白术 6g　茯苓 10g　白扁豆 10g　山药 10g　玄参 10g　金银花 10g　百合 10g　枳壳 6g　甘草 3g　7 剂煎服

二诊，1991 年 11 月 5 日诊。

药进 14 剂，基本上无所进步，怕冷好些。+⁴齿酸楚。

检查：咽峡充血已无，扁桃腺Ⅱ度。+⁴齿叩痛。舌薄苔，脉平。

医案：正气一充，诸邪逊色，咽部效益似不明显，但内科症状似较占先，原旨再进。如扁桃腺巍然不动者，可考虑摘除。异功散主之。

党参10g　白术6g　茯苓10g　陈皮6g　百合10g　山药10g　昆布10g　桔梗6g　海蛤粉15g　甘草3g　7剂煎服

三诊，1991年11月21日诊。

药累进28剂，咽干明显缓解，不舒服感也有所减轻，清嗓动作基本上已没有，胸膺闷感所存极微。+⁴齿酸感未除，畏寒情况已改善很多。

检查：扁桃体右Ⅱ度，左Ⅰ度，咽峡充血减轻。舌薄苔，脉平。

医案：初投异功散，见效平平，非药无效，量未及也。继服原方（稍事增损），其效颇著，乃药力已达病灶矣。效方不更，古有明训。

党参10g　白术6g　茯苓10g　白扁豆10g　山药10g　麦冬10g　沙参10g　山豆根5g　芦根30g　甘草3g　7剂煎服

按：以上4案，也俱从补脾方法。历来治疗慢性咽炎，一贯以益肾养阴入手。独家父独创补土益脾一法。事实上并非标新立异，由于时代环境的不同，昔时多肺肾两经不足，而现在则生活水平提高，膏粱厚味代替了箪食瓢饮，脾胃斫伤的疾病，与日俱增地增加起来。所以用"补脾"法代替"补肾"法，也是十分正常的。

杜某，男，34岁。1991年7月26日初诊。五十五中。

① P92

病起一月前感冒之后，从此即痰多，有时有附丽难咯之感，稍感疼痛及干燥感，不耐多言。

检查：咽峡慢性轻度充血而红艳，小血管扩张，后壁淋巴滤泡增生。舌薄苔，舌体胖边缘有齿痕，脉细。

医案：病固仅仅匝月之久，但发轫之初，正当涝霉水湿之际，邪被湿困，难泄难清。病至后期，酷暑无情，汞柱临高难降，炎炎之火，烁此内伏湿邪，哪得人能康健及咽病告失？证属实火及伏邪交炽而致。对伏邪用疏；对离火用清。

桑叶 6g　薄荷 5g　金银花 10g　黄芩 3g　菊花 10g　连翘 6g　白茅根 10g　天竺黄 6g　芦根 30g　桔梗 6g　甘草 3g　西瓜翠衣 30g　7 剂煎服

二诊，1991 年 8 月 6 日诊。

药进 14 剂，痰量减少，疼痛减轻，豁痰亦爽。唯干燥仍然，而且不耐多言。

检查：咽后壁淋巴滤泡变化不大。但充血消失，暴露的小血管轻淡一些。舌少苔，胖意仍有，脉细。

医案：一疏一清于先，今也邪将云去，轻清轻养紧随，既扫残邪而资康复。

太子参 10g　茯苓 10g　生地 10g　玄参 10g　绿豆衣 10g　百合 10g　麦冬 10g　沙参 10g　芦根 30g　甘草 3g　7 剂煎服

三诊，1991 年 8 月 30 日诊。

一度多言诸症陡然加重。刻下主症，咽左有些疼痛与堵塞，虽然明显减轻而尚有干燥，异物感始终存在，不多言。

检查：咽后壁淋巴滤泡极度增生，小血管暴露。舌薄苔，脉细。

医案：宗气之不充，故而不耐多语；精微之难化，当然咽喉失舒。所谓药者正是矫正诸弊。

党参 10g　白术 6g　茯苓 10g　白扁豆 10g　黄芪 10g　山药 10g　麦冬 10g　玄参 10g　白茅根 10g　甘草 3g　7 剂煎服

四诊，1991 年 9 月 13 日诊。

咽痛基本上已没有，干燥日趋滋润，异物感残存一些，但在多言之后可增加。

检查：咽部充血及小血管暴露已全部消失，咽后壁淋巴滤泡增生尚未平复。舌薄苔，脉细。

医案：始取除邪，终崇益气，慢性咽炎已登瘥门。不过临秋开学，春风育人，必然多言多语，只能自控节劳。至于裁方，步踵原法。如能认真进药，覆杯在即。

黄芪 10g　党参 10g　白术 6g　茯苓 10g　百合 10g　山药 10g　石斛 10g　麦冬 10g　知母 10g　甘草 3g　7 剂煎服

石某，女，38 岁。1991 年 1 月 15 日初诊。南京工艺厂。
① P101

自扁桃体摘除后，经常嘶哑，经治之后，已两年未发作。刻下初冬又以寒冷之袭，而喉头奇冷，匝颈不温，疼痛如刀刺，嘶哑，咳嗽，痰一般而清。下肢寒冷，大便最近干结，鼻咽口咽部作干，求饮喜热，腰部也胀且下坠，多汗。以上症状过去也有，但不若现在明显。

检查：咽后壁干枯，黏膜有萎缩感；淋巴滤泡散在性增生。声带肥厚，欠清白。舌薄苔，脉大。

医案：气怯于中，寒袭于外，同时正以中虚寒贼而伴以感冒。温养扶正事属亟需，但刻下则先宜清撤浮邪，盖"标"证急于"本"证。

防风 6g　荆芥 6g　前胡 3g　柴胡 3g　杏仁 10g　独活
6g　桂枝 3g　象贝 10g　甘草 3g　生姜 2 片　5 剂煎服

二诊，1991 年 11 月 19 日诊。

奇冷缓解，咳嗽仍然，颃颡之干稍润，发音转亮朗，但
不耐多言。汗已少，有疲乏感。

检查：咽后壁如上诊，感到滋润一些。声带肥厚，稍有
几处轻度充血，运动好，闭合好。舌薄苔，脉细。

医案：治标以获效而终止；治本已时届而开端。取参苓
白术散加减。

党参 10g　白术 6g　茯苓 10g　白扁豆 10g　山药 10g
杏仁 10g　陈皮 6g　仙鹤草 10g　百合 10g　甘草 3g　7 剂
煎服

三诊，1991 年 12 月 3 日诊。

奇冷稍解，在活动时仍然多汗。颃颡干涩已在下午方
作。多言之后即导致痒与咳。发音已正常，但下午差些，疲
乏未能振作，多瞌睡，下肢冷加重。

检查：咽后壁仍然黏膜萎缩，不充血。声带仍感肥厚、
充血仅仅左侧尚有残留，闭合好。两室带活跃。舌薄滑腻
苔，边有齿痕，脉细。

医案：藜藿之质，荏弱之躯，气怯而阳衰，中虚而坤德
难厚。幸药不嫌补，性不拒温，总有图强之日。

黄芪 10g　党参 10g　白术 6g　绿豆衣 10g　茯苓 10g
山药 10g　赤芍 6g　仙灵脾 10g　仙茅 6g　百合 10g　甘草
3g　7 剂煎服

四诊，1991 年 12 月 10 日诊。

药进 7 剂，奇冷渐温，下肢亦温些。汗出一症仍然。颃
颡干涩，有所改善。但依然还要出现瞌睡，较前改善。精神

稍有振作。

检查：咽后壁黏膜稍稍滋润一些。舌薄白苔，质胖嫩淡红，脉细。

医案：取用温补，诸恙俱获效益，或谓咽头干燥，滋阴之不暇，用温求润，是否为抱薪之救火？非也。干出津枯，津从精微化生而来。脾不生化，津从何来？所以滋阴为浇枝润叶，培土乃灌根溉柢，原方踵进。

黄芩 10g　党参 10g　白术 6g　白扁豆 10g　茯苓 10g　山药 10g　仙茅 6g　仙灵脾 10g　百合 10g　甘草 3g　7 剂煎服

五诊，1991 年 12 月 27 日诊。

药进 33 剂，自发性冷感已好些，但一遇寒冷背部又失舒下坠，两膝凉冷。颃颡干燥得进一步缓解，痰在晨起有些，出汗仅在活动之下有些。

检查：发言正常，咽后壁萎缩正在恢复、红润中。舌薄苔，舌体胖嫩，边有齿痕，脉细。

医案：治途平坦，效果亦较满意，例应加重温阳之品，惜乎咽干而又不敢提颖。再宗前旨，力求进展而稳健。

黄芪 10g　党参 10g　白术 6g　白扁豆 10g　茯苓 10g　山药 10g　麦冬 10g　紫河车 10g　仙茅 6g　甘草 3g　7 剂煎服

按：以上两案，也是中土衰怯，但区别在挟有外邪，所以当务之急是祛邪而不是补脾。这是遵守"急标缓本"的规则。如果不祛其邪而一味蛮补，留邪之祸，不堪设想了。

谢某，男，80 岁。1991 年 7 月 13 日初诊。① P90

咽病半月，主为疼痛，至今稍有减轻，虽伴干燥，而不严重。求饮以润，水喜温。偶有痒感，幸不致咳，有痰而量少，能外咯。伴有颈椎综合征及轻度萎缩性胃炎。

检查：咽后壁及软腭部小血管严重怒张暴露，其色红艳，两侧索轻度肥大。鼻咽部后端似有萎缩感。舌前半无苔，后半厚腻，脉细濡。

医案：高龄杖朝耋耄，阴津之内槁可知。匝月泽国梅天，湿浊之重亦不言可喻。内则津枯生燥，燥甚化热；外则阴霾困束，伏热难宣，蛰邪难撤而咽痛当然。久久难愈，正以内火之旺。哥窑纹（注：中医术语，指小血管扩张而言）红而且多，疼而且干，同时外湿充斥，故证兼虚实。治当养阴清火，但碍于湿，如予理湿必伤于津。矛盾枘凿之处，只能化湿而不伤津，养阴而不助湿之中以求。

藿香10g　佩兰10g　车前草10g　木通3g　白茅根10g　竹叶10g　绿豆衣10g　灯心草3g　桔梗6g　金银花10g　六一散12g（荷叶包刺洞）　5剂煎服

二诊，1991年7月17日诊。

药进5剂，咽干及痛俱已减轻，在此期间未作过痒，咳亦告息。

检查：咽后壁严重的小血管扩张暴露明显改善，充血消退，两侧索在隐约中，后半舌苔在化，前半由无苔而转有苔。脉左平右细。

医案：取轻清轻养，淡渗保津中取得疗效，尚称满意。者番裁方，稍稍倾向于养。

太子参10g　白术6g　茯苓10g　六曲10g　白扁豆10g　木通3g　竹叶10g　山楂10g　绿豆衣10g　六一散12g（荷叶包刺孔）　5剂煎服

三诊，1991年7月22日诊。

又进5剂，疼痛已接近消失，干燥之感基本得润，咳亦不复重来，腹已知饥。

检查：咽后壁小血管已不明显，充血全部消失。舌厚苔全化，微有薄苔，脉细。

医案：诸般不适，药进告除。以时临酷暑，例应扫尽残邪，所谓"去疾务尽"之意。此外每当进餐之际，经常清涕滂沱，良以人到高年。今取药不宜过补、过敛，只能轻描淡写求之。

太子参 10g　白术 6g　茯苓 10g　山药 10g　白扁豆 10g　玄参 10g　山楂 10g　六曲 10g　绿豆衣 10g　木通 3g　六一散 12g　10 剂煎服

按：此案也是脾土衰弱，但夹有湿热，故而以理湿为治标手法。但年高八十，燥湿药不敢取用，以防伤津，所以取用淡渗一法。这除了"法"之外，更考虑到用药的权衡。一个猛攻猛打的大将，只顾前冲，不顾后方，仍然不是好将军，医生也是这样。

鲁某，女，47 岁。1994 年 4 月 17 日初诊。台湾。① P134

病咽四五年之久，在伤风感冒恢复期间开始而病。喉头疼痛、痰多，常感有痰附丽于喉头难豁。近三年，潴痰之处上移于鼻咽腔，但排出仍以鼻腔为主，每值进食热食之际，即清涕自淋。一般在寒冷环境中较严重。鼻通气尚可，嗅觉正常。入冬畏寒。

检查：咽后壁淋巴滤泡散在增生。鼻腔（－）。舌薄苔，脉细。

医案：毋论肺液、脾液，总是痰涕同源。中州失健，痰浊易生。治当从健脾入手，稍佐收敛。

太子参 10g　白术 6g　茯苓 10g　山药 10g　益智仁

10g　乌药 6g　陈皮 6g　桔梗 6g　白扁豆 10g　甘草 3g　7剂煎服

二诊，1994 年 5 月 3 日诊。

药进 14 剂，疼痛消失，涕痰两少，进热食之际难以控制清涕已没有。

检查：咽后壁污红，伴充血。鼻腔（－）。舌薄苔，脉细。

医案：5 年痼疾，覆杯于一旦，殊感满意。至于入冬畏寒，刻下无法验证。尚有咽壁充血，可能稍受轻邪所致。方取原旨，以冀巩固。

太子参 10g　白术 6g　茯苓 10g　山药 10g　白扁豆 10g　金银花 10g　玄参 10g　桔梗 6g　紫花地丁 10g　甘草 3g　7 剂煎服

按：此案也是脾土衰弱证，但夹邪为湿痰"证"，所以取用二陈汤。其所以未用半夏者，可能以咽炎而不敢过于香燥。

赵某，男，60 岁。1991 年 8 月 21 日初诊。本院。① P85

咽干狂饮，独甚于子夜，喜热饮，已有 9 个月。有时作痛，喉间如有异物，诚如《巢氏病源》所谓"吞之不下，吐之不出"。多稠痰难咯。

检查：咽峡弥漫性充血（红艳型），小血管扩张。舌薄白苔，舌质红，脉细。

医案：痰为火之标，火为痰之本。加之赋体丰腴重湿，更是易于生痰，治当清火化痰。但既谓是火，何以饮独求热，此陈远公所谓"同类相亲"之故。

生地 10g　木通 3g　竹叶 10g　天竺黄 6g　灯心草 3g　白茅根 10g　桔梗 6g　川贝母 10g　瓜蒌仁 12g　玉泉散 20g

7 剂煎服

二诊，1991 年 8 月 28 日诊。

咽干已润多多，疼痛极微，唯异物感总难消失。稠痰亦少。

检查：咽峡充血已淡，小血管扩张依然。舌薄苔，脉平偏细。

医案：痰火一清，诸恙悉减，余威尚在，再步原旨。唯以药后半小时中脘有不舒之感，稍稍调整一二。

原方去玉泉散，加芦根 30g，7 剂煎服。

按：本案病程仅几个月，加之咽峡充血，舌质红，故而未入虚境，取用实治，药用清火消痰。并不泥迂于慢性咽炎必虚的牛角尖里。

张某，男，36 岁。1991 年 7 月 23 日初诊。地矿所。
① P92

两年多来咽头疼痛，有时伴烧灼感，近两三个月来一切加重，清嗓频频，作干而多饮求润，喜温饮。

检查：咽后壁淋巴滤泡团状增生，部分黏膜已萎缩，以致污红十分严重，充血呈弥漫性红艳型。舌薄苔映黄，脉实。

医案：《喉科心法》指重症慢性喉痹之"喉如网油"者，即指此而言。其所以然者，因循病久使然。刻下虽非急发，良以水乡泽国之灾，湿困于前；入暑高温之热，火逼于后，终成离火炎炎，坎水更枯而然。取用刘河间手法，重恃清火。

黄芩 3g　山栀 10g　金银花 10g　青蒿 10g　佩兰 10g
藿香 10g　菊花 10g　芦根 30g　白茅根 10g　玉泉散 20g
7 剂煎服

二诊，1991 年 7 月 30 日诊。

药进 7 剂，疼痛及烧灼感明显减轻，干燥也滋润多多。近来矢气多。

检查：咽后壁充血依然较甚，其他无变化。舌薄苔，脉大。

医案：纵然明显改善，实则不过症状减轻，而非"疾病"之愈。原方尚可续用 1 周。

原方加六曲 10g，7 剂煎服。

按：此案也是实证，虽病历两年，但一切症状，毫无虚征可见。所以敢用刘河间的泻火一法。其疗效也可喜。这型实证，虽然在慢性咽炎中比较少见，但也不是太少。其有力辨证根据，除了"艳红充血"之外，更有力者为"舌苔映黄，脉实"。

梁某，女，36 岁。1992 年 5 月 24 日初诊。新加坡。①P120

喉头长期干涩不舒，最近又出鼻血。

检查：咽后壁淋巴滤泡散在性增生，部分黏膜萎缩，鼻左侧立氏区黏膜充血，有一个芝麻粒大出血斑，现在无活动性出血。舌薄白苔，脉细弦。

医案：三病证出三宗，循例急则治标，当以鼻衄为重点。良以风热上扰化火迫血而逆行。治当清熄。

桑白皮 10g　黄芩 3g　菊花 10g　竹叶 10g　藕节炭 10g　芦根 30g　丹皮 6g　赤芍 6g　茜草 10g　紫草 10g　7 剂煎服

注：鼻衄愈后，服以下方药，治慢性咽炎。

太子参 10g　山药 10g　百合 10g　沙参 10g　玄参 10g　白术 6g　茯苓 10g　石斛 10g　麦冬 10g　甘草 3g　7 剂

煎服

按：咽干夙恙，鼻衄新痾。且发作于夏季，显然新邪激惹。取用先清风热，不顾旧病，是对的。可惜国外旅客，未见复诊为憾。

范某，男，30岁。1991年11月26日初诊。南湖。

① P103

喉头异物感已5个月，近来加重，口腔、咽喉干燥异常，求水以润，喜凉，而且愈冷愈舒服。鼻子与齿龈出血，反复发作已4个月，出血时量多。入秋之后鼻孔中烧灼如冒火。以喉头不舒而导致枕部为中心的头痛，睡眠不佳由于咽鼻的病痛而导致。

检查：鼻黏膜干而轻度充血，中隔右侧有嵴突。咽后壁小血管扩张。舌薄腻苔，脉平。

医案：鼻塞头痛，出血而中隔有突起，当然考虑为嵴突之为患，但毕竟嵴非庞然，毋事重点着眼。退析诸症，殊有肺经伏火，火旺劫津则干，干甚则清道失濡而难以滑润则介介然鲠矣。火旺逼血，则衄作。治当清金清肺，作射马擒王之策。

黄芩3g　桑白皮10g　金银花10g　丹皮6g　赤芍6g
白茅根10g　芦根30g　玄参10g　沙参10g　麦冬10g
7剂煎服

二诊，1991年12月3日诊。

药进7剂，喉头异物感已消失，燥已润，口干减轻。齿鼻两衄已无，鼻中冒火减轻。但鼻塞继来，清涕也增多。枕部之痛依然。在鼻子通气好时，睡眠可改善。

检查：鼻腔干燥少液。舌薄苔，脉平。

医案：一药而诸证霍然，但欲知"药来神效，必有反复"。总之焰然之火式微，清火养阴之法紧随，方为得策之治。

桑白皮 10g　黄芩 3g　生地 10g　玄参 10g　路路通 10g
百合 10g　麦冬 10g　菖蒲 3g　北沙参 10g　菊花 10g　7 剂
煎服

吴某，男，43 岁。1991 年 8 月 2 日初诊。南京。① P94

去年 4 月急喉风，进仙方活命饮而告痊。从此即经常疼痛，有些干与痰，每次高峰时即有发烧等。今天在平稳阶段。

检查：咽峡弥漫性充血艳红，两侧索肥大。舌薄苔，脉平。

医案：咽峡飞丹，长期存在，五志之火内燔，喉咽之恙长在，取河间手法，清之。

川黄柏 3g　知母 10g　黄芩 3g　金银花 10g　菊花 10g
芦根 30g　白茅根 10g　玄参 10g　桔梗 6g　甘中黄 3g
7 剂煎服

二诊，1991 年 8 月 20 日诊。

药进 20 剂，疼能得减，干燥潮润，较为满意，唯有时还有干与痛出现，总之症已好转，但难于稳定。舌薄苔，脉象同前。

医案：祝融旱魃，以清火之剂而俯首，当然踵进原旨。唯有为病时久，无坎水之后盾，清亦难图全功。者番裁方，拟取河间清火，再参丹溪滋阴，所谓借助于军稚。

川黄柏 3g　知母 10g　黄芩 3g　生石膏 30g　金银花 10g　麦冬 10g　生地 10g　女贞子 10g　白茅根 10g　旱莲草 10g　甘中黄 3g　7 剂煎服

常某，男，36 岁。1991 年 12 月 10 日初诊。安装公司。

① P105

胆囊炎已六七年，幸发作不频繁，表现为右胁针刺感，今天不痛。支气管扩张已 10 年，客岁今年未发过。咽痛已半年，同时耳痛伴随，右侧轻左侧重。现在前两病已平稳无发作迹象，后两病乍轻乍重。

检查：咽后壁轻度污红，双外耳道（－）。舌薄苔，脉小弦。

医案：咽主地气而属阳明，阳明伏热，当然循经上犯，于是干也痛也俱来；厥阴、少阳之脉环耳，肝失条达，在郁结之下，痛亦阵作。治当疏肝清胃。其所以咽痛耳痛相随者，可能与舌咽神经有关。

柴胡 3g　夏枯草 10g　菊花 10g　白茅根 10g　芦根 30g　玄参 10g　蚤休 10g　延胡索 10g　没药 3g　枳壳 6g　7 剂煎服

二诊，1991 年 12 月 20 日诊。

药进 10 剂，到第 8 剂开始疼痛明显减轻，现痛感还有一些，唯新增耳中胀感与痒感，咽头之干无改善，喉头似有痰样物潴积。

检查：咽后壁出现萎缩现象，耳（－）。舌薄苔，脉平有弦意。

医案：求润咽嗌之干，固属当务之急，但止耳中之痛，依然不能轻弃。法取原旨，稍稍倾侧于养津。

柴胡 3g　延胡索 10g　没药 3g　佛手 5g　天花粉 10g　玄参 10g　麦冬 10g　沙参 10g　桔梗 6g　甘草 3g　7 剂煎服

三诊，1992 年 1 月 3 日诊。

疼痛基本消失，偶有一痛则两耳深部作胀。唯喉头奇干，而且似有粘痰附丽，食甜咸食则制干最有效。

检查：咽后壁黏膜萎缩。舌薄苔，脉平而细。

医案：主诉则痛去十之三四，但检查则仅去十之一二而已。来日方长，求其根治决难一索即得。

生地 10g　玄参 10g　麦冬 10g　沙参 10g　乌梅 10g　没药 3g　延胡索 10g　知母 10g　甘草 3g　陈香橼 6g　7剂煎服

四诊，1992 年 1 月 17 日诊。

咽干缓解，但有异物感，清嗓频频。耳痛仅仅左侧偶一有之。药后脘胃部作胀，大便干结难解。

检查：咽后壁萎缩的黏膜稍有润意。舌薄苔，脉平。

医案：求荣萎缩之黏膜，乞灵生津之方药，事属正规之法。唯药后脘胀，大便干结，则改取"虚补其母"手法，方用白术，陶弘景目为生津之品。虽然有"二术不入喉门"之说，事可作为别论。津液一充，润之肺胃则咽干得润，润之大肠则大便正常。盖肺与大肠表里相关也。

太子参 10g　白术 6g　茯苓 10g　山药 10g　白扁豆 10g　山楂 10g　六曲 10g　麦冬 10g　天花粉 10g　沙参 10g　7剂煎服

五诊，1992 年 1 月 24 日诊。

刻下咽干，喉咽部告轻，而鼻咽部加重，剧痛之下左耳作痒作痛。异物感明显改善，脘胀消失，代之以嘈杂感。难解之大便稍感润滑一些。

检查：咽后壁已滋润一些。舌薄苔，脉平。

医案：旱魃蹂躏之处，由喉咽上迁鼻咽，虽似以暴易暴，但毕竟趋向好转，不见乎萎缩之处日渐红活乎。其所以有烧灼之感，亦属由燥致火而然。《内经》谓："诸痛痒疮，皆属于心火"，耳之痛痒情出于斯。治再培土生金。金旺水沛。

白术 6g　党参 10g　茯苓 10g　白扁豆 10g　山药 10g　沙参 10g　麦冬 10g　荆芥炭 6g　芦根 30g　玉竹 10g　7 剂煎服

六诊，1992 年 1 月 31 日诊。

干燥感方面，不若初期处方有效。痰多，食欲反而激增，常有饥感。咽部烧灼感仍较严重。

检查：咽后壁黏膜萎缩，又较上诊严重。舌薄苔映黄，脉平。

医案：奇干不润，少阴之水难充；食欲反增，阳明之火偏旺。治则前方取培土生金，多少有迂回曲折，而远水难求之嫌，今取大补阴丸合玉女煎，作直捣黄龙之策。

川黄柏 3g　知母 10g　生石膏 30g　熟地 10g　生地 10g　麦冬 10g　甘中黄 3g　芦根 30g　乌梅 10g　玉竹 10g　7 剂煎服

姚某，男，50 岁。1992 年 3 月 6 日初诊。省煤炭物资供销公司。① P112

咽病 10 多年，初发时剧痛难以入睡，后即愈而不正常。从此经常发作，屡作屡治，屡治屡作。这次发作已两个多月，主症为痛及异物感，进食正常，痰多色白，口不干。疲乏受凉可以加重。常有盗汗。

检查：咽峡充血（红艳型），后壁黏膜部分萎缩，舌根乳头肥大，声带肥厚不清白。舌薄白苔，边有齿痕，脉细。

医案：运筹十一，日理千机，心火必旺，故而喉咽充血而艳；汗为心液，多亦离火之焰。治从清泻心火入手，佐以益水，更有制其火熄而再燃。

生地 10g　竹叶 10g　灯心草 3g　女贞子 10g　白茅根
10g　芦根 30g　麦冬 10g　墨旱莲 10g　玄参 10g　甘中黄
3g　7 剂煎服

二诊，1992 年 3 月 13 日诊。

痰已少些，疼痛轻些，异物感仍无改善，睡眠以疼痛减
轻少扰而改善许多，汗已少。唯药后引起泛恶。

检查：咽部所见同上诊，声门所见同上诊。舌薄苔，边
有齿痕，脉细。

医案：诸症悉减，唯添泛恶，查看诸药，似乎无致泛之
品，可能胃气单薄故欤？清心益水之法，坚持不改，取药稍
稍调整。

生地 10g　竹叶 10g　姜竹茹 10g　灯心草 3g　苏子
10g　山楂 10g　六曲 10g　陈皮 6g　桔梗 6g　甘草 3g
7 剂煎服

三诊，1992 年 3 月 20 日诊。

咽痛多痰进一步减轻与减少，汗已敛，偶然尚能一见。
刻下所苦，厥为咽头的异物感，如有炙脔，浮悬难去，唯吞
咽进食顺利，睡眠改善之后至今很稳定。

检查：咽部充血还有残存，萎缩者稍有润意，声带
（－），舌根乳头肥大。舌薄苔，根部较厚，脉平。

医案：诸恙俱减或失，唯异物感巍然不撼。方承前旨，
参以利气化痰。

生地 10g　白茅根 10g　竹叶 10g　天竺黄 6g　乌药 6g
苏梗 10g　佛手 5g　海蛤壳 30g　山楂 10g　六曲 10g　柏
子仁 10g　7 剂煎服

李某，男，53 岁。1992 年 7 月 3 日初诊。太平门外樱

村 5 号。① P125

半个月前，素不吸烟而吸了几支，翌日即痰中夹血，色艳而溶解。多言之后局部有些痛，吞咽唾沫时有些异物感，且有痰潴积感，大便干。

检查：咽后壁淋巴滤泡增生，充血（红艳型）。喉咽部、鼻咽部（－），稍有充血。舌薄苔，脉平。

医案：《顾松园医镜》认为"烟为诸火之魁"，肺热吸烟者，经此一激一诱，则见血矣，当以清肺凉营。

生地 10g　桑白皮 10g　杏仁 10g　茜草 10g　紫草 10g 白茅根 10g　丹皮 6g　赤芍 6g　藕节炭 2 个　7 剂煎服

二诊，1992 年 8 月 7 日诊。

时逾匝月，药进 12 剂，痰中之血已无，疼痛亦在有无之中，异物感明显缓解，大便正常，但环境更换即干，以上诸症在疲劳、多言、进辣之后，俱可加重。

检查：咽后壁淋巴滤泡增生略有改善，充血已消失。舌薄苔，脉平。

医案：虽属"不内外因"之证，但情同"外因"，病来速而其去亦快。再予扫尾，立待覆杯。

生地 10g　玄参 10g　太子参 10g　山药 10g　麦冬 10g 百合 10g　白扁豆 10g　桔梗 6g　苏梗 10g　甘草 3g　7 剂煎服

穆某，男，32 岁。1993 年 3 月 23 日初诊。南京交通专校。① P130

近 5 年来，每届冬季必然咽炎急性发作，约匝月而痊。这次从去年 11 月开始，至今未见痊愈。主症为咽头疼痛，有烧灼感，干燥，痰多易豁，频频清嗓，在受凉、疲乏、多言、欠睡眠之下，倍加严重。

检查：咽峡轻度充血，咽后壁淋巴滤泡呈团状增生，污红。舌薄苔，脉平。

医案：慢性咽炎，临冬即发，其他症状殊感典型。崇东垣手法应付，唯在此刻，先予清火作先导。

桑叶 6g　菊花 10g　金银花 10g　天竺黄 6g　连翘 6g　芦根 30g　白茅根 10g　太子参 10g　山药 10g　甘草 3g　7 剂煎服

二诊，1993 年 3 月 30 日诊。

药进 7 剂，开始十分舒服，诸恙若失。唯刻下有一些轻度反潮，稍感觉咽头轻微作痛，稍存干燥及烧灼感。饮水已减，痰一般，如一刺激即多。

检查：咽后壁急性充血已消失，代之以慢性充血（晦黯型），淋巴滤泡增生同上诊。舌薄苔，边缘有齿痕，脉平。

医案：治标之标，已有成效；治本之本，刻下开始。

太子参 10g　白术 6g　茯苓 10g　山药 10g　白扁豆 10g　蚤休 10g　苏梗 10g　桔梗 6g　天竺黄 6g　甘草 3g　7 剂煎服

三诊，1993 年 6 月 15 日诊。

病虽向愈，辍药多时，刻下仍然疼痛不舒，有烧灼感、异物感、麻辣感，干而求水润，喜温。常以工作紧张而失眠加重，似乎有粘痰附丽难豁。

检查：咽后壁淋巴滤泡增生，充血污红，小血管扩张网布。舌薄苔，脉平。

医案：传经绛帐，十载杏坛，诲人愈勤，病喉愈烈。参证症脉，当从清心入手。不过全世界目为"难治难愈"之症，决非旦夕可瘥。

一、生地 10g　玄参 10g　竹叶 10g　灯心草 3g　白茅

根 10g　芦根 30g　金银花 10g　蚤休 10g　天竺黄 6g　甘
草 3g　7 剂煎服

二、参梅含片 5 支，含化。

四诊，1993 年 7 月 2 日诊。

纵然一曝十寒，亦感症状明显改善，疼痛减轻，干似稍
润，引饮仍勤，异物感留恋难去。

检查：充血消失，污红及淋巴滤泡改善许多。舌薄苔，
脉细。

医案：症状明显改善，病根未必言消，搬山虽难，愚公
之志寄望。

党参 10g　白术 6g　茯苓 10g　白扁豆 10g　山药 10g
射干 3g　金银花 10g　夏枯草 10g　桔梗 6g　六一散 12g
7 剂煎服

姚某，男，41 岁。1992 年 9 月 22 日初诊。健康饭店。
① P128

喉头毛涩多年，进辣饮酒即加重，近两个月渐添异物
感，进食顺利。痰不多。

检查咽后壁污红，干涩无津。舌黄腻苔，脉小涩。

医案：中州湿浊，久郁不化，则循经上犯，咽喉首当其
冲，哪有安宁之理。治当芳香化浊，佐以清火。

藿香 10g　佩兰 10g　川黄柏 3g　知母 10g　竹叶 10g
木通 3g　苏梗 10g　车前草 10g　白茅根 10g　芦根 30g
7 剂煎服

二诊，1992 年 10 月 13 日诊。

药进 14 剂，痞闷之感消失，喉头毛涩感消失，已能稍
稍吃些辣物。但异物感反而更明显起来，痰仍然不多，恣食
之后，即有泛胃。

检查：咽（﹣）。舌薄苔，脉平。

医案：主症药后稍除，兼病之喉鲠介已傲僭居主位，加之胃气不和，当然再拟新方以应付。

香附 6g　川芎 3g　白术 6g　姜竹茹 10g　六曲 10g　山楂 10g　苏梗 10g　焦谷芽 10g　佛手 5g　甘草 3g　7 剂煎服

三诊，1992 年 12 月 29 日诊。

咽头异物感仍未消失，但新添轻咳，痰不多，咳前必痒（不痒不咳），稍有喘息，自己感觉由于喝了两次酒导致，咽干求饮喜温，口腔中发腻不舒。

检查：咽后壁仍然少液而干。舌苔白腻，质胖有紫意，脉平偏细。

医案：纵然症状有白云苍狗之变，但万变不离其宗，咽病也。

荆芥炭 6g　麻黄 3g　杏仁 10g　玄参 10g　象贝母 10g　六曲 10g　陈皮 6g　苏子 10g　桔梗 6g　甘草 3g　7 剂煎服

应某，女，41 岁。1993 年 3 月 23 日初诊。雨花区。

①P132

一向咽部有干燥与辣感，去年 9 月以家人生病而心烦意急，于是咽头一切不舒陡然加重。主症为干燥严重，狂饮喜热，伴以异物感似有稠痰附丽咽壁而难豁。偶然泛恶欲吐，脘胃部有胀感。

检查：咽后壁淋巴滤泡严重增生，充血呈艳红。舌薄腻苔，脉平。

医案：五志之火内燃，咽炎之作半载，第一步清化为治；第二步之后酌情定夺。

生地 10g　玄参 10g　沙参 10g　天竺黄 6g　蚤休 10g

竹茹 10g　金银花 10g　象贝母 10g　桔梗 6g　芦根 30g　甘草 3g　7 剂煎服

二诊，1993 年 4 月 13 日诊。

药进 14 剂，咽头干燥有辣感及泛恶三者缓解。喉头附丽之痰，似乎也有些改善，鲠介之感依然存在。脘胃部胀感改善无多。

检查：咽部充血消失，其他如上诊。舌薄苔，质胖，脉细弦。

医案：内火乍解，郁证之象升居主位。取越鞠丸加减。

香附 6g　山栀 10g　六曲 10g　山楂 10g　川芎 3g　苏梗 10g　佛手 6g　枳壳 6g　乌药 6g　陈皮 6g　7 剂煎服

朱某，男，34 岁。1992 年 5 月 26 日初诊。南航。① P117

去年之秋，喉头鲠介感未治而愈。今年 2 月感冒用抗生素而告痊。但之后喉头干燥而难受，狂饮喜温水，伴有鲠介之感，而且异物感很明显，饮食正常。痰多而药后已少。在天气骤变、多言、疲乏之后，倍形严重，有烧灼感。入冬畏寒，大便偏稀，腰酸。

检查：咽后壁干涩，严重污红。舌薄苔，质胖嫩，有朱点，脉细。

医案：杏坛久执教鞭，当然多言损气，气损及脾，脾怯则难化精微，遑谈布输，而且舌布朱点，显然心火更有助桀之嫌。治当培补中州，稍佐清心之品。

太子参 10g　白术 6g　茯苓 10g　山药 10g　白扁豆 10g　生地 10g　白茅根 10g　竹叶 10g　麦冬 10g　狗脊 10g　7 剂煎服

二诊，1992 年 6 月 19 日诊。

上诊处方十分有效，但因疲乏而患急性会厌炎，经治获愈。刻下咽干为甚，鲠介仍有。

检查：咽后壁黏膜较干而有萎缩感，有些充血（晦黯型）。舌薄苔，稍胖，脉平。

医案：痊途坎坷，会厌炎一斫之下，虽非全功尽弃，但总有池鱼之叹，今予清化养津。

生地 10g　玄参 10g　山药 10g　白扁豆 10g　沙参 10g　白茅根 10g　芦根 30g　绿豆衣 10g　金银花 10g　桔梗 6g　藿香 10g　7 剂煎服

三诊，1992 年 7 月 3 日诊。

药进 16 剂，痰已少而接近正常。烧灼感在声休后明显减轻，但多讲之后仍有。干燥感似无改善，求饮喜凉。

检查：咽后壁淋巴滤泡增生，但干枯已滋润一些，充血消失。舌薄苔，质胖，边有齿痕，脉平偏细。

医案：步迹前旨，从养津深入，亦谁曰不宜。但舌诊提示，主在坤德失其厚载之象，则不妨取振作土脾而再养胃液。

党参 10g　白术 6g　茯苓 10g　白扁豆 10g　山药 10g　百合 10g　沙参 10g　麦冬 10g　玄参 10g　甘草 3g　7 剂煎服

四诊，1992 年 7 月 21 日诊。

上药始服之际，有效尚显，但继续再进效即漠然。刻下所苦咽头干燥，严重时有烧灼感，如其安静休息及久不讲话则尚感舒服。但一加劳累、多言，则诸恙蠢然而出。

检查：咽后壁已潮润，干枯感消失，唯有些淋巴滤泡增生，舌薄苔，脉平偏细。

医案：方取补益脾土，滋养胃阴，矢已中鹄，当然原旨深入，稍稍加重扶正，作锦上添花之计。

黄芪 10g　党参 10g　白术 6g　茯苓 10g　山药 10g　百合 10g　玉竹 10g　石斛 10g　沙参 10g　甘草 3g　7 剂煎服

五诊，1992 年 8 月 18 日诊。

累进 21 剂，干燥感显然缓解，烧灼感也有所减轻，唯近来咽头异物感有所抬头而且呼吸时似乎"气"难上承。大便每天至少二圊，一贯如此。

检查：咽后壁已滋润，唯淋巴滤泡仍然增生。舌薄白苔，质嫩胖淡，脉平偏细。

医案：万变不离其宗，脾虚始终属于主证。方固可以损益，法则坚守难更。

党参 10g　白术 6g　茯苓 10g　白扁豆 10g　山药 10g　百合 10g　陈皮 6g　炒枳壳 6g　桔梗 6g　甘草 3g　7 剂煎服

六诊，1992 年 10 月 22 日诊。

慢性咽炎，进药 70 余剂，得庆覆杯，近以感冒 1 周，引动宿恙又作。现在作干不痛，有些鱼刺样的鲠介感，痰多色白，易吐。自感发音也有改变。大便已正常。

检查：咽后壁淋巴滤泡轻度增生，咽峡稍有充血，声门轻度充血。舌薄苔，脉平。

医案：坎坷途中，求得一痊。又来感冒一扰，幸局部提示尚无大碍，只需稍予清养足矣。

桑叶 6g　菊花 10g　金银花 10g　绿豆衣 10g　杏仁 10g　玄参 10g　桔梗 6g　象贝母 10g　甘草 3g　7 剂煎服

张某，女，40 岁。1992 年 4 月 17 日初诊。南京。① P116

咽病 8 年，右喉头似被异物卡住，在此期间难得一段时间没有。干燥饮水难解，阵痒频作，一痒即咳，有时鼻衄。上述诸证日趋严重。最后一次鼻血在前天，通气也差，多言即清涕滂沱，清嗓频频。

检查：咽后壁干枯少液。左下鼻甲前端有 0.2cm×0.2cm 大小出血斑点。舌薄苔，脉小弦。

医案：病源责于一"干"。干乃失润于喉，则产生鲠介；失润于鼻，则黏膜破碎而渗血。不过"干"之形成良以内火偏重，旦旦而烁之使然。治当清润。

桑白皮 10g　黄芩 3g　金银花 10g　丹皮 6g　天花粉 10g　赤芍 6g　生地 10g　苏梗 10g　天竺黄 6g　乌梅 6g
7 剂煎服

二诊，1992 年 5 月 12 日诊。

上方共进药 14 剂，喉头鲠介之感已轻，有时已可以没有。干燥也已缓解，作痒已止。在此期间未见血衄，通气正常，多言而流涕者仍有一些。

检查：鼻（-）。咽后壁淋巴滤泡增生，干枯者已润。舌薄苔，脉细。

医案：14 剂草木之汤，虽非摧枯扫烂，但总的有披靡之感。步迹原法，再扫残邪。

桑白皮 10g　杏仁 10g　苏梗 10g　佛手 5g　天竺黄 6g　乌梅 10g　天花粉 10g　芦根 30g　象贝母 10g　桔梗 6g
7 剂煎服

三诊，1992 年 6 月 2 日诊。

喉头鲠介，又进一步减轻，但右侧较明显，干涩也又滋润一些。言多流涕症状消失

检查：鼻（-）。咽黏膜已滋润。舌薄苔，脉细。

医案：药已中的，效也显然，无事奢求，原方续进，至痊而覆杯。

原方 7 剂煎服。

按：这里 10 例属"火"者，但其在大同中的小异，还是很多，不能一刀切清火清热地应付。如：第 1 例范某，30 岁，是肺经实热，其证比较单纯，所以用药也仅仅清泄肺火。第二例吴某，是五志之火，也较单纯，也是用单纯的清火药。第三例常某，主要为阳明胃热，伴以肝火，所以用药也肝胃两清。第四例姚某，为心火，所以用药也单纯地清泻心火药。第五例李某，为肺热、血热。第六例穆某，仅为一般性的火证，而且又属轻症，故而第二诊就更方换药。第七例姚某，他的热为湿热，和以上的热绝不相同了。所以主在理湿，因为是湿浊，所以用芳香化浊一法。至于第三诊的换药，因有外感的变化。第八例应某，又是五志之火。第九例朱某，虽然是心火，但兼有脾虚，症情较复杂一些，所谓虚夹实证。因之也加上轻补的药物，在三诊之后，则虚占主位而也倾向于补虚了。第十例张某，虽然医案中没有指出什么火，但取药中反映的，是一般的火证。从二诊用乌梅来看，这个火还是轻型的。假使丢掉"辨证"而对病发药，即方便得多，任何人在《药性字典》里找几味"治咽"药，如生地、沙参、胖大海、桔梗、甘草、马勃、罗汉果……一见咽炎，统统可用。你敢承认他是中医吗？

邱某，女，38 岁。1992 年 6 月 30 日初诊。无锡。① P124

多时以来咽头干涩→瘙痒→干咳，咳甚泛恶而不呕吐，近 3 个月加重。干涩时水不能解，只有甜糖可止。胸闷痰不多，饮水求热。鼻腔里也干燥，伴以过敏，有时作痒。

检查：鼻腔（−），咽后壁淋巴滤泡散在性增生，大部分黏膜萎缩，污红严重，伴以充血。舌薄白腻苔，少液。脉细。

医案：典型慢性咽炎，典型诸般症状。证之本为土脾失健，难出精微；证之标为心火内炽，助桀作伥。治取健脾醒土，参以清心除热。

太子参 10g　茯苓 10g　芦根 30g　白茅根 10g　白扁豆 10g　蚤休 10g　金银花 10g　玄参 10g　麦冬 10g　桔梗 6g　甘草 3g　7 剂煎服

二诊，1992 年 7 月 7 日诊。

药后咽头干、痒、咳稍事减轻。鼻痒依然而波及两耳，即使耳中作痒，也能导致咳嗽，胸闷稍有缓解。

检查：鼻（－）。咽后壁充血已无，萎缩似乎好转一些。划测试验（－）。两耳道皮肤角化粗糙。舌薄苔，脉细。

医案：7 剂健脾之药，已获小效，谅上方已对证，处方仍崇原旨。至于耳中作痒，本来心寄窍于耳，清心之品，早已及之矣。

（内服）党参 10g　白术 6g　茯苓 10g　白扁豆 10g　山药 10g　竹叶 10g　灯心草 3g　干地龙 10g　玄参 10g　甘草 3g　7 剂煎服

（外用）加味黄连膏 1 盒，外涂耳道。

按：此病症本为脾虚，标证则为夹有心火，故而健脾的同时兼用清心。

夏某，男，68 岁。1991 年 8 月 23 日初诊。南京客车厂。

① P98

微痛在咽喉，一讲话更加重。干燥善饮喜温。常作清嗓，已一年半，四季皆然。

检查：咽峡咽后壁小血管扩张网布。舌薄苔，中央剥脱，脉小弦。

医案：身告退休，心更操劳，终至心阴暗怯，心火上炎。取清心益心骈治。

生地 10g　竹叶 10g　木通 3g　灯心草 3g　连翘 10g 金银花 10g　玄参 10g　麦冬 10g　白茅根 10g　柏子仁 10g 7 剂煎服

二诊，1991 年 9 月 3 日诊。

药进 7 剂，疼痛在不讲话时已没有，干燥依然。

检查：咽峡潮红减轻，余如上诊。舌薄苔，中央斑剥已不平滑，脉小弦。

医案：纵然进步姗姗，但以区区药力而赢得改善，反应不能不称速。上方益心阴，泻离火，看来尚属中的之矢，紧步原旨。

柏子仁 10g　莲子肉 10g　生地 10g　木通 3g　白茅根 10g　芦根 30g　麦冬 10g　玄参 10g　知母 10g　竹叶 10g 7 剂煎服

三诊，1991 年 11 月 5 日诊。

上方累进 28 剂，疼痛消失殆尽，残存无几。已不干燥，不耐多言者也已稍稍延长一些。

检查：咽峡及后壁还有轻微的充血。舌薄苔，脉平。

医案：重恃清心，离火之炎始告式微。但其去迟迟，再步原旨。

生地 10g　木通 3g　竹叶 10g　白茅根 10g　芦根 30g 知母 10g　川黄柏 3g　桔梗 6g　甘草 3g　柏子仁 10g　7 剂煎服

四诊，1991 年 11 月 15 日诊。

又进 7 剂，残痛告失，干亦接近滋润。唯昨撄感冒，故而咽病又受激惹。

检查：咽峡轻度充血（红艳型）。舌薄映黄苔，脉平。

医案：帆顺痊途，横遭感冒。但以邪不严重，而加之于正气渐充之体，谅来即可覆杯。先进今朝方药，5剂后再进原方。

桑叶6g　菊花10g　金银花10g　薄荷5g　连翘6g　杏仁10g　桔梗6g　甘草3g　板蓝根10g　7剂煎服

按：此病也是心火，但兼证则为心阴暗怯。方药也清心与养心两顾。

薛某，男，66岁。1992年6月30日初诊。社科院。

① P123

咽痛已四五年之久，主症为干，狂饮求润，偏喜热饮，有痰而清嗓频频，作痒即咳（不痒不咳）。半年前产生鼻病，感冒后导致不通气，右重左轻，交替而作，得暖及运动之后可以缓解一些，夜重于昼，有干燥感，擤涕用力后有血夹在涕中。

检查：咽后壁淋巴滤泡极轻度增生，充血呈斑状，两侧索潮红。鼻中隔弯曲，左侧有嵴突。鼻下甲肥大，收缩右迟钝、左尚可。鼻咽部未见异常。舌薄黄苔，脉平。

医案：水衰火旺，四五年来一直徘徊于此情此境中。水衰则干涩、喉痒（咳是痒的后果）。火旺则鼻塞涕血。同时中隔嵴突、下甲肥大更是助桀作伥者。治先养阴与清火骈投。

生地10g　白茅根10g　金银花10g　天竺黄6g　玄参10g　川黄柏3g　知母10g　侧柏叶10g　芦根30g　天花粉10g　丹皮6g　7剂煎服

二诊，1992年7月21日诊。

上方进14剂，诸症俱告式微而好转。在此期间有过两度高潮，主症为鼻干，甚至出现烧灼感，波及咽喉，鼻塞亦随干燥感而加重或减轻。涕中血丝已没有，喉痒作咳已轻。

检查：鼻咽部充血已淡，鼻腔同上诊。舌黄腻苔，脉平。

医案：驱除旱魃，必赖军稚。原方深入。

知母10g　川黄柏3g　生地10g　玄参10g　石斛10g　黄芩3g　玉竹10g　天花粉10g　芦根30g　麦冬10g　7剂煎服

按：这又是一例火旺证，但兼证又是一型，是年高阴虚证。因之治法又大不同于以前几例火旺者。

蒋某，女，38岁。1985年7月10日初诊。③ P202

慢性咽炎已多年，咽喉奇干、疼痛、烧灼、发热且有辣感，频频清嗓求舒。伴有胸膺发闷失畅，甚至泛泛然欲呕吐。经行两乳必痛，经净即宁。阴道作痒而多带，夜寐多梦。

检查：咽后壁淋巴滤泡增生，黏膜充血，小血管暴露扩张。舌薄黄苔，脉细弦。

医案：木火刑金，金被烁而生水功能消失，咽喉焉得不干。水不济火，当然烧灼而内焚。肝失条达，拔扈横逆，故乳房瘰块而经来必痛。肝经湿热下注，则带下而阴痒。言治，则零零总总，安能遍扶各科，只唯肝经是问，有擒王射马之功。拟柔肝伐木入手。

柴胡3g　白芍6g　胆草3g　夏枯草10g　川楝子10g　橘叶10g　延胡索6g　白鲜皮10g　菊花10g　墓头回10g　5剂煎服

二诊，1985年7月17日诊。

医案：药进5剂，除泛恶有所改善外，其他无甚变化。此乃药仅5剂，性量未达。而且时只六天，天癸未临。所以疗效如何？势难判断。原方再进 5 剂。

三诊，1985 年 7 月 25 日诊。

医案：咽喉干燥、疼痛、烧灼、辣感完全消失。但进胡椒之后，诸症又作。带下不多，腰有酸感。咽后壁淋巴滤泡之增生稍见敛迹，充血接近消失。舌薄苔，脉细弦。口禁一开，前功尽弃，从头做起，再取柔肝养阴。

柴胡 3g　白芍 6g　川楝子 10g　橘叶 10g　延胡索 10g　蔂头回 10g　白鲜皮 10g　元参 10g　桂枝 6g　甘草 3g
5 剂煎服

按：本病随访，知早已告痊。中医一直视为阴虚之证，实则临床上其他因素所致者并不少见，本例患者平时性情抑郁，暴躁多怒，稍有不遂即大动肝火，此症发病除咽喉干燥、疼痛外，尚有胸闷不畅，经临乳痛，带下阴痒等症。诊断为"肝经郁怫，木火刑金"，所以治疗取柔肝伐木。药取柴胡、白芍、橘叶、川楝子、延胡以柔肝理气；龙胆草、夏枯草、菊花以伐木理湿；佐以白鲜皮、蔂头回燥湿止带。方中未用一味滋润肺肾之品，而至三诊时咽干咽痛消失，带也减少。惜未禁口，致卷土重来。仍取原法加减追踪得愈。说明中医治病，贵在审证求因，并不拘泥于常法套方。

薛某，女，50 岁。1992 年 2 月 22 日初诊。长虹无线电厂。① P129

咽头异物感近两个月，从此又善于呃逆及嗳气，有酸味，分泌物呈白沫。喉部不舒，有压迫紧胀感。干咳都由咽痒所致，也将近两个月。

检查：咽后壁充血及小血管网布，右侧索肥大。舌薄苔，脉细弦。

医案：肝旺木火侮土，土伤则胃气难以下降，胃逆难安使然。取清肝降气，以抚胃气。

左金丸 3g　柴胡 3g　白芍 6g　苏子 10g　天竺黄 6g 苏梗 10g　橘叶 10g　佛手 5g　焦山楂 10g　六曲 10g　7剂 煎服

二诊，1992 年 1 月 8 日诊。

时逾半月，药仅 7 剂。善呃及嗳气明显改善，迹近正常。异物感亦减轻不少，唯在空咽时有感觉。喉头作干，频频作咳，有痰不能畅咯，故而清嗓频作。

检查：咽后壁充血稍减轻。舌薄苔，脉平。

医案：效方中辍，多少有遗憾之感。再予前方，稍事加减。

左金丸 3g　柴胡 3g　白芍 6g　苏梗 10g　黛蛤散 15g 杏仁 10g　桔梗 6g　香橼 6g　天竺黄 6g　甘草 3g　7剂 煎服

三诊，1993 年 2 月 9 日诊。

两叩医门，泛恶嗳气已无，喉头异物感及喉痒之咳只存一二，干燥之感则改善无多。

检查：咽峡充血残红尚有一些，小血管已不复见。舌薄苔，脉平。

医案：昔以疏肝抚胃为主以平胃气；今当培土生金之法宜于咽病。顽症求痊事属非易，深冀坚持药治。

太子参 10g　白术 6g　茯苓 10g　苏梗 10g　白扁豆 10g 山药 10g　射干 3g　沙参 10g　甘草 3g　7剂煎服

四诊，1993 年 3 月 5 日诊。

近来咽头干燥，狂饮喜温，咽痒之后即咳，还有一些异物感。

检查：咽部未见异常。舌薄苔，脉平偏细。

医案：深思远虑，未必药到病除。随俗循规，亦多应手而愈。改取常用套方。

生地 10g　麦冬 10g　沙参 10g　苏梗 10g　陈皮 6g　芦根 30g　白茅根 10g　胖大海 2 个　桔梗 6g　甘草 3g　7 剂煎服

朱某，女，23 岁。1993 年 3 月 26 日初诊。军区后勤部设计所。① P133

咽病匝年，主在鼻咽腔。咽部稠痰潴积，吐之不尽，作干，痰涕中有血迹及锈色分泌物。咽及环唇干燥多饮，水求温热。胸闷不畅，肠功能紊乱，乍泻乍闭，时作逆呃。

检查：咽后壁淋巴滤泡增生，污红。舌薄苔，脉平。

医案：肝旺脾虚，情非肾怯，不能仅斤斤于锈涕与咽干。第一步宗叶天士木侮土处理，第二步再拟对策。

柴胡 3g　白芍 6g　菊花 10g　丹皮 6g　白术 6g　茯苓 10g　六曲 10g　太子参 10g　枳壳 6g　甘草 3g　7 剂煎服

二诊，1993 年 6 月 4 日诊。

近来涕中血迹及锈痰已消失，肠功能紊乱已无。唯痰量则有增无减。前晚出现头痛，昨天腹泻一次，自服感冒剂后也有减轻之势。

检查：咽后壁淋巴滤泡增生，污红（情同初诊所见），充血（红艳型）。舌薄苔，脉细而浮。

医案：涕血一去，如释重负，痰难减少，良以未能认真进药耳。刻下小高潮，总是新感作祟，急标缓本，先撤新邪。

藿香 10g　佩兰 10g　桑叶 6g　象贝母 10g　菊花 10g　杏仁 10g　陈皮 6g　鸡苏散 12g　苏叶 10g　桔梗 6g　5 剂

煎服

三诊，1993 年 6 月 11 日诊。

5 剂汤剂服完，痰液稍感少些。涕血消失已久，而且稳定。头痛及泄泻已无，咽痛偶作而不勤，干燥已轻，不加水润亦能过去。

检查：咽后壁淋巴滤泡增生，污红，有充血感（红艳型）。舌薄苔，脉细。

医案：诸邪告撤，唯剩一虚。今以轻清轻养，作一时期之调理。

太子参 10g　白术 6g　茯苓 10g　山药 10g　白扁豆 10g　百合 10g　川贝母 10g　桔梗 6g　玄参 10g　甘草 3g　7 剂煎服

四诊，1993 年 9 月 21 日诊。

涕血早已消失多时，残存干燥未能真正得润，仍有稠痰附丽难咯，神疲乏力，长期怕冷。

检查：咽头轻度充血，舌薄苔，脉细。

医案：症晋后期，可取补益。

党参 10g　白术 6g　茯苓 10g　白扁豆 10g　山药 10g　桔梗 6g　仙茅 6g　仙灵脾 10g　仙鹤草 10g　天竺黄 6g　甘草 3g　7 剂煎服

按：这两病，基本相同，其证也同是"肝木侮土"。治法都倾向于柔肝抚脾。法宗叶天士的手法。

史某，女，41 岁。1991 年 7 月 19 日初诊。电视台。① P89

咽部觉有"肿""胀"及异物感。口唇经常脱皮，有时刷牙时泛恶。

检查：咽后壁黏膜萎缩、污红，右扁桃腺窝中有潴留的脏物。舌薄苔，脉细。

医案：禀赋迹近藜藿，情绪缺乏稳定，加之阴津内枯，咽喉失其濡养，致咽头不舒、喉有鲠介。治当缓肝之急，润咽养阴。

甘草 3g　小麦 12g　大枣 5 枚　生地 10g　玄参 10g　麦冬 10g　沙参 10g　金银花 10g　芦根 30g　桔梗 6g　5 剂煎服

二诊，1991 年 8 月 27 日诊。

异物感已似有似无，胀感消失，环唇干裂剥皮者改善良多。但近又再度有蠢然之态，手心灼热。

检查：咽后壁淋巴滤泡增生，已收敛一些，萎缩者也潮润一些。舌薄苔，脉细弦。

医案：累进中药 28 剂，疗效满意。唯近来又有环唇之恙蠢然再来之感。良以立秋已临，金气一旺而然。原旨难改，再添一润。

甘草 3g　小麦 12g　大枣 5 枚　生地 10g　川黄柏 3g　知母 10g　麦冬 10g　乌梅 10g　沙参 10g　芦根 30g　7 剂煎服

按：此案为咽喉神经官能症，故取用甘麦大枣汤，疗效满意。

慢性咽炎搜集了 32 例医案，其中"证"五花八门，治也方法不一，方与药更无从统计。但只需用中医传统理论来归纳，则井井有条，繁而不乱。而对一般没有吃透中医的基本知识者，则是无法可言了。

扁桃腺炎

张某，女，11 岁。1998 年 3 月 2 日初诊。四中。⑤

前天星期郊游后开始喉痛，当晚发烧，拒食。昨天加重，在卫生所吊水打针吃药。今天更痛，头痛，发烧。

检查：咽峡充血，双扁桃体各Ⅱ度，腺窝上有脓性分泌物。舌薄黄苔，脉数大，体温 38.1℃。

医案：风邪外袭，化火酿痰，典型风、热、痰三邪之乳蛾风是也。当取疏风泄热消痰之法。

（内服）炒牛蒡 8g　荆芥 5g　天虫 8g　天竺黄 5g　银花 10g　大贝 10g　金锁匙 8g　桔梗 4g　3 剂煎服

（外用）通用消肿散 3g（外用）。

二诊，1998 年 3 月 5 日诊。

药后得汗，疼痛大减，已不怕冷不发烧，昨晚餐吃得很好。

检查：咽峡充血消失，双扁桃体仍然为Ⅱ度，腺窝内分泌潴留物清除。舌薄苔，脉平。体温 36.9℃。

医案：浮邪一撤，诸症平安。再予清解，以扫残邪。

桑叶 5g　菊花 8g　银花 8g　连翘 5g　马勃 3g　天竺黄 5g　元参 8g　桔梗 5g　3 剂煎服

按：这是常见病多发病。医生处理也是一般常规。此例虽无重要价值，但为了求全起见，不能不录此一案。

方某，男，45 岁。1992 年 2 月 22 日初诊。省侨联。① P165

11 天前高烧（38~39℃），伴以喉痛，痛在左侧，沁及左耳，当时诊断为化脓性扁桃体炎，取用抗菌素，主症 3 天而逐渐恢复。但至今疼痛不息，波及左颞头皮。还有些怕冷，疲乏无劲，胃纳不香。

检查：左扁桃体肿胀，隐窝内尚有分泌物。舌薄苔，脉弦。

医案：病情在于后期，但邪伏兽困，无宣泄之机而因循经久难痊。再予清解，大有东隅已失之叹。

白芷 6g　防风 6g　山豆根 10g　薄荷 5g　马勃 3g　荆芥 6g　天竺黄 6g　桔梗 6g　大贝母 10g　甘草 3g　5 剂煎服

二诊，1992 年 2 月 28 日诊。

药进 5 剂，疼痛明显减轻，左颈头皮及耳深部之痛残存无几，胃纳稍增，乏力无劲者仍然。有些咳嗽，由痒而作。

检查：左扁桃腺肿已退，分泌物已无。舌薄苔，脉平。

医案：暴雨易霁，稍事扫尾足矣。

桑叶 6g　菊花 10g　山豆根 6g　金银花 10g　连翘 6g　玄参 10g　象贝母 10g　桔梗 6g　甘草 3g　5 剂煎服

按：这是化脓性扁桃体炎。已不同于上例的常见病。其初期用解表清热的阶段已过，所以就用清热解毒了。

慢性扁桃腺炎

尤某，男，14 岁。1997 年 11 月 5 日初诊。燕子矶粮食局。⑤

扁桃体一直肿胀，一逢感冒受凉，必然引起急性发作。经过不少治疗，都无成效。有时沉睡时有鼾声。冬天怕冷，四末难温。食欲不振，好静不好动，大便多圊且稀。西医建议切除，本人不同意。

检查：双扁桃体各Ⅱ度，右则接近Ⅲ度。增殖体肥大，柔软。舌薄苔，脉弱。

医案：及时逾时之腺体应萎缩而不萎缩，正气衰也。更根据望、闻、切三诊提示，具有先天不足、后天失调之征。正以正气一衰，气血循行乏力而痰瘀丛生，更倍加僵化而难能准期萎缩。治法只有扶正消痰一手，盖扶正则推动全局，消痰则吸收僵化。

党参 10g　白术 6g　茯苓 10g　山药 10g　陈皮 6g　大贝母 10g　山豆根 10g　马勃 3g　甘草 3g　7 剂煎服

二诊，1997 年 12 月 16 日诊。

进药 28 剂，扁桃体肥大，睡沉鼾声，依然如此。但食欲胃口已开，不怕冷了，大便结实，是十分满意的。

检查：同初诊。脉舌同初诊。

医案：药不瞑眩，当然无效。幸胃纳得增、身不怕冷与大便结实，斯乃露出其冰水一角之功。必要时切除之术，亦可考虑。

党参 10g　白术 6g　茯苓 10g　紫河车粉（吞）3g　山药 10g　山豆根 10g　麻黄 3g　熟地 10g　7 剂煎服

以后未复诊，证明治疗失败。

按：这也是常见病，但家父这个辨证，是入情合理，取药也是务实的，可惜没有疗效。从方中见到麻黄、熟地两味突如其来的怪药，实在使人茫然不明。后知悉家父还有一手怪招，就是顽肿物进入僵化的，阳证加防风、白芷，阴证加麻黄、熟地。前者是仙方活命饮中的退肿消肿药，后者是阳和汤的退肿消肿药。用来还是满意的。麻黄遇熟地，即失去其发汗之功；熟地配麻黄，即无粘腻之患。

增殖体肥大症

陶某，男，8 岁。1992 年 7 月 21 日初诊。南京。① P166

鼻塞不通已 3 年，四季皆然，夜寐鼾声如雷，失嗅。一揉鼻翼即衄血。

检查：鼻腔未见异常，两立氏区黏膜粗糙，增殖体丰满。舌薄苔，脉未诊。

医案：病出颃颡，痰浊内停。治以消痰退肿，必要时手术处理。

昆布 10g　海藻 10g　天竺黄 6g　苏子 10g　枳壳 6g　大贝母 10g　挂金灯 5g　7 剂煎服

二诊，1992 年 8 月 11 日诊。

药进 14 剂，通气改善，鼾音大减，嗅觉也提高一些，能闻到臭蛋之味。辍药三五天后又再出血。

检查：立氏区粗糙仍在，干燥。鼻咽部触诊，增殖体仍然触到。舌白腻苔，脉未诊。

医案：效来神速，事出意外。本应原方续进，唯以衄血而再参清营。

（内服）原方加白茅根 10g、丹皮 6g，7 剂煎服。

（外用）黄芩膏 1 盒，外用涂鼻腔。

按：本案的理、法、方、药，似无吹疵之处。但疗效神速，似乎有些"玄"的感觉。但也不能武断地认为"失真"。因为该病人就已具备了出现这个奇迹的条件，正气充盈，标准的实证。

扁桃体周围脓肿

周某，男，22岁。1997年10月10日初诊。新街口。⑤

以扁桃体炎，入院治疗，6日出院，但右侧咽部还是有疼痛感。昨天晚上在喝茶时特别疼痛，波及右耳。上床后即发烧。现在疼痛如雀啄。吞咽、言语不方便。故又要求住院治疗。

检查：咽峡右侧及腭弓、软腭肿胀明显，悬雍垂挤向左侧。弥漫性充血。大便两天未解，溲赤。体温38.5℃。血象：白细胞总数15000/mm³。舌黄腻苔，脉弦数。

医案：喉风余孽未肃，新邪又以贪凉恣食而入侵，归毒成疡，此喉疾也。幸为时无多，力求消散，取仙方活命饮以应付。

（内服）防风6g　白芷6g　银花10g　大贝10g　归尾10g　赤芍6g　陈皮6g　花粉10g　角针6g　甘草3g　2剂煎服

（外用）通用消肿散10g，每天喷3~4次。

二诊，1997年10月12日诊。

疼痛减轻明显，局部作胀也缓解，讲话进食已方便许多，大便已解，寒热已没有。

检查：肿胀明显缩小平复，两侧接近对称。充血很淡。体温37.3℃。血象：白细胞总数8000/mm³。舌薄苔，脉大。

医案：搏浪一椎，阳痈倾向吸收。再予清热解毒，以扫尾余邪，并杜复发之重来。

（内服）川连3g　银花10g　菊花10g　归尾10g　赤芍

6g　陈皮 6g　半枝莲 10g　大贝母 10g　蚤休 6g　甘草 3g
2 剂煎服

（外用）通用消肿散续用。

三诊，1997 年 10 月 14 日诊。

疼痛全部消失。饮食正常。

检查：咽峡已进入正常状态。舌薄苔，脉平。

医案：病去身安，幸庆覆杯还健。五味消毒饮写下善后之一笔。

银花 10g　地丁 10g　菊花 10g　蒲公英 10g　芦根 30g
蚤休 10g　桔梗 6g　天竺黄 6g　甘草 3g　2 剂煎服

朱某，女，34 岁。1991 年 10 月 25 日初诊。江宁县。

①P163

近两个月，扁桃腺周围脓肿几度发作，此起彼伏。现左侧肿胀在第 7 天，局部疼痛，有烧而不高，呼吸及吞咽时有些妨碍。已输液、用抗生素 6 天。

检查：扁桃腺（双）Ⅱ度肿大，左右尚对称。左侧颈外轻度丰腴。舌薄苔，脉弦。

医案：营气不从，逆于肉理，又夹痰火，发作于咽。仙方活命饮主之。

（内服）金银花 10g　没药 3g　白芷 6g　防风 6g　穿山甲 10g　当归尾 10g　赤芍 6g　丹皮 6g　僵蚕 10g　大贝母
10g　3 剂煎服

（外用）以通用消肿散，外用吹喉。忌腥荤食品。

二诊，1991 年 10 月 30 日诊。

药进 3 剂，重点从右侧迁移到左侧，疼痛减轻，僵硬变软，吞咽妨碍改善多多，痰不太多，有异物感，舌尖痛，环唇燥痛。

检查：扁桃腺稍较前收敛而不明显，左侧充血。舌薄苔，脉细弦。

医案：取用外科第一方，确实不辱使命。再当清热化痰消肿，作追踪之击。

桑叶 10g　金银花 10g　天竺黄 6g　玄参 10g　僵蚕 10g　连翘 6g　象贝母 10g　天花粉 10g　桔梗 6g　甘草 3g　5剂煎服

三诊，1991 年 11 月 5 日诊。

现在两侧相持胀感尚有，疼痛已轻，工作下班后又加重，吐唾沫时有鲠痛。

检查：左侧扁桃体近乎正常；右扁桃体周围残肿未消。舌薄苔，边有齿痕，脉平。

医案：残邪不撤，肿痛难除，用半首仙方活命饮应付。

防风 10g　白芷 6g　金银花 10g　乳香 3g　没药 3g　天花粉 10g　陈皮 6g　大贝母 10g　挂金灯 10g　穿心莲 10g　7剂煎服

四诊，1991 年 11 月 12 日诊。

两侧扁桃体作胀、作肿而痛，右侧因出了一些脓而舒服一些，左侧倍形严重。

检查：两侧扁桃体及其周围，高肿凸出，黏膜未见充血。舌薄苔，脉细。

医案：喉痛左右对峙漫肿，拖延两月，或左或右，乍重乍轻，偶亦稍泄脓液而苟安，已至"散既不能，成亦不易"之局面。如此顽症，套方常药似已难于应付。取《外科精要》之托里散合《外科正宗》之仙方活命饮作背城借一之举。

生黄芪 10g　金银花 10g　当归 10g　炮山甲 10g　大贝

母 10g　白芷 10g　防风 10g　天竺黄 6g　皂角刺 6g　陈皮 6g　甘草 3g　7 剂煎服

五诊，1991 年 12 月 3 日诊。

上方进服 14 剂，中辍 7 日，无甚明显反应，症状较前好些，辍药 3 天后有些疼痛。

检查：已收敛部分，触诊韧硬。舌薄苔，脉平。

医案：背城借一，竟然焚舟而得胜。当然原方难撤。但坚韧木然，更需攻坚之品。

（内服）三棱 6g　莪术 6g　生黄芪 10g　金银花 10g 当归 10g　甘草 3g　大贝母 10g　乳香 3g　没药 3g　挂金灯 6g　7 剂煎服

（外用）以通用消肿散，外用吹喉，每日 4 次。

按：家父用仙方活命饮来治疗扁桃体周围囊肿，确有其丰富经验。如《干氏耳鼻咽喉口腔科学》所谓：

初期：以疏风清热为法，但因这个时期很短（这是指原发性而言），如不能及时采用疏风清热之剂可立即取用仙方活命饮。此方因具有破瘀利气，消痰清热作用，且还有解表药在内，能使困束的毒邪，网开一面，可以更快地外泄。但这个阶段也很短暂，至多两剂。如能消散（吸收）的话，两剂可以解决。否则即使再多用，也属徒然。常用药：银花、白芷、天花粉、归尾、赤芍、山甲、大贝母、没药、芦根、桔梗、甘草。

中期：以清热解毒为主，常用代表方有银花解毒汤、黄连解毒汤之类。如大便闭结，也可酌用清咽利膈汤，甚至大承气汤。常用药：银花、黄连、黄芩、山栀、大黄、蚤休、桔梗、甘中黄等。

后期：已大毒外泄，余邪残存，所以可用清热排脓法，使残邪清肃。此时已不宜苦寒剂，当以甘寒为妥，如五味消毒饮之类最适合。

《干祖望经验集》也谓：

既用外科理论，当然取用外科治法，也就是站在外科角度上来治疗发生于咽部的痈疽。外科常规治病，就是"消、托、补"三法。

初期用消法。消就是消散它，现代语为吸收。唯以喉痈属重症，取药宜峻宜猛。外科消散方很多，唯仙方活命饮最为有效。而且疗效稳定。凡从发现到进药时不超过 24 小时的，吸收率达 100%；48 小时内用药的达 80%；72 小时内用药的仅仅 50%。超过 72 小时者，即禁用。

如其未用抗生素者，疗效更高。

中期，指初期过去，约 3 天以后至高峰期。用托法。托，全称为托毒外出。就是已经无法吸收的脓肿，使它加快酿脓化腐的时间，用以控制脓腔的扩大和外围组织的浸润，希望溃破后脓腔不大，易于愈合。但咽部脓肿托毒方难以选择，笔者自订的为生黄芩、炮山甲、皂角刺、银花、地丁、桔梗、甘草。黄芪必用生，可以不留邪；山甲不能用生必须加以炮；禁用苦寒的解毒药；桔梗、甘草作咽部引经药。一般仅仅 2~3 剂。内脓早已成熟，即禁用。

溃破后，取清热、解毒、排脓法。如炎势盛者用苦寒剂黄连解毒汤，轻者甘寒剂五味消毒饮，介乎中间者，两方并用，但必须加入排脓药促使其畅泄而缩短病程。排脓药由桔梗、蒲公英、鱼腥草、薏苡仁、败酱草之类中选用 1~2 味。其中排脓药排脓作用发挥得最好的是针对上中下适当。桔梗、鱼腥草在上焦；鱼腥草、蒲公英在中焦；薏苡仁、败酱草在下焦。

局部用药，以黄芪通用消肿散最佳。溃破后不宜用。

颈淋巴结肿，一般不必处理。痊愈后自可吸收。如求其早日消去，每日三餐后三次洗面时可用热毛巾热敷肿大的淋巴结。

且看这两例的预后，也完全与家父的经验之谈相符合。所以家父对病房里的病号，凡及时进服仙方活命饮者，强调不用一点点西药，甚至也不要吊水。经过治疗的，都能获得较好的预后。

会厌炎

孙某，女，66 岁。1991 年 10 月 23 日初诊。南京。① P251

咽喉疼痛 2 天，今肿胀加重而外涉右颈部。涎多，吐之不尽，饮食、呼吸有些妨碍，伴有头痛及轻微的寒热。

检查：会厌轻度肿胀。重点充血在右侧舌面。舌薄苔映黄，脉细。

医案：西医为急性会厌炎，中医称之为急喉风。风热痰三因素，主在于热，亦即"一阴一阳结谓之喉痹"之症。方取六味汤合黄连解毒汤。

（内服）川黄连 3g 黄芩 3g 荆芥 6g 防风 6g 僵蚕 10g 桔梗 6g 金银花 10g 菊花 10g 天竺黄 6g 甘草 3g
3 剂煎服

（外用）通用消肿散 3g，吹喉外用。

注：三剂后复诊，疗效很好，以家父生病住院，转于其他医师治疗，医案为之中止。

按：我们曾问家父，许多中医没有的病种，文献上又没有记载者，你怎样去辨证论治？家父答："在喉头镜下见到的，都是中医的外科病，外科病整套的理论、处理，文献上俯拾即是。而且我搞外科几十年，偏在这一点上智慧和能力也没有吗？"家父此言，乃"不赠君以鱼，而赠君以渔"的大礼物。应该接受下来而使用它。也就是读《经验集》的目的所在。

咽喉神经官能症（梅核气）

夏某，女，47岁。1991年11月27日初诊。林业大学。① P146

1988年起喉头异物感，幸一度缓解平安。今年9月以疲劳而再度发作，喉头似有物堵塞，咽有干感。经临凌乱而淋漓难净。低烧，腰酸，胸膺痞闷，叹息苟安片刻。老年性失眠，纳便正常。

检查：咽（－）。舌薄苔，脉弦。

医案：更年疲乏，丧父情伤，廪集于一躯。六郁之证，哪得脱逃。取疏肝理气开郁一法。

柴胡 3g　青皮 6g　陈香橼 5g　香附 6g　六曲 10g　苏梗 10g　仙鹤草 10g　甘草 4g　小麦 12g　大枣 5枚　合欢皮 10g　7剂煎服

二诊，1991年12月6日诊。

喉头堵塞明显缓解，残留不多。咽干未润，求饮时喜温。低烧已退，腰酸依然，胸闷稍稍舒服些，失眠俱在凌晨。消化不良，食后脘胃作胀，甚至泛酸不能进冷。

检查：咽（－）。舌薄苔，脉细。

医案：进越鞠，六郁虽开，但肝气未疏。一经侮土，脘胃难安，承原旨而开郁减灶，扶脾添筹。

柴胡 3g　青皮 6g　橘皮 10g　陈香橼 6g　木香 3g　苏梗 10g　白术 6g　合欢皮 6g　砂仁 3g　甘草 3g　7 剂煎服

三诊，1991 年 12 月 14 日诊。

又进 7 剂，喉头鲠介很轻，但添喉痒而咳，干亦未润，消化不良，有时脘部作胀。失眠已能酣睡，腰痛亦甚。舌薄苔，脉有弦意。

医案：诸症彼伏此起，可能期进更年，治再柔木和土。

柴胡 3g　白芍 6g　木香 3g　砂仁 3g　山楂 10g　六曲 10g　佛手 6g　苏梗 10g　桔梗 6g　甘草 3g　7 剂煎服

四诊，1992 年 1 月 9 日诊。

喉头异物感已稍改善，咽干极微，饮亦减少，胸闷还有一些。胃脘部有胀感，泛酸，背部游走性作痛，经常丘疹遍体出现。舌薄苔，脉有弦意。

医案：方取柔肝和胃，虽效不明显，但时值更年之扰，易辙更方，似无多大必要。

柴胡 3g　白芍 6g　苏梗 10g　六曲 10g　山楂 10g　佛手 5g　陈皮 6g　香橼 6g　枳壳 6g　木香 3g　焦谷芽 12g　7 剂煎服

刘某，女，32 岁。1991 年 6 月 28 日初诊。南京。① P147

三四年来喉病频频急性发作，但骤发而骤愈者，者番在去年 4 月开始，咽头疼痛，痰多如涌，满口黏糊，之后渐减轻，但喉头有异物感，纳食正常，干燥求饮喜冷水。大便干结，三四天一圊。

检查：咽（-）。舌薄白苔，舌体胖，脉细。

医案：鲠介喉头，查无病变，梅核气也。理气化痰，开郁为治。

香附 10g　苍术 6g　川芎 3g　六曲 10g　苏梗 10g　山楂 10g　佛手 5g　陈皮 6g　瓜蒌仁 10g　柏子仁 10g　7 剂煎服

二诊，1991 年 7 月 16 日诊。

药进 14 剂，大便已正常，痰减少，口中黏糊消失，痛亦减轻。但异物感及难言的不舒服仍然存在。

检查：咽峡淡红。舌薄苔，边有齿痕，脉细。

医案：凭越鞠而诸恙减削，但偏香偏燥，总嫌矫枉过正。者番裁方，取其旨而磨其棱角。

香附 6g　川芎 3g　苏梗 10g　广郁金 6g　山楂 10g　香橼 6g　六曲 10g　柏子仁 10g　玄参 10g　佛手 6g　7 剂煎服

三诊，1991 年 8 月 6 日诊。

咽痛轻而新添痒感。痰则已少，仅仅偶尔几口。咽部常感粗糙，而有时还有黏糊感，不能多言。大便尚正常。小溲偶有赤黄。

检查：咽（－）。舌薄苔，脉细。

医案：证已由实转虚，方须舍攻取养。唯溺有赤意，清火药应入一二。

生地 10g　竹叶 10g　玄参 10g　麦冬 10g　天花粉 10g　苏梗 10g　佛手 6g　天竺黄 6g　百合 10g　柏子仁 10g　7 剂煎服

四诊，1991 年 9 月 10 日诊。

服药未辍，痒感消失，痰量已正常，声音正常。但干燥较甚，求水以润，喜冷水。胸有闷感而不严重。饮食正常，唯多矢气。言多讲一些亦无妨。今天异物感很明显，溺仍黄。舌薄苔，脉平。

医案：纵然顽症，毕竟在稳步前进之中。者番处方，步迹原旨加重滋阴。

生地10g　木通3g　玄参10g　竹叶10g　麦冬10g　芦根30g　白茅根10g　苏梗6g　百合10g　柏子仁10g　7剂煎服

五诊，1991年10月25日诊。

此期中一度感冒，导致急性发作。刻下急发已痊，遗留咽头、口腔干燥。痰已无而日趋正常，但口中有黏腻之感。胸闷消失，言出其声不扬。

检查：咽（−）。舌薄苔，脉平偏细。

医案：口干、痰涌及不耐多言，三顽已除其二，尚堪称庆。刻下口干咽燥，主在养阴。

生地10g　麦冬10g　玄参10g　石斛10g　天花粉10g　川黄柏3g　知母10g　桔梗6g　芦根30g　甘草3g　7剂煎服

六诊，1991年12月20日诊。

在此期间没有感冒，10多天没有吃药，干燥仍有，但较前改善。汗多，疼痛也远不及当初。痰已不多，但有稠黏感。唯大便干结，两三天一圊。多言之后也无多大影响。

检查：咽（−）。舌薄苔，脉细。

医案：来院六诊，时近半年，顽固之疾，已届覆杯时刻，虽近又失舒，辍药匝旬，固难辞其咎，但心理作用更不可排除。再予养阴，作扫尾之用。

生地10g　麦冬10g　玄参10g　郁李仁10g　石斛10g　天花粉10g　芦根30g　柏子仁10g　桔梗6g　太子参10g　甘草3g　7剂煎服

刘某，女，39岁。1991年7月24日初诊。江南水泥厂。

① P149

喉头有痰样物附丽不舒已两年，不痛少痰，纳食时有些不舒服，冬重夏轻。

检查：咽后壁淋巴滤泡轻度增生，污红。会厌溪两侧有囊肿各1个。舌薄白苔，脉平。

医案：气滞则痰生，痰生则气更滞。喉部肿物全从痰气而来。取越鞠丸而独崇化痰理气之功。

香附6g　白术6g　川芎3g　天竺黄6g　山栀10g　六曲10g　苏梗10g　莱菔子10g　麦冬10g　白芥子5g　5剂煎服

二诊，1991年8月18日诊。

药后痰样物附丽于喉部者已减轻。纳食时鲠介感变化不大。五六天前下槽牙齿疼胀，左侧还多一个"痛"。

检查：咽后壁充血消退，会厌溪中囊肿仍然。舌薄苔，脉细。

医案：咽症有所改变，但囊肿巍然不动。治当着重消痛。至于齿酸及双肩酸、颈掣者，良以贪凉而为贼风所侵耳。

香附6g　白术6g　川芎3g　天竺黄6g　苏梗10g　陈皮6g　防风6g　莱菔子10g　桑枝10g　鸡苏散12g　7剂煎服

三诊，1991年12月10日诊。

喉头痰样物附丽鲠介者明显减轻，但一遇寒凉，诸恙又卷土重来。左侧牙痛已止，稍有酸、麻、胀感。

检查：咽（-），会厌溪囊肿无变化。舌薄苔，脉细。

医案：药进而诸恙俱减者，属外来之病；受凉而风恙再作者，乃机体之虚。故而前者治而除之，今也固本以求稳定。当然固本而毋忘去病。

黄芪 10g　白术 6g　茯苓 10g　绿豆衣 10g　陈皮 6g　苏子 10g　百合 10g　天竺黄 6g　桔梗 6g　甘草 3g　7 剂煎服

四诊，1992 年 2 月 14 日诊。

治后基本上接近痊愈。但近一旬又再度重来。左咽又作阻塞，左颈作酸及牵制感，风吹之后，左侧头面不舒作痛。痰多似乎也在左侧。

检查：咽（﹣），会厌溪丰满感已收缩些。舌薄苔，脉细有缓意。

医案：迎春疲劳，过节恣食，加之生活节奏之特殊，致喉头异物感卷土重来。仍取客岁治法。

香附 6g　川芎 3g　山楂 10g　六曲 10g　苏梗 10g　防风 6g　羌活 3g　天竺黄 6g　佛手 6g　桑叶 6g　7 剂煎服

熊某，男，32 岁。1992 年 9 月 4 日初诊。句容县。

① P152

喉头有堵塞感已 3 个多月。言语一多即有异物向上升起的感觉，无疼痛，纳食顺利，但大口吞咽则有些阻隔感。胸闷时作时休，钡透未见异常。平时无痰，每做重活、受凉、情绪不稳定时加重。肩、胛、胸等处有游走性疼痛。

检查：咽峡弥漫性轻度充血，喉咽（﹣）。颈（﹣）。舌薄苔，脉有弦意。

医案：六郁之证，杂以木失条达。同时更需考虑颈椎。暂取越鞠加逍遥。

柴胡 3g　白芍 6g　乌药 6g　香附 6g　川芎 3g　山楂 10g　六曲 10g　山栀 10g　枳壳 6g　佛手 5g　7 剂煎服

二诊，1992 年 9 月 28 日诊。

药进 12 剂，堵塞感明显改善，上冲之感也轻了。即使大口吞咽也已无阻隔之感。肩、胛、胸等处的游走性疼痛完全消失，代之以有疲劳感，形如干重活之后。

检查：咽峡充血淡化而近乎正常。舌黄腻苔，脉弦。

医案：肝疏郁解，尚称一槌定音。唯痰火之郁尚感迟迟难去耳。取原方，重清火。

香附 6g　苍术 6g　山栀 10g　六曲 10g　山楂 10g　川芎 3g　枳壳 6g　柴胡 3g　苏梗 10g　香橼 5g　竹叶 10g　7 剂煎服

罗某，女，40 岁。1991 年 10 月 31 日初诊。中山大厦。① P151

两年以来，喉头及鼻咽部异物感，逆吸或清嗓后有成块粘痰咯出，咯出后可以苟安一时。

检查：咽后壁淋巴滤泡散在性增生，两侧索肥大。舌薄苔，有朱点，脉细。

医案：慢性咽炎，症之轻者；喉之鲠介，亦可冠以梅核。主为痰气之累。治当消其痰顺其气，但对尚不属目之咽炎，亦不能不加关注。

一、生地 10g　玄参 10g　天竺黄 6g　瓜蒌仁 10g　沙参 10g　麦冬 10g　光杏仁 10g　川贝母 10g　佛手 5g　苏子 10g　7 剂煎服

二、天竺黄 6g　玄参 10g　焦麦芽 10g　每日按此量泡茶代饮。

按：考梅核气的诊断，一般尚欠郑重，说异物感，就脱口而出的目之为梅核气。其实你要诊断梅核气，必须排除了其他疾病之后，才能考虑之。诚如《干氏耳鼻咽喉口腔

科学·癔性咽喉异感症》所谓："诊断本病，虽然并不困难，但切忌急下诊断。应该检查口腔、口咽、鼻咽和喉咽，先排除器质性病变。再检查淋巴结、舌骨、甲状软骨和甲状腺有无异常，有何肿物。必要时拍颈椎片及茎突片、食管钡透。以上检查，都无所发现，方可做出诊断。"《干祖望耳鼻喉科医案选粹》的"小结"中说得更贴切，谓："梅核气类似西医的咽神经官能症。历代书籍论述颇多，总由寒气、风邪热气、痰气郁结、肝气、阴气不足、阴阳之气结、心理因素等所致。干师常从 4 个方面论治，一是治六郁，代表方为越鞠丸；二是痰气相凝，代表方为四七汤；三是治肝气，方用逍遥散；四是治肝急脏躁，方选甘麦大枣汤。

家父治疗本病，重在心理疏导。现在社会上恐癌者太多，一旦咽喉不适，有异物堵塞感，便怀疑自己患了癌症或食管癌。其实，咽喉异感症或慢性咽炎是以不进食时异物感、堵塞感明显，进食后诸症消失，甚至反而舒适为特征的。而食管癌是进食时有堵塞感，不进食时毫无感觉。把这些区别讲清楚了，病者即可消除顾虑。

再一方面，不开药给病人，以避免患者吃药时激发他老是想到病，反而使病者不易消除心理上的阴影。为此，家父常用焦麦芽、代代花取代茶叶，泡茶饮，效果尚佳。

这里搜集的 5 例，第一例夏某，第四例熊某，都是肝郁不舒、木失条达证，所以药取疏肝解郁。第三例刘某，为痰气相凝，所以取用理气化痰方药。第二例刘某，也是痰气相凝，但证情比第三例为复杂，所以也可以归纳于六郁证中。这四例，仅仅为许多"证"中的三个。至于第五例罗某，不过是慢性咽炎症候群中的一个症状而已。其所以然者，咽喉部黏膜干燥少液，失去滋润光滑而出现异物的感觉而已。所以取用增液汤来生津养液。至于三味的一首简便方，内元参用以清火润咽；麦芽用以培土生金而间接生津；天竺黄洗涤附丽于喉壁上的不正常分泌物，直接使其滑润而减少其异物样刺激。不过这药少力微的方药，非长期服用，是收获不到显效的。

喉 科 病

在写正文之前，不能不插入"中医学中的喉，中医学中有没有喉科学"一节。我们年轻人的想象中，是喉科从《内经》开始，到清代全盛时代，喉科专业书一百多种出版，喉科专家各地都有，而且都是大名鼎鼎的，真是红透半天，兴隆一世。

可是家父的说法，与我们不但大相径庭，而且是完全相反。现把他20年前的备课本、学术报告的讲稿以及平时的谈话，删繁就简，加以编纂而成一篇用家父口气写的"中医与喉咙"，是：

人身上重要器官——咽与喉，很早在《内经》《难经》里就已亮相。

关于生理方面的，如：（呼吸）《灵枢·忧恚无言论》有"喉咙者，气之所以上下者也"；（纳食）《灵枢·忧恚无言论》有"咽喉者，水食之道"；（发音）《灵枢·忧恚无言论》有"会厌者，声音之户也"；（总结）《素问·太阴阳明论》有"喉主天气，咽主地气"。

解剖方面的，如《难经·第四十二难》有"咽门重十两，广二寸半，至胃长一尺六寸。喉咙重十二两，广二寸，长一尺二寸，九节"。

成书于 1060 年的《新唐书·百官志》就有"医博士一人，正八品上；助教一人，从九品上；掌教授诸生。以本草、甲乙、脉经分而为业。一曰体疗、二曰疮肿、三曰少小、四曰耳目口齿、五曰角法"。初期没有喉科，乃归于口齿科。直到明代还在受它的影响，如薛己把咽喉病编入《口齿类要》）。

宋·《元丰备对》："太医局九科学生额三百人……眼科二十人、口齿兼咽喉科十人……"此时把喉科、眼科分开，但喉科还隶属于口齿之内。为什么眼科口齿科领先而喉科无法独立？理由很简单，眼和口齿可以有目共睹，而喉则隐蔽不见。

元·《元史·仁宗本纪》："至大四年（1311 年）四月罢典医监。……泰定元年（1324 年）复立署。天历二年（1329 年），改典医监。"当时的医事制度开始分成十三科，第七口齿科，第八咽喉科。科目固然分明，但医生则未必各司专职，大多都由内科医生来治疗。这种情况可以在不少医学文献中反映出来。

清乾隆十六年（1751 年）版《无锡县志·方伎》（明代）"尤仲仁，字依之，以喉医名。初御史周清，白一中官于大狱，馈秘方十有七。周死而甥得之，即仲仁祖也。尝起严文靖于属纩，活范祭酒屏麓、孙封翁雪窗于危剧，三人共出资补仲仁太医吏目，遂世其家"。从严文靖系嘉庆进士上旁证，则尤仲仁生活在明嘉庆（1522～1566 年）或前或后之间。从此开始中医喉科专业的风格、实质、技术，就起到了其他各科所没有的极大变化，自嘉庆到新中国成立的 450 年，中医喉科就处在异常特殊的畸形中，不加指出提醒，谁也不会知道，甚至不少的中医本身，也未注意。

畸形在哪里？中医的喉科学，一直在内科统一中合作，且看从超级巨著《古今医统》（1556年）、《赤水玄珠》（1584年）、《景岳全书》（1711年）到迷尔珍本《医彻》（1804年）、《医林改错》（1830年）、《医学刍言》（1862年）的内容，都可证实这点。

此时实际上有喉科专科之名，而无专业之人。所以然者，喉科病太少而一专业就无以糊口。"咽喉内科方脉""咽喉外科方脉"都是跨科兼职者。因之他们的执行业务，完全依靠中医的传统学说。

自尤氏以外用药为主的喉科出现，也就是喉科分为以中医理论治病的"方脉派"，以及以外用药为主而不必要中医理论的"方技派"两支大族，平分了喉科领域。所幸者仅仅尤氏一家，方脉派还是占有绝对优势。

尤仲仁世传到尤存隐，无后，赘一不肖婿承祧。仲仁去世，不肖婿即把尤家秘方公开出卖。内医业中人沈金鳌、陈耕道等，都是许多买主中的一个。其他流落在非医者之手，他们凭此秘方，也即行医治喉，好在一方在手，不必知医。从此清代的喉科名医，遍地皆是，而且都能名闻一隅（详情请阅1981年第3期《浙江中医学报》32页拙稿"《尤氏喉科》"）。那么，他们一专，如何能糊口？因为他们的诊金特别丰厚，一号门诊诊金，可以供半个月生活开支。当然其中也有如《重楼玉钥》作者郑梅涧等极少数人，出身儒医，精通经典，名副其实的大名中医。

这样从清初到中华人民共和国成立的300年中，方技派占95%以上，方脉派仅仅5%弱。也就是不凭中医传统医学学术而专靠外用药的占有整个局面，就可衡量出中医喉科的真正中医原汁原味的度数。幸而新中国成立之后，方技派立刻衰落，历 50 年后早已偃旗息鼓了，又恢复到方脉派世界。不过形象与内涵，毕竟是两回事，内涵的恢复绝对跟不上表面形象。

历来中医的喉，在书面上的确区别得泾渭分清，言之凿凿，可一到临床就朦胧不辨了。把咽炎称为喉风、喉痹，就是铁证。

中医真正的喉科病，登上文献的仅仅两种，一是名为急喉风或肺绝喉风的急性喉炎、喉梗阻、喉痉挛……。二为嘶哑失音。前者为喉科专业医生治疗。如遇重症，就在外用吹药：雄黄解毒丸、控涎丹、六神丸等急救品及擎拿、巴豆油捻子烟薰法、翎羽探吐法等外治方面求生路，更考虑不到用中医传统理论手段来深入。因为没有掌握中医基本理论及手段之故。后者嘶哑失音，索性不予接手，就是方技派写的书中也没有嘶哑失音一病，故而都在内科求医。正因如此，白喉、猩红热这些真正咽科病，方技派也不接受处理。所以喉科学就在方技派喉科医生手上丢掉了，更遑论发扬进展了。

我的治喉，就是跳跃跨过了 300 年方技喉科医生一统天下的影响，另立途径来把祖国传统医学继承下来。方法是通过四诊，加上现代化设备检查，把得到的第一手资料，用中医外科学来捕捉"证"，来完整了一个"理"，然后法、方、药追随，规规矩矩完成了这一套中医治疗手段，向病员交代。

* * * * * * * * * * * *

以上可能就是家父的秘诀。其实也很平淡寻常，在病灶区看到了外科病变实况，就是一个外科病，你是中医，理应根据外科学来处理"举一隅，不以三隅反"，家父治疗耳病、鼻病、口腔病都是如此。所以他的常用方都是（绝大多数）外科方及（少数）内科方。在他病案里仅仅六味汤、养阴清肺汤两首是喉科方。

喉痉挛

严德行　左（解放前）杏月初三日

肺绝喉风，起于昨晚而加剧于今朝。咽喉捆束，喘吼流涎，艰于言语，纳食更难。脉沉而不驯，舌黄腻苔。擎拿反应极微，建议速送茸城医院抢救。现虽拟药数味，亦不过免于泄白而已。

一、羚羊尖（磨、吞）三分

二、高丽参五钱（另煎另服）

三、陈胆星一钱　全蝎三钱　白僵蚕三钱　宣木瓜三钱　石菖蒲一钱　羌活一钱　竹沥一小盅

以上为一天量。

按：这种病，现在在门诊上是遇不到的。为了使大家了解中医如何处理，不得不在家父保存的旧写作中找到了此案。同时更声明这不是经验介绍，因为疗效决不可能起死回生。

急性喉炎

邓某，女，4 岁。1985 年 7 月 5 日初诊。③ P203

起病 3 天，声音嘶哑。伴以寒热，多痰，烦躁，不进食，不大便，小便少而赤。

检查：直接喉头镜下，声门充血，水肿。体温 37.8℃。

舌薄腻苔，脉未诊。

医案：时邪束伏于太阴经，纵然发现三天，似乎已逾多天。宜以轻清宣肺为宜。

蝉衣 3g　射干 3g　甘草 3g　薄荷 6g　桂枝 3g　5 剂煎服

二诊，1985 年 7 月 11 日诊。

药进 5 剂后，发音基本正常。痰已不多，烦躁消失。大便已解，小便已多。且能稍稍进食。

检查：身温已正常。喉头未检查。舌薄苔，脉未诊。

医案：邪从宣泄而撤，喉亦不嘶而鸣。乘胜追击，以策巩固。

蝉衣 3g　桔梗 6g　玉蝴蝶 3g　莱菔子 10g　甘草 3g

按：急性喉炎，属中医喉风范畴。因发病急骤，故称急喉风。往往小儿较成人多发且严重。其病因不外风、热、痰三者为祟。由于小儿禀质强弱及邪毒轻重不同，临床表现更有风热、胃热、肺热、痰热之异。凡脏腑娇嫩的小儿，外邪易袭，首先犯肺，当然治疗从宣肺利喉着手。因为抓着了病机，用药虽性平量少（第一诊 18g，第二诊 25g），却能很快使病情化险为夷。说明中医在急症处理中大有用武之地。这类重症急症，家父不取大剂重药，是在轻清淡泄中获得捷效，更体现了中医治疗急症重症的特点，也充分反映出家父医术的高超，的确值得后学者师法。

慢性喉炎

庞某，男，69 岁。1992 年 1 月 15 日初诊。省疗养院二区。① P184

会诊单述："患者'右腹股沟斜疝修补术后，右上腹癌术后，慢性支气管炎'入院疗养。

近二月来，咽痛声音嘶哑，曾在省人民医院五官科会诊，诊为咽炎，给予用抗生素及雾化吸入，中药采用养阴清热利咽，疗效欠佳，特请贵院干教授会诊。"

病史已学习。

检查：咽峡黏膜小血管暴露网布。左室带大部分将左声带覆盖；右室带增生，声带（双）充血黯红。舌少苔，脉细弦。

医案：年临仗朝，八年中两度手术，当然正气之失充，不言可喻。迩来在全身症状中，咽喉疼痛，伴以干涩，声出不泽。喉镜所见声门畸形失常。问诊所得，正气不充。查诊所见，气血之滞，痰浊之凝。治当理气化瘀消痰，结合正衰，稍加补益。不过声门狼藉之态，与手术凤恙，总有蛛丝马迹之嫌，录方以候郢政。

党参 10g　紫河车 10g　三棱 6g　莪术 6g　当归尾 10g　天竺黄 6g　赤芍 6g　蚤休 10g　川贝母 10g　石上柏 10g　7剂煎服

章某，男，52 岁。1984 年 3 月 6 日初诊。③ P204

嘶哑已越五月。除喉头干涩、紧迫感外，余无特殊症状，痰不多。

检查：咽（－），声带暗红晦滞。两室带严重增生，除声带后 1/3 处可见到外，全部已覆盖于声带之上，也充血，显晦暗型。舌薄苔映黄。脉实有力。

医案：声带一片晦红，大有"水天一色"之概。室带两厢峙肿，亦兴"冥顽不灵"之叹。常规取药，徒有蒸梨之效；从癖裁方，或邀徙柳之功。欲破困境，唯此一筹。

三棱 6g 莪术 6g 鳖甲 10g 山甲 10g 柴胡 3g 乳香 3g 没药 3g 昆布 10g 海藻 10g 落得打 10g 5 剂煎服

二诊，1984 年 3 月 20 日诊。

药进 12 剂，现在干涩及紧迫感比较轻些，口干善饮，痰不多但已能外咯。胸部有闷感。

医案：顽症求功，殊非易事。区区十二剂水药，亦不过杯水车薪。原方再续进，志在坚持。

本例共治九次告痊。取药也每诊出入不大。第三诊用过土鳖虫。第六诊调整加太子参 10g。

按：声音嘶哑，室带增生，色呈暗红，此乃痰瘀交织、结滞声门之故。治以消痰破瘀，诚恐症顽药薄，乃重用攻坚。方中三棱、莪术、乳香、没药、土鳖虫活血散瘀消肿。落得打清热活血，监制诸药温燥之性。后期加太子参者，以防攻伐之中耗伤正气。此例经过九次门诊，共进药 98 剂而愈，成绩还是很好的。

本例医案是一篇上品的骈体文，字句相对，前后呼应，而且仗对之工，也殊属罕见。"一片晦红"与"两厢峙肿"相对；"水天一色"与"冥顽不灵"俱是成语，而且平仄协调，可谓一气呵成。"常规取药，徒有蒸梨之效；从癖裁方，或邀徒柳之功"两句，是典型的四六对句，抑扬顿挫，韵味俱全，大有六朝文风。全篇医案，字斟句酌，可称医林隽品，文苑佳章。

任某，男，25 岁。1991 年 7 月 12 日初诊。南汽。① P221

嘶哑 20 年，时轻时重，者番严重发作五旬，嘎哑更甚。有血丝，大多夹在痰中，有时淡些，有时浓些。有异物感，伴以口干，求饮喜温。昔有咳嗽，今已止。

检查：声带肥厚呈柱状，游离缘不齐，闭合差。两室带增生超越，覆盖于声带上 1/3，未见出血点，唯一片严重晦黯型充血。舌薄苔，脉平。

医案：上诊处方独破众议，而宗取化瘀消痰攻坚，中的矣，依然可取原方。唯木蝴蝶为可用可舍之间，则力求精练而去之。

穿山甲 3g　海藻 10g　昆布 10g　三棱 6g　血余炭 10g
莪术 6g　红花 6g　桃仁 10g　失笑散 10g　桔梗 6g　7 剂
煎服

二诊，1991 年 8 月 4 日诊。

干已润些，痰则明显减少，血则基本上已没有，但近来又见过两次。为了提高音量则有费劲之感，高低音之间失于调济。

检查：声带仍肥厚，边缘已整齐，闭合之差改善。室带依然增生，稍收敛一些；严重的晦黯充血已淡化一些。舌薄苔，脉平。

医案：从化瘀攻坚入手，颇得唐容川、王清任之三昧。方既中病，病即告轻，当然步随前迹，作一气呵成。

三棱 6g　莪术 6g　山甲片 10g　鳖甲 10g　昆布 10g
海藻 10g　煅瓦楞 30g　桃仁 10g　赤芍 6g　桔梗 6g　7 剂
煎服

三诊，1991 年 8 月 20 日诊。

发音较为亮朗一些，干燥已无，但饮水很多。血已 18 天未见，痰结成块，咯出即舒。高低音仍难调节。

检查：前腭弓小血管暴露，声带闭合好些，运动可，肥厚充血晦黯。室带增生，充血晦黯。舌薄苔，脉平。

医案：水天一色，声门全部如丹，总系热与瘀并。化瘀戒方，坚持难改，但稍加甘寒之品，亦属无妨。

当归尾 10g　赤芍 6g　丹皮 6g　半枝莲 10g　金银花 10g　地丁 10g　桔梗 6g　落得打 10g　桃仁 10g　7 剂煎服

四诊，1991 年 10 月 30 日诊。

发音虽然改善，但有"闷"的感觉。干燥已润，痰不多。不耐多言，更其是读书，即使声音较大，亦即不舒。近来一度感冒，但很快即愈。

检查：声带肥厚，充血不显，但与 8 月 20 日的相比，反而红些，为艳红。室带增生有些收敛。舌薄苔，脉平。

医案：20 年顽疴，得能"稳步前进"，毋再奢求，旨承上方。

当归尾 10g　赤芍 6g　穿心莲 10g　桃仁 10g　泽兰 6g　桔梗 6g　天竺黄 6g　大贝母 10g　落得打 10g　黛蛤散 15g　7 剂煎服

嘶哑失音

西医把嘶哑失音，作为"症状"而所以没有这个独立的病名。上海科技出版社 1980 年出版《耳鼻咽喉科全书·喉科学》谓："声嘶是喉部病变的主要症状"（第 48 页）。并排列出几个喉病的必然伴有嘶哑失音者，如：先天性畸形、白喉、急性喉炎、慢性喉炎（内含喉炎、小结、息肉）、瘫痪、肿瘤、癔性……等。所以这里另立嘶哑失音一病名，大有"外行"之嫌。但我们为了中医的特点和便于查阅，甘作一次"外行"。

郭某，男，40 岁。1991 年 7 月 2 日初诊。交通处。

① P186

病历两年，以受凉引起嘶哑，从此发音粗糙，至今一受冻即能导致咽头不适，冬季更为严重，发言不泽，大便偏干。

检查：咽峡弥漫性充血艳红，尤以后壁为重点，声带肥厚，欠清白，边缘充血，两室带增生，右侧严重，已覆盖于右声带 1/3 以上。舌薄苔，质瘦而有齿痕，脉细而实。

医案：一凉即病，证属卫虚，但《石室秘录》中热证拒凉，寒证拒温者良多。刻诊以充血与增生为主，可取清解化瘀法。

当归尾 10g　赤芍 6g　桃仁 10g　天竺黄 6g　金银花 10g　蚤休 10g　白茅根 10g　芦根 30g　知母 10g　玄参 10g 5 剂煎服

二诊，1991 年 7 月 12 日诊。

药进 10 剂，变化不大，唯感喉头舒服一些。

检查：所见同上诊。舌薄苔，脉细而实。

医案：两载顽疴，武陵人探得桃源之路，正是通向瘥途。惜乎出使异域，汤药无法跟进，只能乞灵于成药。拟取化瘀活血之品，践"辨证论治"也，药虽怪僻，无背于理。再参养阴保津，盖所去之处，为也门，苦于干燥，此为"天人相应"之应用于临床。

参三七片：每次 3 片，每日 3 次。

二至丸：每次 6g，每日 3 次。

三诊，1991 年 7 月 19 日诊。

自进药后，感喉部已轻松一些。

检查：声带、室带充血，已有所淡化。室带稍有收敛。舌薄苔，质有紫气，脉细。

医案：骊歌已唱在十里长亭，汤药亦难继于他乡异域。上诊取方，事无流弊，当然踵迹再进。虽然貌似"文不对题"，但正符于"辨证论治"。

参三七片：每次 2 片，每日 3 次。

二至丸：每次 6g，每日 3 次。

按：初诊取清解化瘀，以症顽而作用不大。最大难处，即将公事出国，无法煎煮汤药，故用成药。治法仍是清火与化瘀。

张某。男，43 岁。1991 年 7 月 9 日初诊。南京港务局。

① P188

4 个月前感冒之后，诸恙悉去，唯至今咽有钝痛，稍有干感，饮凉饮可以尚舒片刻。发音时失泽，偶有浓痰。

检查：两侧索肥大，声带右侧肥厚欠清白；左侧充血，重点在游离缘，前中 1/3 处有红色息肉，不高但基底广泛，运动尚可，闭合差。舌薄腻苔，脉实。

医案：操职弄潮，难免狂呼，则易伤气，气伤则滞，滞则为瘀、为痰，加之多时淫涝，湿重则对痰更有助桀之势。痰潴声门，气伤簧键，赘息之来，自在意中。虽然摘除最为理想，但以充血、基广而难以施刀。只能寄望药石矣。

三棱 6g　莪术 6g　桃仁 10g　落得打 10g　昆布 10g　海藻 10g　蛤粉 15g　海浮石 10g　射干 3g　桔梗 6g　7 剂煎服

二诊，1991 年 9 月 6 日诊。

时历两月，挂不到号，所以仅进 14 剂。在进药之际，有所改善，喉痛减轻，嘶哑也有所改善，因停药而有再度重来之势。

检查：双声带肥厚呈柱状，弥漫性充血以边缘为重点，左声带中段之隆起已消失；两室带严重增生，呈球状。舌薄苔，脉平。

医案：取攻坚、化瘀、消痰之法骈进，颇有效果，惜乎中断，虽不敢言"前功尽弃"，但"不进则退"势所难逃。不能不谆谆嘱言"药不能歇，言不能多，烟酒辣戒之务尽！"

三棱 6g　莪术 6g　桃仁 10g　落得打 10g　泽兰 6g　昆布 10g　海藻 10g　煅瓦楞 30g　赤芍 6g　黛蛤散 20g　7 剂煎服

三诊，1991 年 12 月 13 日诊。

上药连进 30 剂，嘶哑基本到正常。但喉头不舒、疼痛、异物感，几乎没有减轻，在此期间一直维持原来情况。

检查：咽峡充血红艳、水肿，后壁淋巴滤泡增生。声带肥厚改善，边缘充血已消失，现为弥漫性暗红色充血，不红艳而淡。两室带增生，但球状形已消失。舌薄苔，脉平。

医案：30 剂药而音得泽，总是有效之证。唯刻下喉头之病，大有移祸于咽隘之感，而且两者取药，截然不同。咽应清化，喉欲破瘀，强而合之，多少感不利益均沾而失却主攻力之嫌。

三棱 6g　莪术 6g　泽兰 6g　山豆根 10g　金银花 10g　桃仁 10g　没药 3g　黛蛤散 20g　蚤休 10g　桔梗 6g　7 剂煎服

按：病符合声带炎加息肉。病源为大声疾呼与重体力劳动，故证属瘀痰两凝，且已坚顽，对证用药，当然在攻坚中化瘀。酌加消痰利咽。

朱某，男，23 岁。1991 年 11 月 5 日初诊。南师大。

① P196

前医方累进 14 剂，初期疗效很满意，但之后即木然无进步。发音接近正常，发言别扭的情况也大大改善。烧灼感轻而未除；异物感仍有；喉痒已轻。鼻中不适依然。

检查：声带充血明显减轻，左后 1/3 处较严重。室带增生稍有改善。披裂肿胀消退不明显。鼻黏膜充血而干。舌薄苔，脉平。

医案：顽症而得有进步，已感来之不易，希勿奢求。治宗原旨，参与养阴生津，盖鼻腔干且赤也。

三棱 6g　莪术 6g　桃仁 10g　泽兰 6g　归尾 10g　赤芍6g　海藻 10g　天竺黄 6g　麦冬 10g　沙参 10g　7 剂煎服

二诊，1991 年 11 月 26 日诊。

上方累进 35 剂，发音已正常，诸症俱已减轻而残存一些。

检查：咽后壁淋巴滤泡增生明显减轻，扁桃体右Ⅰ度、左Ⅱ度。声带肥厚改善一些，宽阔的闭合不密大见靠拢。充血水肿部分已消失。室带增生收敛一些，披裂肿胀消失。舌薄苔，脉平。

医案：屡进攻坚破瘀之剂，获效殊惬人意。今也逐渐易辙于清养，所谓"以马上得天下，而不能马上治天下"之意耳。

生地 10g　玄参 10g　蚤休 10g　诃子肉 10g　当归尾10g　赤芍 6g　麦冬 10g　五味子 10g　射干 3g　甘草 3g14 剂煎服

曹某，男，29 岁。1992 年 1 月 24 日初诊。南京开发公司。① P202

咽喉病起于 1990 年之秋，咽部产生感冒样不适，嘶哑，扁桃体及咽部反复发炎。现在是发病过程中的"最佳状态"，但仍音色失常，咽部有难以表达的不舒服感，奇干，狂饮喜温。鼻通气不佳，耳鸣，头脑有昏沉感。

检查：血压正常。鼻中隔肥厚，黏膜轻度充血。咽后壁黏膜有萎缩感，淋巴滤泡增生，轻度污红；牙痛龈肿；声带呈柱状，闭合差，室带超越，声、室带一片充血晦黯，表面光滑。舌薄苔，脉有弦意。

医案：芸芸诸症，主在喉病，良以瘀滞伏邪所至；次为牙齿骨质增生，务宜进一步深入检查，以明究竟。其余位列次要，毋事面面俱到。

三棱 6g　莪术 6g　当归尾 10g　落得打 10g　赤芍 6g　泽兰 6g　蚤休 10g　石上柏 10g　乳香 3g　没药 3g　7 剂煎服

二诊，1992 年 2 月 18 日诊。

药进 14 剂，发音除高音外已能轻松亮朗，一向不耐多言者，现可稍稍多讲几句。牙病西医诊为"骨质增生"。B超发现胆囊炎及结石可能。狂嚏陡多。

检查：声带同上诊，唯左侧充血已淡，右侧似乎也淡些。舌薄苔，脉平有弦意。

医案：医工之职，有病即治，若病证一多，方药易分散而无力矣。刻下齿病本非药治之症，可视而不见。胆病另叩内科之门，不敢兼顾。鼽嚏可取外治，师吴师机手法，亦理出正途。在舍枝存干之后，专力于喉，方步原旨。

三棱 6g　莪术 6g　石上柏 10g　泽兰 10g　桃仁 10g　当归尾 10g　赤芍 6g　乳香 3g　没药 3g　蚤休 10g　7 剂煎服

三诊，1992 年 3 月 24 日诊。

上药进 14 剂，发音已十分正常，但仍有不适之感。右颈部还有一个硬结。刻下右侧头痛如裹，右耳作胀，似有感冒的味道。

检查：咽峡轻度充血艳红，声带充血已轻。其他正常。舌薄苔，脉平。

医案：嘶哑虽瘥，但声带未还瓷白。右侧头脑、耳、咽失舒，良以又接春寒之袭而然。治从疏散入手。

荆芥炭 6g　防风 6g　羌活 3g　柴胡 3g　前胡 6g　桑叶 6g　赤芍 6g　蚤休 10g　桔梗 6g　甘草 3g　7 剂煎服

按：这两例，俱是比较单纯瘀证。唯以顽而重用攻坚药。

林某，男，31 岁。1993 年 4 月 6 日初诊。晨光厂。①P219

喉病 10 年，两度手术（声带息肉），嘶哑基本上已解决。唯从此喉部十分不适，有异物感。进食顺利，一度奇干，经过中药治疗而好些。有痰附丽于咽喉后壁而难以外咯，故而频频清嗓不歇。不耐多言，在受凉疲乏和多言欠睡之后，倍形严重。

检查：咽后壁干燥少液，部分黏膜萎缩。左声带前 1/3 处波及中 1/3 处，钝角隆起，粗糙，全部声带（左）充血（晦黯型），在隆起区为重点。左侧披裂增生，后联合挤向右侧。舌薄苔，脉有弦意。

医案：咽、喉两病，重点在于声带。充血固属常事，粗糙应具戒心。在未明确之前暂取清解。

生地 10g　竹叶 10g　灯心草 3g　石上柏 10g　蚤休 10g　金银花 10g　桔梗 6g　天竺黄 6g　玄参 10g　甘草 3g　5 剂煎服

二诊，1993 年 4 月 13 日诊。

自 1992 年 7 月至 1993 年 4 月 10 日，3 次活检，俱为息肉。所有症状如前，不耐多言，左侧咽部为疼痛重点。

检查：咽、喉所见同上诊。纤维喉镜检查与间接喉镜所见相同，并作病理检查为"息肉"。舌薄腻苔，脉平。

医案：上池之水已饮，泾渭之流分清，可以断言，良以痰气久凝于弹丸之地，终至结瘀至肿。可取攻坚、破瘀、化痰。

三棱 6g　莪术 6g　桃仁 10g　瓦楞子 30g　泽兰 6g　昆布 10g　海藻 10g　海蛤粉 20g　当归尾 10g　天竺黄 6g　7 剂煎服

三诊，1993 年 7 月 6 日诊。

水药日日进服，至今未辍。自感有所好转，表现为言语轻松畅爽，发音亮朗。左侧喉部轻痛，伴以牵制感，内有异物感，痰多能豁。仍然不耐多言。

检查：咽后壁稍稍滋润一些。左声带息肉仍有存在，周围充血已淡，赘体收敛一些。舌薄苔，脉小弦。

医案：充血渐淡，赘体依然，前后权衡有进步，再加重攻坚。

三棱 6g　莪术 6g　五灵脂 5g　当归尾 10g　赤芍 6g　桃仁 10g　海蛤粉 30g　海藻 10g　没药 3g　煅瓦楞 30g　7 剂煎服

四诊，1993 年 7 月 27 日诊。

进药未辍，但进步不明显。左喉依然作痛，伴牵制感，痰多能咯。总之仅仅保持了一个稳定。有干燥感，求水喜温。

检查：咽后壁有润感；左声带欠清白，前 1/3 处隆起者稍有收敛。舌薄苔，脉平。

医案：趋向痊途，虽感步履姗姗，但毕竟不是裹足不前，前法坚守。

三棱 6g 莪术 6g 桃仁 10g 五灵脂 10g 连翘 6g 没药 3g 蚤休 10g 煅瓦楞 30g 当归尾 10g 赤芍 6g 7剂煎服

五诊，1993年8月31日诊。

上方连续未辍，进服到今天。左喉左颈牵制痛俱已减轻，痰不太多，但频频思吐，干燥亦已缓解。

检查：咽部接近正常，左声带隆起处已平复，左侧披裂肿大。舌薄苔，脉平。

医案：苦战多时，声带病基本告愈。刻下之不舒而痛，可能左披裂之肿胀耳。再取软坚一法。

三棱 6g 莪术 6g 桃仁 10g 当归尾 10g 赤芍 6g 乳香 3g 没药 3g 大贝母 10g 白芷 6g 天竺黄 6g 7剂煎服

赵某，男，1991年11月25日初诊。安徽天长县。
① P228

声音失泽数年，经手术后不久又嘶哑，已做两次手术。

检查：声带肥厚充血，边缘严重凹凸不平。室带增生如球。舌黄腻糙厚苔，脉平左有涩意。

医案：滞、瘀、痰交错相凝，潴停清道。"十纲"中"体""用"俱占其半，故而徒凭药治似难解决。而且局部表现亦未能显示其一般单纯。常方套药，已无求效之望，唯有从峻从僻以制胜。

三棱 6g 莪术 6g 桃仁 10g 土鳖虫 10g 泽兰 6g 昆布 10g 海藻 10g 黛蛤散 20g 没药 3g 石上柏 10g 7剂煎服

二诊，1992年1月2日诊。

上方进14剂，发言已轻快，音量也大些，曾有三度右侧喉头疼痛，两度左耳鸣响伴以眩晕。咽干缓解许多，求饮喜温。多言之后也已无反应。

检查：声带肥厚、充血退消殆尽，前端也已平复，两室带仍增生。舌后半薄腻，前半已化，脉平。

医案：症固云顽，对药尚有明显反应，仍从原旨。

三棱 6g　莪术 6g　桃仁 10g　海蛤壳 10g　马勃 3g　乳香 3g　没药 3g　石打穿 10g　土鳖虫 10g　天竺黄 6g　7 剂煎服

三诊，1992 年 1 月 20 日诊。

此方又进 16 剂。在初进 7 剂时疗效明显，发言接近正常，言时也轻快，但续进几剂，诸症有反潮现象，现在发音再度失泽，发言时疲乏，伴以局部肿胀感，口干（近几天），近两天感冒，鼻塞流清涕，无严重的全身症状。

检查：咽峡弥漫性充血，左扁桃体Ⅰ度肿大。声带肥厚，右室带前端遮盖于声带，左室带覆盖 1/2，声室带又一片充血（晦黯型）。舌厚腻苔，脉平。

医案：痊途坎坷，又来疲乏，外邪之扰，致倾向好转之喉病重又加重。故本证已居次位，标证处居首位，当然先驱新邪。

荆芥炭 6g　薄荷 5g　桑叶 6g　炒牛蒡 10g　象贝母 10g　杏仁 10g　归尾 10g　落得打 10g　赤芍 6g　射干 3g　7 剂煎服

四诊，1992 年 1 月 28 日诊。

上药已进 8 剂，新感已消失，发音已爽朗，高音尚可，低音也可，口干消失。唯喉部有紧张，右侧隐痛，颈部有牵制感。稠痰附丽难咯，两颊飞红烘热，往往以下午为甚。

检查·咽后壁少液，声门所见同上。舌薄苔，脉平。

医案：新邪易撤，夙恙难除，声门狼藉飞红，大有巍然难摇之势，幸表面光滑，否则更感麻烦。方裁攻坚、化痰、破瘀，再取小金丹以助阵。

一、三棱 6g 莪术 6g 石打穿 10g 石上柏 10g 桃仁 10g 没药 3g 土鳖虫 10g 大贝母 10g 当归尾 10g 赤芍 6g 天竺黄 6g 7 剂煎服

二、小金丹二盒，1 日 2 次，每次 1 粒，碎服。

五诊，1992 年 3 月 14 日诊。

上方初进 7 剂反应良好，诸恙全失，续进之下即无进步，反添喉头干燥，伴以干燥裂痛，压迫感又进一步减轻，口苦仍然，但吃感冒清即可不苦。仍不耐多言。

检查：咽后壁干燥，淋巴滤泡增生。舌薄苔，脉平。

纤维喉镜检查：声带肥厚呈柱状，充血比过去淡而弥散，闭合良好，运动好。室带肿胀，覆盖于声带上，左 2/3 右 1/2。披裂肿胀增生，左侧更甚。

医案：犀烛瞩邪，当然如饮上池之水，所有增生呈有水肿色彩，充血已淡，但有弥漫之感。刻以消痰退肿为前提。

白芷 6g 防风 6g 大贝母 10g 陈皮 6g 半夏 6g 茯苓 10g 莱菔子 10g 僵蚕 10g 射干 3g 桔梗 6g 甘草 3g 7 剂煎服

闵某，女，38 岁。1992 年 4 月 7 日初诊。安徽定远。

① P207

嘶哑两年，为进行性发展，上课下来即言不出声。之后添加口腔、环唇、咽喉干燥，不思求饮而强润之，伴有疼痛、烧灼和异物感。

检查：咽峡未见明显异常。声带肥厚，呈柱状，中段边缘（双侧）有翳样物隆起，充血晦黯而有局限性。全部声带

欠清白，两室带严重增生呈球状突出。舌少苔，脉平。

医案：十五春秋绛帐传经，争得先进之荣，劳咽伤喉事在意中。此嘶哑已非"金实"与"金破"能作权衡矣，故《临证指南医案》疏注中痛斥取用沙参麦冬病例，即指此症而言也。良以多言损气，气损则滞，滞则生痰，滞则血瘀，加之旦旦而伐之，终至气滞、血瘀、痰凝于喉咙弹丸方寸之地而兽困难解。取用重剂攻坚化痰理气破瘀手法，似可挽此狂澜，同时严格禁声（即做不开口工作）作绿叶之助。如其长此以往恐难免十二金人之缄口。

木香3g　乌药6g　天竺黄6g　川贝母10g　乳香3g三棱6g　鸟不宿10g　莪术6g　红花6g　桃仁10g　7剂煎服

二诊，1992年5月12日诊。

进上药22剂，言语亮朗许多，发言也感到轻松，干燥也有所缓解，疼痛、烧灼、异物感各有程度不同的减轻，但不能多言。此次月经量亦不像曩昔之多。

检查：声带充血接近消失，仅为欠于清白；两室带也较为明显收敛。舌薄苔，脉平偏细。

医案："士别三日，刮目相看"，此症此治可当之而无异议。坚守原旨，步步深入。

三棱6g　莪术6g　归尾10g　天竺黄6g　赤芍6g　射干3g　乳香3g　川贝母10g　玄参10g　桔梗6g　7剂煎服

上方7剂服完后，改服下方，以免路远就医难之苦。

生地10g　竹叶10g　当归尾10g　天竺黄6g　赤芍6g射干3g　乳香3g　川贝母10g　玄参10g　桔梗6g　7剂煎服

按：以上第三例，也是瘀证，但多了一个痰证，所谓

"痰、瘀相凝"，当然比以上两例复杂一些。第二例赵某，中有防风、白芷两味，用来莫名其妙，实则家父借用仙方活命饮中两味消肿主药，并不奇怪。

前两例，疗效极佳。后一例根据最后的扫尾处方，也证实成绩不会不佳的。

重用三棱、莪术来治疗失声，为历来所未见的创举。这也是家父丢开喉科大法而运用中医外科学学说的丰收。我们除了在看得见的经验得到好处外，看不见的"应变"、"广思"的获益，恐怕更大于前者了。

此外，还有一个明智的处理，当第一例林某案初诊时，当时诊断未明，而且迹近恶变，家父不急急于下手重剂而独用接近于安慰剂的清解法，免去药后的负面或错误的不良后果。这个办法，老先生们称之为"坐观其变"。

夏某，女，30岁。1991年11月8日初诊。兴化市。①P198

声音嘶哑伴痛，时历1年，为进行性发展，且有干燥感，求饮喜凉。

检查：会厌卷叶型，声门暴露不全。舌薄苔，脉弦。

医案："五诊"之中的查诊未能窥清，难饮上池之水。以闻诊而言，迹似息肉。刻下有"盲人骑瞎马"之讥，难药也。现经鼓楼医院教授查为双声带充血、水肿、肥厚，声带中1/3处左重右轻钝角隆起，闭合差，披裂肌充血。据此予以裁方。

五灵脂10g　当归尾10g　赤芍6g　泽兰叶6g　天竺黄6g　桃仁10g　蚤休10g　象贝母10g　莱菔子10g　甘草3g　7剂煎服

二诊，1992年3月1日诊。

上方累进 47 剂，发音已亮朗，但不耐多言。近新添疼痛而干，求冷饮以润。异物感不严重。平时白带多。

检查：整个声门可见 3/4，声带肥厚，左瓷白色，右欠清白。闭合好。运动好。室带未见异常。咽峡轻度充血，后壁轻度污红。舌薄苔，脉平有弦意。

医案：清心化痰，以资巩固疗效。

生地 10g　竹叶 10g　白茅根 10g　穿心莲 10g　芦根 30g　金银花 10g　赤芍 6g　天竺黄 6g　桔梗 6g　大贝母 10g　甘草 3g　7 剂煎服

陈某，男，60 岁。1992 年 4 月 14 日初诊。宿迁市。① P211

去年 9 月起发音嘶哑，至今未见好转，咳时作痛。干燥求饮喜温，有痰不多，频频清嗓。

检查：咽两侧索肥大充血，无法看到。舌薄苔，脉小。

纤维喉镜检查："声带充血水肿，左侧室带超越声带，声带闭合尚可，未发现有声带萎缩及新生物。诊断为慢性咽炎"。

医案：痰火相凝，标本相互刺激。取清火化痰，以退炎症。

生地 10g　金银花 10g　穿心莲 10g　土牛膝 10g　连翘 6g　白芷 6g　天竺黄 6g　大贝母 10g　陈皮 6g　法半夏 6g　7 剂煎服

二诊，1992 年 6 月 23 日诊。

初诊 7 剂，服后明显改善，以后虽抄方再进反而有些退步，所以索性停药到今日，症状也停留在原有情况中。现在发音闷而低，作干如前。痰虽不多，但有潴积附丽于咽头之感。

检查：咽后壁轻度污红，两侧索肥大。间接喉镜检查无法窥看到。舌薄苔，脉小。

医案：药有良好反应，但因辍药而未能继续进步。再拟清热化痰，佐以攻坚破瘀。

三棱 6g　莪术 6g　当归尾 10g　天竺黄 6g　赤芍 6g　桃仁 10g　金银花 10g　石上柏 10g　蚤休 10g　马勃 3g
7 剂煎服

三诊，1992 年 9 月 25 日诊。

时历 3 个月，药进 14 剂，发音闷与低稍有好些。干燥仅仅在暮后之际。喉头痰潴之感已消失。

检查：咽后壁污红。纤维喉镜检查见声带肥厚，室带增生超越，闭合略有梭缝。舌薄苔，脉平。

医案：喉镜下虽无明显改善，但亦有其进步。今方之异于昔药，乃由此化瘀为重点而倾斜于清热化痰。

太子参 10g　白术 6g　茯苓 10g　陈皮 6g　大贝母 10g　半夏 6g　桃仁 10g　当归尾 10g　石上柏 10g　蚤休 10g
7 剂煎服

王某，男，30 岁。1991 年 9 月 3 日初诊。安徽全椒。

① P234

嘶哑 1 年，来之以渐。初时咽痛，有痰。经治匝年，获效殊难理想。现在发音失泽，咽部疼痛，伴以收缩紧张感、烧灼感，纳食正常，口咽有时作干，不耐多言。舌根部有异物感。

检查：咽后壁淋巴滤泡增生、污红，咽峡充血艳红。双侧声带在中 1/3 处俱有钝角隆起，但闭合尚可，肥厚，轻度充血。室带增生隆起而无超越。舌薄苔，脉平有弦意。

医案：嘶哑经年，查无巨变；咽未主诉，查有病情。通盘分析，不外乎咽苦于阴怯，喉病于痰瘀。暂取化痰、化瘀，稍参养津。

昆布 10g　海藻 10g　陈皮 6g　黛蛤散 20g　当归尾 10g　赤芍 6g　泽兰 6g　落得打 10g　玄参 10g　墨旱莲 10g　7 剂煎服

二诊，1991 年 9 月 13 日诊。

药进 8 剂，疼痛、干燥已轻。紧张感及异物感变化不大。唯无物可吐的泛恶呕吐意仍然严重。

检查：咽部同上，唯充血已轻，声带充血消失，中段的隆起，右侧已平，左侧稍残存。室带仍增生，声带闭合不及上诊之密。舌薄苔，脉平。

医案：一宵减灶，获效殊多，出人意外。上诊之方仍不失今朝之用，步法前旨。

黛蛤散 15g　当归尾 10g　赤芍 6g　天竺黄 6g　姜半夏 6g　竹茹 10g　山药 10g　白扁豆 10g　麦冬 10g　玄参 10g　甘草 3g　7 剂煎服

三诊，1991 年 10 月 30 日诊。

一度浮邪，刻已清撤，发音较上月亮朗。有痰色白，干仍有，异物感时有时无。

检查：咽峡极轻度潮红。声带肥厚，尚清白，有裂隙。室带活跃。舌薄苔，脉平。

医案：发音高音朗而低音嗄，初语时有劲而稍多言即乏力，痰仍多。症也，键簧渐渐病去，而橐钥暴露气衰。方择异功，再加佐使。

党参 10g　白术 6g　茯苓 10g　白扁豆 10g　山药 10g　黄芪 10g　陈皮 6g　天竺黄 6g　桔梗 6g　甘草 3g　7 剂煎服

四诊，1991 年 11 月 15 日诊。

药进 14 剂，变化不大，发音尚可，讲话时咽部（包括鼻咽腔）干痛，还有些泛恶，痰已敛迹，异物感未消失，不耐多言。

检查：咽峡仍充血，小血管暴露。声带闭合，由隙裂转为不密，室带也收敛一些。舌薄苔，脉平。

医案：补益土脾，方已对症，缘以颃颡作干，参养胃阴。

党参 10g　白术 6g　茯苓 10g　山药 10g　黄芪 10g
百合 10g　石斛 10g　麦冬 10g　沙参 10g　芦根 30g　7 剂
煎服

五诊，1991 年 12 月 24 日诊。

发音基本正常，厥唯鼻咽部干涩异常，甚至疼痛，伴以异物感，泛恶消失，仍然不耐多言，一多即痛。

检查：咽峡及后壁充血与小血管暴露已改善许多。声带梭缝仍存在，前端有些充血及膜性隆起。室带已收敛。舌薄苔，脉平。

医案：初以喉病而叩医门，刻下病移咽部。主症为干，当然病于津液，津充则滋润，滋润则异物感亦除。上诊取培土生金手法，看来尚属正确。

党参 10g　白术 6g　茯苓 10g　山药 10g　百合 10g　麦冬 10g　沙参 10g　白扁豆 10g　玉竹 10g　甘草 3g　7 剂
煎服

六诊，1992 年 1 月 17 日诊。

上药又进 14 剂，咽病减轻。但辍药 10 天，诸恙又次第加重。刻下主症咽干伴痛，痰不多，不耐多言，一多诸症即加重。最近四五天来，鼻有出血，量不多，有时通气不畅。

检查：鼻黏膜充血，立氏区左重右轻粗糙。咽部同上诊。喉部声带前端充血消失，闭合不密已改善一些。舌薄苔，脉平。

医案：喉咽诸恙逐渐消失或减轻，培土生金之法已效。唯新添鼻血，总是有伏热而然。裁方时予以关注。

党参10g　白术6g　茯苓10g　山药10g　百合10g　麦冬10g　沙参10g　白茅根10g　芦根30g　桑白皮10g　7剂煎服

按：这三例，是痰瘀相凝之外，更多上一个热证。但热又不同，夏某案、陈某案两者是偏于明显的热象，故取蚤休、生地、白茅根、金银花等清火药品。王某案则偏于不明显的水怯而热生，故用墨旱莲、白扁豆、麦冬等药来滋阴退火，同时后期的暴露虚怯取补，更能接上了轨。而且此案由初诊的化痰化瘀→滋养→滋补的跟着证的嬗变而步步紧跟，很有层次。

费某，女，33岁。1991年7月26日初诊。苏州市。① P225

一个半月前摘除声带小结后，嘶哑反而加重。幸无疼痛，但作胀及异物感。

检查：咽（－），左扁桃体Ⅰ度肿大。声带肥厚，边缘不平，呈粗条线的两处隆起；右侧一处闭合很差，欠清白。舌薄苔，脉平。

医案：病灶蟠踞声带，诸症连锁而来，根据查诊分析，固有之肥厚，总以痰瘀导致。伴随之充血，良由暑湿袭侵。治疗之策，当然治本以化痰；治标以清湿解暑。

藿香10g　佩兰10g　青蒿10g　车前草10g　木通3g　昆布10g　海藻10g　天竺黄6g　桃仁10g　当归尾10g　鸡

苏散 12g　7 剂煎服

二诊，1991 年 8 月 11 日诊。

上药进 14 剂，自感稍有好转，但前日开始加重起来。晨起及上午比服药前好些，下午及夜里一如未药之前。

检查：声带充血已无，唯边缘处还有一些充血，左声带边缘不齐欠平改善一些。右侧活动欠灵活，肥厚依然。两侧室带增生。舌薄苔，脉平。

医案：暑天乍冷如秋，乍热似火，终至寒暄难调，则气血之失于冲和，亦属理想之中。刻下浮邪初解，改进化瘀理气消痰。

当归尾 10g　赤芍 6g　桃仁 10g　落得打 10g　昆布 10g　射干 3g　桔梗 6g　天竺黄 6g　海浮石 10g　煅瓦楞 20g　7 剂煎服

宋某，女，44 岁。1991 年 7 月 26 日初诊。南汽。① P191

一年多来，一遇高声呼喊即陡然无音，言语时总感劳累费劲。

检查：咽后壁散在性淋巴滤泡增生，充血红艳。声带轻度充血晦黯、肥厚，前 1/3 处隐约有小结痕迹。舌薄苔，尖有红意，脉平。

医案：多言损气，气怯则急言木讷。时临酷暑，湿困热蒸。治以先从渗湿清暑旁及益气。

藿香 10g　佩兰 10g　绿豆衣 10g　青蒿 10g　蝉衣 3g　桔梗 6g　焦苡仁 10g　太子参 10g　白扁豆 10g　六一散 15g　5 剂煎服

二诊，1991 年 8 月 13 日诊。

在此期间，发音亮朗一些，下午还有些失泽不润。一度感冒，新增咽头作痒，一痒即咳，痰不太多。

检查：咽后壁淋巴滤泡增生，充血已淡，声带肥厚，充血仅仅在边缘部一条。小结痕迹不太清楚。舌薄苔，脉平。

医案：湿去暑清，化痰益气之剂得其时矣。

太子参 10g　茯苓 10g　陈皮 6g　杏仁 10g　天竺黄 6g　前胡 10g　沙参 10g　麦冬 10g　川贝母 10g　甘草 3g　7 剂煎服

三诊，1991 年 9 月 10 日诊。

发音基本正常，咽痒致咳、痰多已全部消失。

检查：声带肥厚，运动闭合可，充血消失，仅在左侧后端稍有一些。舌薄苔，脉平。

医案：发音基本正常，检查一点残红。再事养液润喉而冀声音稳定，估计不必复诊。

生地 10g　玄参 10g　麦冬 10g　天竺黄 6g　杏仁 10g　沙参 10g　桔梗 6g　玉蝴蝶 3g　甘草 3g　7 剂煎服

蒋某，男，30 岁。1991 年 10 月 22 日初诊。电信局。① P195

两个月前感冒，未加治疗，从此发音嘶哑，伴以咽痛，痰多而频频清嗓，自觉气虚不足。

检查：咽峡充血，小血管扩张；声带边缘充血艳红，肥厚；室带明显增生，两侧已呈球状，幸未超越。舌薄黄苔，脉浮。

医案：浮邪失表，伏困肺经，治当疏泄。至于室带增生之治，当然待以来日。

麻黄 3g　杏仁 10g　薄荷 6g　象贝母 10g　蝉衣 3g　玄参 10g　桔梗 6g　天竺黄 6g　甘草 3g　5 剂煎服

二诊，1991 年 11 月 8 日诊。

发音客观上已亮朗，唯干燥及痛仍然，残留难去，更其在子夜及晨起之际最为严重。痰虽明显减少，仍不耐多言。

检查：咽峡充血接近消失，但小血管暴露仍然严重。双声带充血减轻许多。闭合差。右声带中 1/3 后 1/3 处有"物"隆起。室带球状增生，稍有敛意。舌薄苔根稍厚，脉平。

医案："以暴易暴兮"，充血减轻而肿物出现。裁方以化痰消肿，培土生金。

党参 10g　茯苓 10g　山药 10g　白扁豆 10g　苏子 10g
桔梗 6g　大贝母 10g　天竺黄 6g　白芥子 10g　甘草 3g
7 剂煎服

按：这三例都是痰，但第一例费某案是暑湿造成的实证，故治以实治。第三例蒋某案，为脾虚气怯之痰，故治以补益。第二例宋某案，虽与第一例费某案相同，而且也同时在 1991 年 7 月 26 日一天门诊，但以"多言损气"而多少有些虚象，故用药也稍稍有些补法。这三例的证，层次明显，取药也轻重有别。

王某，男，23 岁。1991 年 6 月 28 日初诊。714 厂。① P185

声嘶两月，似乎有过感冒，未经任何处理。发音哑于俄顷之间，无一切自觉症状。

检查：声带肥厚，弥漫性慢性充血，左侧前 1/3 处呈出血样严重充血，有隆起感，闭合隙裂较大，运动正常，室带活跃。咽后壁淋巴滤泡增生，黏膜部分萎缩感。舌薄苔，中央一大块无苔光滑，脉细。

医案：喉门抱恙，悉非一般，故而主张峻剂一攻。脉细舌光，阴津早已失沛。似乎滋养与攻补之间颇感枘凿，故而取药不能不磨棱去角。

泽兰 6g　丹参 10g　当归 10g　赤芍 6g　桃仁 10g　玄

参 10g　金银花 10g　天竺黄 6g　桔梗 6g　射干 3g　7 剂
煎服

二诊，1991 年 7 月 19 日诊。

进服 14 剂，自感舒服一些，发音时畅朗一些。昨起发烧，头昏发音又趋嘶哑一些。

检查：声带充血明显转淡，以声带的肥厚收缩，故左声带前 1/3 处的隆起，以周围肿退而因之暴露出来，闭合很差。舌薄苔，脉细有浮意。

医案：坎坷痊途，横遭感冒之袭，尽管有效之方难辍，但总难弃"急标缓本"规律于不顾。

桑叶 5g　菊花 10g　金银花 10g　板蓝根 10g　连翘 6g
马勃 6g　藿香 10g　鸡苏散 10g　桔梗 6g　蝉衣 3g　7 剂
煎服

三诊，1991 年 7 月 30 日诊。

发言时感到轻松一些，嘶哑无改善，干燥已滋润。

检查：声带广泛性充血已消失，局部性水肿及潮红依然。舌薄苔，脉平。

医案：声带天水一色之充血，幸告消失，局限水肿潮红，盘踞难去，翻尽中医文献，总无对策之方。总感所取之清热化痰活血，尚属中的之矢。

泽兰 6g　桃仁 10g　归尾 10g　天竺黄 6g　赤芍 6g　陈皮 6g　白芷 6g　莱菔子 10g　苏子 10g　金银花 10g　射干
3g　7 剂煎服

按：此例特点为人虚证实，治法是人需补而病需攻，造成补也不行，攻也不得。这里就是如何来统一这个矛盾。这个手法，取得了良好的疗效，病安身安。

马某　男，65 岁，1991 年 7 月 9 日初诊，军区干休所。

① P189

病起2个月，陡然发音嘶哑（无感冒），当时有些疼痛，至今无变化，幸嘶哑程度尚轻。

检查：咽（－），会厌卷叶型，双声带肥厚，呈柱状，充血晦黯，在接触处各有一个球形隆起，两侧室带严重增生，表面呈白色（不是假膜）。舌无苔，裂痕纵横（对咸酸味无感觉），脉实。

医案：声门肿形固似异物，但总是气血凝固，似无疑义。至于室带增生而色白者，良以气血津三者之间同荣共辱之故而痰积使然。试取攻法，虽然为舌诊所不允，但欲知无苔而非剥，裂痕而酸咸不拒，可以视而不见也。

益母草10g　丹参10g　当归尾10g　赤芍6g　落得打10g　乌药6g　木香3g　昆布10g　海蛤粉20g　海藻10g　僵蚕10g　7剂煎服

二诊，1991年7月30日诊。

药进21剂，疼痛好些，但多言之后还有些痛，新感有些作痒，发音已亮朗一些。

检查：咽后壁有些小血管暴露，声带充血轻些，前端隆起者似亦收敛一些。室带如前。舌诊如上诊，脉平。

医案：高龄、顽症、酷热三不利之下，得能稍有进步，殊深满意。方既对症，无须"施朱""施墨"，免致"嫌赤""嫌黑"。

原方7剂继服。

三诊，1991年8月13日诊。

上方又进14剂，音色正常。不耐多言，多则作痛，异物感仍有，痰多成块，能咯。咽喉伴有烧灼感。

检查：咽（－），喉检声带前端肥大、充血和室带增生均减轻许多。舌少苔，脉平。

医案：发音已告正常，唯音量欠宏，但年高者必难高音。至于烧灼感，良以津枯致燥，因燥化火而然。治当养阴生津。

生地 10g　玄参 10g　麦冬 10g　沙参 10g　芦根 30g天花粉 10g　桔梗 6g　石斛 10g　百合 10g　甘草 3g　7 剂煎服

四诊，1991 年 10 月 21 日诊。

发音之音调、音量俱已接近正常。唯音色欠佳。咽头疼痛，异物感仍有，咳时气管也有灼感，服川贝粉后觉好转。

检查：咽后壁潮红，有小血管暴露扩张。声带肥厚，色欠清白，球形物消失。室带增生改善，白色消失而呈潮红。舌少苔质碎裂，脉细。

医案：喉病日趋好转，所有之疼之灼者，阴虚火旺而然。时已进入恢复期，百合固金汤加减扫尾。

生地 10g　百合 10g　柿霜 10g　白扁豆 10g　石斛 10g麦冬 10g　桔梗 6g　川贝母 10g　玄参 10g　射干 3g　甘草3g　7 剂煎服

按：这例的"证"是气滞血瘀，原因是气血两虚。所以不用以上实治法的理气破瘀法，而用和平的行气活血手法。而且后期又嬗化到阴虚津伤，故药也随之而养阴生津的百合固金汤。

阮某，女，52 岁。1991 年 8 月 2 日初诊。771 厂。① P192

嘶哑已 40 多天，可能起于高叫呼号而致。初不痛，继之即痛，痛区在喉之左侧，颈项有牵制感。有时气促，有痰难豁。

检查：声带水肿，充血不严重。舌苔腻如敷粉，脉平偏细。

医案：音色失泽，音量不扬，病起泽国之际，湿浊已深伏于里，因循于酷热之暑，火更助燃于后，加之盲目投补，更作投石下井之举。湿浊热火层层困束，簧键囊钥，哪得有空清本色，而且舌诊如此，更可证实此是。别无他法，只能泄之宣之。

麻黄 3g　杏仁 10g　甘草 3g　前胡 6g　藿香 10g　佩兰 10g　陈皮 6g　茯苓 10g　蝉衣 3g　天竺黄 6g　7 剂煎服

二诊，1991 年 8 月 13 日诊。

嘶哑、右颈作痛及牵制感，气促与有痰难豁等俱得不同程度的减轻。昨天午睡时颈痛又厉害一些，口干较严重。

检查：声带水肿减轻，充血消失。舌薄苔，脉平。

医案：一经宣泄，所伏之邪与有弊之药俱告肃清。在此毫无掣肘之下，恣意裁方。

生地 10g　玄参 10g　竹叶 10g　天竺黄 6g　灯心草 3g
蝉衣 3g　桔梗 6g　络石藤 10g　甘草 3g　7 剂煎服

按：这例是湿浊内困，暑湿外束的失音。取用了先开泄，后清养的手法。虽然没有第三诊，但可以估计是痊愈的。

张某，男，48 岁。1991 年 12 月 10 日初诊。河海大学。
① P199

今年 8~9 月间，连续上课，因之发音嘶哑，幸声休后逐渐恢复正常，上月底做过声带息肉摘除术，术后即发言疲劳，而且不能多言语，入暮倍形加重，局部似有痰涎堵塞，咳出之后可苟安片刻，伴以疼痛，吞咽加重，稍有干感。右侧胸锁乳突肌疼痛。

检查：咽部充血（红艳型）。声带与室带一片艳红，而且区分界不清。舌薄苔，脉弦。

医案：弹丸方寸之地艳红一片，波及口咽，良以风热之邪与内伏之火相煽相互而然。理应大剂清解，但又不敢造次苦寒。

桃仁 10g　泽兰 6g　落得打 10g　金银花 10g　连翘 10g 当归尾 10g　石上柏 10g　赤芍 6g　荆芥炭 6g　甘中黄 3g 7 剂煎服

二诊，1991 年 12 月 24 日诊。

经治以后，基本上已恢复正常，但 3 天前先感全身关节酸痛，头疼畏寒，咽痛再度重来，入暮发音有失泽感，口干引饮喜热，大便量多，日圊两次。

检查：咽峡轻度潮红，声带与室带一片艳红充血已除。舌白腻苔，脉有浮意。

医案：喉病初告覆杯，创痕未灭而又来新邪，感冒横加，咽病招来，方取张氏六味汤。

荆芥 6g　防风 6g　蝉衣 3g　杏仁 10g　桔梗 6g　薄荷 5g　白术 6g　独活 6g　甘草 3g　5 剂煎服

三诊，1992 年 1 月 3 日诊。

停药几天，喉部又起不舒服，疼痛虽不明显，但难言之感困束喉头，似乎有痰及异物感与胀痛，口干唇燥，求饮以润，喜热汤，全身关节疼痛，以肘关节为重点，入暮偶有凛感。

检查：咽峡充血（红艳型）。舌薄白苔，脉平。

医案：冰雪严寒，脾阳难振，玄府纵密，乏力应付重冻。治当祛寒疏邪，裁方取大意于败毒。

荆芥 6g　防风 6g　独活 6g　柴胡 3g　前胡 6g　蝉衣

3g　桔梗 6g　玄参 10g　陈皮 6g　甘草 3g　7 剂煎服

四诊，1992 年 1 月 10 日诊。

咽痛重在右侧，而且牵及右耳深处，作干伴有毛涩感，饮仍喜热，两口角糜烂已轻而未愈。

检查：咽峡充血所存无几，喉（－）。舌薄苔，脉平。

医案：慢性咽炎，从证取用河间手法，进展满意，如无两度新邪之扰，治程更可缩短。刻下善后扫尾，仍取清化。

芦根 30g　白茅根 10g　金银花 10g　天竺黄 6g　菊花 10g　玄参 10g　沙参 10g　延胡索 6g　桔梗 6g　甘草 3g　7 剂煎服

五诊，1992 年 2 月 28 日诊。

时逾 40 多天，药进 7 剂。服过 7 剂药后感到舒服一些，其他无明显改善，近又因上课及其他业务多言，这几天又加重起来。

检查：咽峡仍有轻度充血，口角炎有残存；声带双侧边缘有一条线状充血，闭合不密。舌薄苔，脉平。

医案：进药有一曝十寒之象，当然有杯水车薪之叹，同时上课多言，又作旦旦伐之实况，痊途荆棘满布，求效总难满意，治宗前旨，稍顾扶正。

太子参 10g　玄参 10g　山药 10g　百合 10g　芦根 30g　白茅根 10g　沙参 10g　桔梗 6g　麦冬 10g　甘草 3g　7 剂煎服

六诊，1992 年 3 月 6 日诊。

药进 7 剂，精神较振作，口干难润，喉有燥痛，同时疼痛域在右侧，痛势延及同侧颌下，右耳也不舒服，饮水喜温尚热。口角炎仍无痊意。发音已响亮些。

检查：咽（－），两口角炎症仍存在左侧。声带欠清白，闭合不密。舌薄苔，有些纵行裂痕（对咸酸不痛），脉平。

医案：上方重持扶正清养，效尚满意。至于进步姗姗者，良以所操之业，有旦旦而伐之之感。仍冀进药不辍。

党参 10g　白术 6g　茯苓 10g　白扁豆 10g　山药 10g　石斛 10g　沙参 10g　玄参 10g　天花粉 10g　甘草 3g　7 剂煎服

七诊，1992 年 3 月 20 日诊。

上药已累进 21 剂。现在咽痛残存在右侧，右耳中亦抽痛，但偶然一作。作干依然无改善，狂饮如前，大便每日 1 次。

检查：扁桃体（±），充血消失殆尽，声带左侧还有一些充血。舌薄苔，脉平。

医案：诸魔尽逐，旱魃难除，取大补阴丸作军稚之济。

熟地 10g　川黄柏 3g　知母 10g　生石膏 30g　玉竹 10g　麦冬 10g　天花粉 10g　天竺黄 6g　桔梗 6g　甘草 3g　7 剂煎服

按：此例开始于外来风热与内在伏火呼应而得。之后外来之火去而内在之火一邪独盛。所以清火之法，也就迥然不同了。

刘某，男，46 岁。1991 年 11 月 8 日初诊，河南林县。① P197

今夏以开会多言，陡然发音嘶哑，当时诊断为右声带息肉，9 月初做摘除手术，但音色总难恢复，做过针灸，效亦平平。刻下音色失泽，难以引颃高声。不耐多言，多则嘶哑。口干不思饮，伴以异物感。

检查：双声带肥厚一般，游离缘无缺损迹象，但不整齐，沿游离缘有条状充血带，运动良好，充血晦黯。舌黄腻苔，边有轻度齿痕，脉平。

医案：息赘摘除两月，发音音色失泽，不耐多言，言语费劲，良以案牍劳神，千机日理，心火偏旺。《内经》"在天为火，在地为热，在色为赤"。声带边缘之充血，即属于斯。治当清其离火，益其坎水。

生地 10g　木通 3g　白茅根 10g　竹叶 10g　灯心草 3g　蝉衣 3g　百合 10g　石斛 10g　桔梗 6g　甘草 3g　7 剂煎服

又：上方服至声带充血消失后，用下方。

生地 10g　山药 10g　泽泻 6g　茯苓 10g　石斛 10g　百合 10g　麦冬 10g　太子参 10g　沙参 10g　桔梗 6g　甘草 3g　7 剂煎服

按：这是单纯的心经之火，所以也集中力量专清心火。另订了一首"充血消失后服"的处方，当然似乎照顾客省远道病人，但家父则就有"很有把握"的良好疗效。

陶某，男，50 岁。1992 年 6 月 2 日初诊。省质检所。

① P213

咽喉部不舒服已 9 个月，半年前痰涎中有血，量不多，同时伴以多言或高声之后疼痛。以前有剥去白斑样组织 4 次（最后一次在昨天）。第 3 次活检报告为"左声带麟状上皮增生伴急慢性炎"。平时不吸烟喝酒。

检查：左声带后 1/3 处，未见白斑，唯有鲜红的肉芽样组织。舌薄苔，脉平。

医案：白斑出于声带，一如耿山之肉，旋割而旋来，良以气血已循环失畅。

三棱 6g　莪术 6g　落得打 10g　桃仁 10g　泽兰 6g　当

251

归尾 10g　石上柏 10g　赤芍 6g　蚤休 10g　天竺黄 6g　7 剂
煎服

二诊，1992 年 6 月 23 日诊。

累进药 20 剂，咽部疼痛减轻且舒服。发音也亮朗一些，
唯不耐多言。

检查：左声带后 1/3 处肉芽样组织充血已消退许多。但
点状大小的隆起物仍然明显存在，两侧室带增生各已覆盖双
侧声带上已及 1/2。舌薄苔，边有齿痕，脉平有弦意。

医案：顽症投攻坚破瘀一法，方已中的，以其殷红稍
淡，隆凸难平在意料之中。再参化瘀。

三棱 6g　莪术 6g　桃仁 10g　泽兰 6g　红花 6g　昆布
10g　海藻 10g　海蛤粉 20g　蝉衣 3g　赤芍 6g　7 剂煎服

三诊，1992 年 1 月 10 日诊。

日来虽尚平稳，但难诸症消退。西医主张手术，殊属良
策，但以工作而不能及时受治。从逆吸分泌物中曾发现白色
义膜样物两粒，同时也有些血丝。

检查：咽（－），左声带后端仍然有米粒大的赘物 1 个，
充血已淡，呈"胬肉"样状态。舌薄苔，边有齿痕。脉细。

医案：西医主张手术，良策也。唯迩以工作难即受治，
在此期间暂求中药。处方先取攻坚，效殊满意，后步原旨，
效即平平，何也？良以之后赘物迹成柔软，充血亦淡，显然
难以攻坚应付。今当易辙倾向于化痰一法。

昆布 10g　海藻 10g　海浮石 10g　黛蛤粉 20g　蝉衣 3g
射干 3g　天竺黄 6g　石上柏 10g　桔梗 6g　蚕砂 10g（包）
7 剂煎服

四诊，1992 年 8 月 7 日诊。

时历近两月，服药未辍，自感似好转，表现于局部轻

松，狂咳之际疼痛明显减轻。

检查：左声带后端肿物有收敛缩小迹象，唯新添充血于两声带（红艳型）。舌薄苔，脉细。

医案：易辙化痰，幸一击而中，赘物日形缩小，佳兆也。至于新添充血，良以新感使然。治步原旨，酌参祛邪。

昆布 10g　海藻 10g　海蛤粉 20g　蝉衣 3g　桑叶 6g 连翘 6g　海浮石 10g　菊花 10g　桔梗 6g　石上柏 10g　7 剂煎服

五诊，1992 年 9 月 18 日诊。

1 周前咳出干酪样白色物米粒大，当时疼痛，但后又逐步减轻，一般罕言少语之际尚可，不能多言。

检查：左声带后壁连合处隆起物已平复，唯尚有残余痕如黳样物可见，色微红。舌薄苔，脉平偏细。

医案：声带浮腐之物，剥脱殆尽，显然痰浊之邪逐渐消化。潮红恋在，当考虑五志之火干扰。方从化痰清火裁方。

黛蛤散（包）30g　天竺黄 6g　竹叶 10g　芦根 30g　川贝母 10g　海浮石 10g　蝉衣 3g　金银花 10g　穿心莲 10g 土牛膝 10g　7 剂煎服

六诊，1992 年 10 月 13 日诊。

军区总院医院病理报告"声带息肉伴血管内皮增生"。后又局部予以清除，同时建议保守治疗。局部作胀，仰首昂头时有明显牵制感。

上诊处方，反应不明显，自感到 6 月 23 日方大效。近来两颧烧灼感。

检查：左声带后端突出者已平，稍有一些高起。充血存在。右侧在喊"衣"时正常，吸气时有充血。舌少苔，质有红意，脉细弦。

医案：肿物几度除而又来，作之再三，拟仍取攻坚化瘀手法。

三棱 6g　莪术 6g　胆南星 3g　天竺黄 6g　桃仁 10g　泽兰 6g　赤芍 6g　五灵脂 10g　蝉衣 3g　白果 7 枚　石上柏 10g　7 剂煎服

按：这是由气血内怯，气不能帅血、血不能畅行而导致的气滞血瘀症，属虚证。一般不用猛峻药品，但以其顽固难化，不能不借此猛峻药物来摧毁其顽。

李某，男，54 岁。1992 年 11 月 3 日初诊。连云港市。① P215

职操教学，且为美声，故 10 余年来，偶有嘶哑频作，但大多历匝周左右而恢复正常。者番又在嘶哑，纵然治疗 3 个月，仍乏愈意。疼痛始有今无，仅在吞咽唾沫时稍感鲠介。有支气管炎病史 20 年，发音时很劳累，饮水时逆"呛"，纳食尚可。

检查：咽后壁小血管扩张、网布；声带肥厚，闭合很差，已达 0.2cm 之谱；室带活跃，余正常。舌薄苔，脉平。

医案：嘶哑症结，全在闭合之差。在理而言，隙裂达 0.1cm 已云难治，今已接近 0.2cm 矣。以中医理论权衡，乃较为严重之肾不纳气，绝非一般实证之嘎。非予峻剂，恐难收敛。

黄芪 10g　党参 10g　紫河车 10g　僵蚕 10g　白术 6g　茯苓 10g　诃子肉 10g　枳壳 6g　山药 10g　当归 10g　7 剂煎服

二诊，1992 年 12 月 12 日诊。

上方累进 35 剂，音量已大些，音色仍然很粗糙，讲话已不费劲。向有 20 年气管炎史，主症为咳嗽，痰多浓稠，色有黄有白，能豁。近来两膝关节畏寒。

检查：咽（－），声带隙裂消失，但尚感闭合不密，肥厚呈柱状。室带活跃，舌少苔，脉平。

医案：簧键之梭缝已消，橐钥之功能待健。当然效不更方，唯以向有肺系顽症，好在情出一脉，事可兼顾。

黄芪 10g　党参 10g　紫河车 10g　白果 10g　白术 6g　茯苓 10g　诃子肉 10g　枳实 6g　山药 10g　百合 10g　大贝母 10g　7 剂煎服

郑某，女，38 岁。1992 年 4 月 10 日初诊。安徽滁县。

① P209

嘶哑匝年，由生气导致，陡然而来。在 1975 年也有过一次，未治疗而痊。不痛仅干，痰多难咯，狂饮喜热。

检查：咽后壁黏膜萎缩，两侧索肥大，声带肥厚，呈柱状，闭合很差，中间最宽处超过 0.1cm 之谱，声带有轻度斑状充血。舌薄苔，脉平偏细。

医案：肾不纳气，病之本也；同时多言，损气以助桀作伥，肺热内伏，病之标也。治当标本兼顾，估计音量提高似有寄望，唯治程较长耳。

桑白皮 10g　杏仁 10g　象贝母 10g　熟地 10g　五味子 10g　山药 10g　诃子肉 10g　丹皮 6g　菟丝子 10g　茯苓 10g　泽泻 6g　7 剂煎服

二诊，1992 年 5 月 8 日诊。

药进 14 剂，自感发音轻松一些。但在疲乏以后又严重起来，干燥有时可以好些，痰有时已能外咯。多汗，汗时皮肤发凉。

检查：声带渐趋清白瓷色，但闭合仍然很差。舌薄苔，质有红意，脉细。

医案：肾不纳气之声带闭合不密，当然不能改善于俄顷之间，幸充血渐淡渐消，标证之伏热已有去意。刻下可专注于治本。

熟地 10g　山药 10g　五味子 10g　丹皮 6g　茯苓 10g 泽泻 6g　黄芪 10g　百合 10g　桔梗 6g　7 剂煎服

三诊，1992 年 5 月 22 日诊。

上药又进 12 剂，无进步。喉部有麻感，仍然干燥，痰已不多，汗仍多，腹中气多及蠕动明显。

检查：同上诊。舌薄苔，脉平偏细。

医案：在理而言，补肾纳气之法，乃入情合理之治。但一无效益可言，如再守株之待，事亦枉然。试用化瘀法，貌似文不对题，但尚有异途同归之得，有效与否，亦以 14 剂内观察。

红花 6g　桃仁 10g　当归尾 10g　落得打 10g　赤芍 6g 菖蒲 3g　泽兰 6g　天竺黄 6g　料豆衣 10g　甘草 3g　7 剂煎服

四诊，1992 年 6 月 23 日诊。在此匝月中进药 14 剂，诸症无进步。刻下干燥稍有缓解，求饮也不若过去之孔殷。发音闷而嗄，喉头有堵塞感，痰近来又多起来。多汗肤凉仍然。腹中蠕动之气已消失。

检查：咽峡充血，右侧索肥大。声带轻度充血。舌前半薄腻苔，后半厚腻苔映黄，脉细。

医案：初诊裁方，即偏于补，当时虽有小效而难以持久。二诊纯补无效。三诊取攻亦无改善。当然匝月中进药仅 14 剂，是否辍药？难言。今舌诊，似乎难进补益，应取开音化浊消痰，似最恰当。

茯苓 10g　陈皮 6g　苏子 10g　天竺黄 6g　杏仁 10g

藿香 10g　佩兰 10g　大贝母 10g　桔梗 6g　甘草 3g　5 剂
煎服

五诊，1992 年 6 月 30 日诊。

上药进 5 剂，发言仍然难理想，音量极小。干燥基本消
失，饮亦不勤。喉头阻塞感左边更明显。痰已正常，汗仍
多，肤仍凉，左耳根后方有疼痛感。

检查：咽后壁充血消而黏膜出现萎缩现象。声带检查观
察不满意。舌薄苔，脉平。

医案：声门虽非目睹，但宗喉镜提示，总是气滞而瘀
生，气滞而痰积。治取理气、破瘀化痰。

红花 6g　桃仁 10g　毛慈菇 10g　当归尾 10g　赤芍 6g
昆布 10g　海蛤粉 20g　枳壳 6g　泽兰 6g　天竺黄 6g　7 剂
煎服

按：这两例都以肾不纳气之证所导致的。第一例李某
案，病情单纯，较易治。第二例郑某案，病情复杂，故而疗
效大大有逊于第一例。

俞某，女，35 岁。1991 年 7 月 26 日初诊。国际旅游社。
① P224

1 年多嘶哑逐渐恢复，至今枯音难痊。而且喉部疼痛，
外压舌骨处也痛。咽干求饮拒冷。偶作痒感。

检查：咽峡充血艳红。声带前段稍感潮红、肥厚；室带
左右俱增生，无超越。舌薄白苔，脉细。

医案：职也，东瀛舌人，多言损气；时也，先涝后暑，
湿热交加。刻下先标后本循训处理。

桑叶 6g　菊花 10g　金银花 10g　藿香 10g　佩兰 10g
青蒿 10g　桔梗 6g　蝉衣 3g　鸡苏散 15g　7 剂煎服

二诊，1991 年 8 月 30 日诊。

发音比较正常，唯喉头疼痛，左侧为重点；稍有干感，求饮以润。

检查：咽峡弥漫性充血艳红，喉（－）。舌薄苔，脉细。

医案：喉痛咽红，干亦轻微，良以多言损气，疲劳伤神。症属小恙，毋用牛刀，一般清养足矣。

生地 10g　玄参 10g　桔梗 6g　金银花 10g　竹叶 10g　木通 3g　麦冬 10g　沙参 10g　芦根 30g　甘草 3g　7 剂煎服

三诊，1991 年 10 月 31 日诊。

以挂号困难故而辍药已久。当进服 8 月底处方后十分舒服。刻下又有卷土重来之感，发音正常，咽部疼痛，左侧更重，干感求饮，喜温热。无痰，咽喉有烧灼感，大便干结。

检查：声带肥厚，闭合差。室带收敛而增生存在，咽后壁干燥，黏膜失泽。舌无苔，质红而润，脉细。

医案：决策运筹，将由喉而转移于咽。充血舌光，志在养阴。

生地 10g　玄参 10g　知母 10g　芦根 30g　沙参 10g　麦冬 10g　白茅根 10g　竹叶 10g　桔梗 6g　甘中黄 6g　7 剂煎服

真某，男，59 岁。1992 年 7 月 22 日初诊。灵谷寺。

① P212

两耳以链霉素中毒而失聪右重左轻，时历 6 年之久，伴以鸣响，鸣声音调偏高，终日难息。四五年来发音失泽，今春做过右声带息肉摘除手术，发音稍有改善，但依然难以亮朗发扬，稍有干感，有痰不多，但感有痰附丽于喉壁之感。

检查：咽后壁淋巴滤泡增生，黏膜萎缩而干。声带肥厚，充血主在游离缘。闭合差。室带活跃。舌薄白滑苔，脉细。

医案：两耳以中毒而聋，势已成聩，暂不处理。喉则晨钟暮鼓，念佛唱经，似有多言损气之嫌。好在无赘无瘫，求之养阴益气，深冀流水绕梁，厚望可寄。

升麻 3g　太子参 10g　当归尾 10g　赤芍 6g　蚤休 10g
生黄芪 10g　桔梗 6g　甘草 3g　玉蝴蝶 3g　天竺黄 6g　7 剂
煎服

按：第一例俞某案，为旅游社翻译而多言。第二例为和尚，以念经念佛而多言。俱为多言损气的职业病。不过例二，本身营养极度不良，生活条件也不能如意，且看一诊之后即断诊，估计疗效不会太好。

陆某，男，72 岁。1991 年 8 月 13 日初诊。毛毯厂。
① P194

音色失常在前年经治而愈。今年 6 月底嘶哑由于疲劳而作，在此一个半月中休息后好些，疲乏后加重。今天为不轻不重之间。有轻微的脱肛现象。血压偏低。

检查：喉部暴露不全，声带欠清白；室带增生。舌少苔，脉细。

医案：职在杏坛，年超杖国，中气之式微，事在意中。中气冲击乏力，键簧哪得有声。取益气升阳手法。好在血压不高，升柴恣取无忌。

升麻 3g　柴胡 3g　党参 10g　白术 6g　茯苓 10g　山药 10g　百合 10g　蝉衣 3g　玉蝴蝶 3g　甘草 3g　7 剂煎服

二诊，1991 年 11 月 12 日诊。

9 月之方，累进 56 剂，发言改善，即使多言一些，也未加重。

检查：声带充血已消，唯有肥厚感。舌薄苔，脉平。

医案：发音已高，主观上病告覆杯；充血已清，客观上病灶已去，再作扫尾工作，所谓扫尾者，力求巩固而已。

太子参 10g　茯苓 10g　山药 10g　百合 10g　白扁豆 10g　杏仁 10g　射干 3g　桔梗 6g　天花粉 10g　甘草 3g　7 剂煎服

按：此案高年、脱肛、郑声，脉细，明显表现出中气大亏，甚至到下陷地步。所以在益气升阳剂进服一个月，即有起色。之后又有几次复诊，加入紫河车、阿胶等血肉之物，约进药 100 剂左右而恢复。两年后访知，痊愈。

王某，女，53 岁。1991 年 8 月 6 日初诊。省建委。① P193

发音嘶哑已 3 年多，其程度日趋严重，高潮迭起。阵发性疼痛，痰不多，频频清嗓，一吸冷风即痒，一痒即咳。稍有干燥感。

检查：两侧索肥大，声带肥厚，呈柱状，充血以边缘为重点，披裂肿胀。室带增生，已覆盖于声带上 1/3。闭合差，运动可。未见新生物。舌薄腻黄苔，脉平。

医案：热蒸喉隘，瘀阻声门，已非一般常方所能应付，探取破瘀。至于咽痒之作，事属于咽，为集中药力，暂不顾问。

当归尾 10g　赤芍 6g　泽兰 10g　落得打 10g　桃仁 10g　金银花 10g　连翘 6g　大贝母 10g　昆布 10g　射干 3g　7 剂煎服

二诊，1991 年 11 月 15 日诊。

7 月份处方，累进 50 剂，自感良好。附丽于喉头的痰样物已减轻，发音已亮朗些，痛也缓解。者番出差受凉，诸症又再度严重起来。

检查：声门充血比初诊减轻 1/2（可能未感冒前更好些）。舌薄苔，脉细。

医案：一贯进化瘀消痰之药，稳步前进，近以寒凉一袭，堤有再决之态。幸时历 1 周，尚无大碍。法既对鹄，仍然坚守一时。

红花 6g　桃仁 10g　当归尾 10g　落得打 10g　赤芍 6g　丹皮 6g　昆布 10g　黛蛤散 15g　桔梗 6g　甘草 3g　7 剂煎服。

童某，女，39 岁。1992 年 2 月 25 日初诊。三公司水电处。① P230

病喉五六年之久，主症为咽有游走性的异物感。经常出现黏膜下出血，幸已有经验而自己知道刺破放血。疼痛过去为阵发性，现在终无宁日，干燥伴泛恶，以饮求润，喜热水，每当耳痒之后，喉病定然加重，嘶哑已久，现在加重，甚至不能发出声音，平时怕热不怕冷。

检查：咽峡轻度充血，两侧索肥大，声带肥厚，边缘有一条充血线，并有小结痕迹，室带活跃。舌薄苔，质胖，脉细。

医案：喉咽骈病，主在正虚。疼痛也、充血也、小结也、嘶哑也，正是"物腐而虫生"之理。取扶正中清解。

太子参 10g　白术 6g　茯苓 10g　山药 10g　白扁豆 10g　玄参 10g　射干 3g　桔梗 6g　天竺黄 6g　甘草 3g　7 剂煎服

二诊，1992 年 3 月 24 日诊。

近来疼痛与嘶哑加重，痰不多，咽口俱干而黏糊，但不思饮。药后脘部不舒，似有嘈杂感。

检查：咽后壁失润，淋巴滤泡增生，声带小结不明显，在后 1/2 及 1/3 边缘仍有线状充血，室带增生，两披裂严重肥肿充血（晦黯型）。舌薄苔，脉细。

医案：前方强调扶正，多少有重于治本而忽视治标。今可加以矫正一二。

太子参 10g　白术 6g　茯苓 10g　陈皮 6g　泽兰叶 6g　红花 6g　桃仁 10g　竹叶 10g　穿心莲 10g　桔梗 6g　甘草 3g　7 剂煎服

三诊，1992 年 4 月 3 日诊。

药后疼痛似有加重，胃脘部不舒感已接近正常。

检查：声带充血消失，有肥厚感。脉细弦，舌少苔。

医案：充血已消，疼痛加重，似难理解，既嫌过补，但更难进攻邪。暂取张聿青轻清手法。

竹叶 10g　灯心草 3g　桑叶 6g　绿豆衣 10g　金银花 10g　蚤休 10g　乳香 3g　天竺黄 6g　桔梗 6g　甘草 3g　7 剂煎服

四诊，1992 年 4 月 10 日诊。

药进 14 剂，兼服响声丸。发音依然嘎哑枯涩，疼痛则较过去减轻得多，痰不多，不耐多言，一多即倍形严重，胃脘已舒服。

检查：咽后壁淋巴滤泡增生，声带肥厚充血，披裂水肿。舌薄苔，脉平偏细。

医案：飞丹难去，热伏于中；披裂水肿，湿痰内困。再取清热化浊消痰。

桑叶 6g　菊花 6g　象贝母 10g　金银花 10g　连翘 6g　白术 6g　天竺黄 6g　蚤休 10g　车前子 10g　甘中黄 3g　7 剂煎服

五诊，1992 年 5 月 19 日诊。

发音仍然不泽，自发性疼痛已改为多言之后即痛，异物感明显，痰不太多。

检查：咽（－），声带充血消失，左声带中段隆起高突，致前轻后重的闭合不密，两侧室带严重增生呈球形。舌少苔，脉平有弦意。

医案：经治 3 个月，言进步则获而不多，其所以然者，喉门病变大有白云苍狗之变化无常。故而裁方取药，亦疲于奔命。今者裁方，改宗增生性喉炎取药。

三棱 6g　莪术 6g　桃仁 10g　五灵脂 10g　昆布 10g 海藻 10g　当归尾 10g　落得打 10g　赤芍 6g　乌药 6g　大贝母 10g　7 剂煎服

六诊，1992 年 6 月 2 日诊。

上药又进 14 剂无疗效，仍然干燥及疼痛，干甚作泛恶，疼痛日趋严重。

检查：咽峡充血在后壁为重点。声带轻度水肿，两侧具有钝角隆起，一前一后。两室带增生如球状，但比上诊收敛一些。舌薄苔，脉有弦意。

医案：攻坚化痰破瘀之剂，两周无效者量未达也，而且症又坚顽，不拟更方。

原方 7 剂煎服。

七诊，1992 年 9 月 18 日诊。

虽然 3 个月未曾转方，但进药并未间断。疼痛、干燥及泛恶，已非旦旦而作，可以在偶然中出现。异物感当然迹近消失，声音已正常，但仍不能多言。

检查：两侧室带增生明显收敛，色泽正常，咽（－）。舌薄苔，脉平。

医案：药进将近 200 剂，顽症总算送入痊境，虽不免有

"人海战术"之讥，但能换得顽症之消除，终究值得。再取原旨以维持量扫尾。

太子参 10g　白术 6g　茯苓 10g　山药 10g　百合 10g　昆布 10g　海藻 10g　当归尾 10g　落得打 10g　赤芍 6g　7 剂煎服

隔 2 天服 1 剂，服至 3 个月即可。

宋某，女，41 岁。1991 年 7 月 26 日初诊。南京烷基苯厂。① P223

嘶哑已 7 个月，起于陡然，起因可能为逆风骑车而讲话，余无一切症状。3 周前发现左声带有息肉及轻度水肿，做针灸治疗 6 次。刻下干燥，求水冀润，水喜温。阵发性钝痛。吞咽时有异物感，频作清嗓。大便一向正常。近来稀薄。纳食不香。

检查：咽后壁淋巴滤泡轻度散在性增生，黏膜 2/3 已萎缩，两侧索肥大，左重右轻弥漫性充血艳红。声带欠瓷白，肥肿，运动好，闭合可；室带增生。舌薄苔映黄，脉细。

医案：喉、咽骈病，实为主在于咽。病因则多言损气，禀弱近藜藿，不过泽国之际，也曾涉水匝周。先被湿困，迩来酷暑蒸人，离火煨逼，当然再厄于暑火，证固属虚，标病全隶实证。刻下可暂置本于脑后，先清解标证。

藿香 10g　佩兰 10g　六曲 10g　焦山楂 10g　金银花 10g　青蒿 10g　菊花 10g　天竺黄 6g　蝉衣 3g　桔梗 6g　鸡苏散 15g　7 剂煎服

二诊，1991 年 8 月 2 日诊。

药进 6 剂，反应为干燥改善许多，疼痛式微，异物感及清嗓也减少。大便正常，饮食胃气渐开。

检查：同上诊。但充血已消失。舌薄苔，脉细。

医案：标邪一去，可以治本。症姑可予滋阴，但时处大暑，殊畏粘腻，故而权宜取醒土健脾以杜多余之障。

太子参 10g　白术 6g　茯苓 10g　藿香 10g　白扁豆 10g 山药 10g　山楂 10g　玄参 10g　六一散 15g　桔梗 6g　7 剂 煎服

三诊，1991 年 8 月 15 日诊。

发音已亮朗一些，干燥也滋润一些。但胀的感觉仍有，呈游走性。大便有时一日两圊。嗳气仍有。

检查：声带已清白，室带增生稍收敛，舌薄苔，脉平。

医案：伏邪一撤，疴去过半。再应清养一法，以资巩固。

生地 10g　竹叶 10g　白术 6g　太子参 10g　灯心草 3g 山药 10g　桔梗 6g　白扁豆 10g　大贝母 10g　天竺黄 6g 甘草 3g　7 剂煎服

四诊，1991 年 8 月 30 日诊。

上药又进 13 剂，发音接近正常，残存干燥尚有一二。胀感完全消失，但在焦急之际还能出现。嗳气已无，大便每天一圊或二圊。

检查：声带已清白，增生的室带已接近正常。舌薄苔，中央有一条稍厚一些，脉细。

医案：三诊以还，咽病疾去大半；喉病基本告愈，发音亦绕梁流水，毫无病态。刻下裁方，主在巩固而旁及咽炎一二。

生地 10g　麦冬 10g　玄参 10g　白扁豆 10g　沙参 10g 山药 10g　桔梗 tg　太子参 10g　胖大海 2 个　甘草 3g　7 剂 煎服

陈某，女，30 岁。1993 年 2 月 12 日初诊。人民印刷厂。

① P233

发音嘶哑，已有多年，受凉、欠睡、多言、疲乏之下即产生疼痛。常有眩晕、咳嗽、低血糖出现。入冬重裘不温，四末冰冷，口因干燥，狂饮不择温凉。

检查：咽后壁淋巴滤泡严重增生，充血艳红。声带肥厚，闭合很差，裂隙前小后大，最大处达 0.1cm；游离缘不整齐，伴以残余性充血。两侧室带及披裂俱增生。舌薄苔，脉细。

医案：喉、咽两病，各有负隅之垒，无法一举两得。只能各个击破。宗先易后难战略，先治咽炎。

生地 10g　金银花 10g　赤芍 6g　象贝母 10g　玄参 10g　杏仁 10g　射干 3g　太子参 10g　桔梗 6g　甘草 3g　7 剂煎服

二诊，1993 年 2 月 26 日诊。

药进 14 剂，发音已不感疲累，高音音色已佳，低音尚有粗糙感。唯药后便稍溏，圊前稍有腹痛。

检查：咽后壁淋巴滤泡增生。充血消失。声带边缘充血已消失，闭合依然不密，室带、披裂仍有增生感。舌薄苔，脉细。

医案：医药之效益已获，治难之任务来临，改取六君。

党参 10g　白术 6g　茯苓 10g　白扁豆 10g　山药 10g　陈皮 6g　沙参 10g　桔梗 6g　麦冬 10g　甘草 3g　7 剂煎服

按：以上四例，都是咽病与喉病同时并作。前三例王某案、童某案、宋某案，采取异病同治手法处理。但各人大同之下，又有在各个情况下的各异。第四例陈某案，无法同治，只能各个击破。这又显示出中医的特色。

费某，女，33 岁。1991 年 7 月 26 日初诊。苏州市。

① P225

一个半月前摘除声带小结后，嘶哑反而加重。幸无疼痛，但作胀及异物感。

检查：咽（－），左扁桃体Ⅰ度肿大。声带肥厚，边缘不平，呈粗条线的两处隆起；右侧一处，闭合很差，欠清白。舌薄苔，脉平。

医案：病灶蟠踞声带，诸症连锁而来，根据查诊分析，固有之肥厚，总以痰瘀导致。伴随之充血，良由暑湿袭侵。治疗之策，当然治本以化痰；治标以清湿解暑。

藿香 10g　佩兰 10g　青蒿 10g　车前草 10g　木通 3g　昆布 10g　海藻 10g　天竺黄 6g　桃仁 10g　当归尾 10g　鸡苏散 12g　7 剂煎服

二诊，1991 年 8 月 11 日诊。

上药进 14 剂，自感稍有好转，但前日开始加重起来。晨起及上午比服药前好些，下午及夜里一如未药之前。

检查：声带充血已无，唯边缘处还有一些充血，左声带边缘不齐欠平改善一些，右侧活动欠灵活，肥厚依然。两侧室带增生。舌薄苔，脉平。

医案：暑天乍冷如秋，乍热似火，终至寒暄难调，则气血之失于冲和，亦属理想之中。刻下浮邪初解，改进化瘀理气消痰。

当归尾 10g　赤芍 6g　桃仁 10g　落得打 10g　昆布 10g　射干 3g　桔梗 6g　天竺黄 6g　海浮石 10g　煅瓦楞 20g　7 剂煎服

按：这一例，是典型处理在顽固的凤恙中，又接受新邪的"标本并存"症的病案。虽然仅仅两次门诊，但在新、旧病的分析层次上作出详实的解释，以及用药的衔接与不同很有分量。也就体现出方脉派喉科与方技派喉科的两个风格。

张某，男，43 岁。1991 年 11 月 12 日初诊。河南林县。

慢性咽炎历 20 年之久，不太疼痛，干燥不舒，鼻咽腔有潴痰难咯。今年年初发音嘶哑，当时诊断为小结，准备保守治疗。刻下音色失泽，咽干而不求饮水，清嗓频频，痰稠不多。入冬畏寒，容易感冒。

检查：咽后壁充血艳红，小血管暴露。会厌卷叶型，声门暴露差，但能看到，小结存在，声带充血。鼻中隔左侧有小嵴突，左中甲息变。舌薄苔，脉小。

医案：多言损气，损则滞，滞则小结峙立。禀质外强而中干，一虚以气怯而失其藩篱作用，故而入冬重裘难温，容易感冒。气怯基于脾亏，脾虚内湿自生，长期湿浊中困，循经上犯，则鼻甲有息变之患。治当培土益气，但刻下适值急发期中，所需之药，正是此时禁忌之品，只能先肃浮邪，邪撤而再治本病。

桑叶 10g 菊花 10g 金银花 10g 净连翘 6g 杏仁 10g 茯苓 10g 薄荷 6g 车前子 10g 桔梗 6g 甘草 3g 5 剂煎服

马某，女，45 岁。1997 年 11 月 6 日初诊。五女中。⑤

发音嘶哑 3~4 年，初起在歌舞团做了针灸，后即恢复正常，但从此高音拉不起来。六月份游栖霞山车上吹了大风，又开始嘶哑。经过西医治疗，诊断为声带息肉，嘱观察一个时期，长大了，手术摘除。后又去针灸，针了两个星期，无有明显好转。口干不多饮。

检查：声带欠瓷色清白，左声带前 1/3 处边缘，有芝麻大白色突起的一粒。对称的右侧也有一粒，较小。不充血。舌薄苔，脉未诊。

医案：职操唱歌老师，多言损气，气损结痰。而且两声带频频磨擦，终以角化而老茧成矣。如在掌跖，则亦胼胝之亚流。本病幸在为虺之际，尚可在禁声与药治中摧之。取金匮桂枝茯苓丸加味裁方。

桂枝 2g　茯苓 10g　三棱 6g　莪术 6g　泽兰 6g　归尾 10g　桃仁 10g　元明粉（冲入）1g　山楂 10g　射干 3g
7 剂煎服

禁声两周

二诊，1997 年 11 月 28 日诊。

自感发音亮朗一些，喉头也舒服。但多言之后及过度疲劳又哑了起来。

检查：声门所见，左侧依然，右侧小结已缩小到接近消失。脉舌如前。

医案：经方出击，效已粗来。药味作稍稍调整。

茯苓 10g　三棱 6g　莪术 6g　泽兰 6g　归尾 10g　赤芍 10g　桃仁 10g　川贝粉（吞）3g　山楂 10g　射干 3g　7 剂煎服

三诊，1997 年 12 月 15 日诊。

发音已正常，讲话可以多讲几句。唯这次经来，量特多，色正常。

检查：小结，右侧已消失，左侧残存极微。舌薄苔，脉平。

医案：两进攻坚，虽似杀鸡取用牛刀，但亦不虚此掷。当然一般峻药，中病即止。处方再予增损。

红花 6g　桃仁 10g　归尾 10g　赤芍 6g　川贝粉（吞）3g　山楂 10g　陈皮 6g　天竺黄 6g　射干 3g　蝉衣 3g　7 剂煎服

四诊，1998 年 1 月 8 日诊。

未挂号，要求单单检查一下。

见声带恢复瓷白色，小结消失。嘱原方再 7 剂，用维持量，即两天进 1 剂。

刘某，女，34 岁。1992 年 5 月 8 日初诊。马府街小学。① P238

咽干声嘶，偶有局部跳痛，已 1 年之久，咽干而求饮频频，喜热水。痰多能咯。

检查：咽后壁淋巴滤泡增生，严重污红，干涩少液。声门暴露不全，仅见后 1/3，所见之处，右声带欠清白，闭合不密。舌薄苔，脉细。

医案：纵然声门难窥全貌，但以闻诊而断，似无多大病变。暂从清火益水为法。

生地 10g　玄参 10g　金银花 10g　蚤休 10g　芦根 30g 白茅根 10g　天花粉 10g　天竺黄 6g　桔梗 6g　甘草 3g 7 剂煎服

二诊，1992 年 5 月 19 日诊。

药进 14 剂，喉头跳痛消失，干燥稍感缓解一些，痰量少一些，发音也接近正常。纤维喉镜报告为声带小结。舌薄腻苔，脉细。

医案：诸证次第改善，唯有小结峙生，只须节言罕语，谅来勿药在望。

生地 10g　玄参 10g　天竺黄 6g　瓦楞子 30g　山楂 10g 丹皮 6g　血余炭 5g　川贝母 10g　射干 3g　蚤休 10g　甘草 3g　7 剂煎服

同时多食海带、海蜇、芋艿。

按：第一例张某案，用宣解表剂，尚未真正涉及治疗小结。准备复诊时治小结，惜乎未来复诊。第二例马某案，是针对性极强的治疗小结。看来疗效极佳。但如其手术摘除，则效果也极好，而且还可节约许多时间。第三例刘某案，也是小结，但全神观注于咽病而未与处理小结。

周某，男，57岁。1983年6月2日初诊。② P243

声音嘶哑，已历匝月，自知多言所致。喉间胀滞不舒，频频清嗓，但无痰咯。曾在某医院诊断为"右侧声带息肉"。但手术摘除两次均未成功。

检查：咽黏膜轻度充血，会厌较肥厚，声带暗红，右侧声带边缘前、中1/3交界处有一息肉，半粒米大，色微红，基底广泛，声门闭合不严，舌苔如常，脉有涩意。

医案：喉镜燃犀，声带见有息赘，早已越乎"金实""金破"范畴，良以多言损气，气病则血滞，瘀乃积矣。法依"抵当"，方宗"三甲"。

酒制地鳖10g　醋炒鳖甲10g　炮山甲10g　僵蚕10g柴胡6g　桃仁10g　三棱6g　莪术5g　落得打10g　蝉蜕3g　7剂煎服

上方药服10剂，患者声渐亮朗，复查声带息肉明显缩小。原方加毛慈菇10g，续进10剂。复检声带已如常人，咽喉诸症逐一告退，发音清亮。

按语：声带为喉部韧带，乃发声之关键。古人缺乏喉部检查，仅认识到声出于喉而赖于肺气，故叶天士提出"金破不鸣"、"金实不鸣"之理论，近三百年沿用，未越雷池一步。家父从"肝生筋"理论出发，提出"声带为筋，当肝所主"的论点，为理气化瘀治疗声带疾患的方法正名。此案采用的三甲散，原载于吴又可《温疫论》下卷"主客交"条下，方由鳖甲、龟甲、穿山甲、蝉蜕、僵蚕、牡蛎、䗪虫、白芍、当归、甘草组成，主治外感病"客邪胶固血脉"。后薛生白改变此方成六味：酒炒地鳖虫、醋炒鳖甲、土炒穿山甲、生僵蚕、柴胡、桃仁，治疗"暑湿不得外泄，遂深入厥阴，络脉凝瘀"而致"口不渴，声不出"等症。海昌许益斋释此方义配伍甚妙："用异类灵动之物，鳖甲入厥阴，用柴胡引之，俾阴中之邪尽达于表；蟅虫入血，用桃仁引之，俾血分之邪尽泄于下；山甲入络，用僵蚕引之，俾络中之邪亦从风化而散"。家父用三甲，专取其直入肝经，散血祛瘀之能，另加三棱、莪术，加强化瘀散结之功；落得打清热活血，以制诸药温燥之性，且以蝉蜕开音，诸药合力，竟将有形之息赘化为乌有。

按：用三甲散只能对付这个病的"证"，绝对不是治疗声带息肉用三甲散。

贾某。女，31岁。1991年9月11日初诊。南工幼儿园。① P239

咽喉病历7年之久，基本上没有愈舒之日，唯时重时轻而已。症之主者为发音失泽，伴以干涩、痛及异物感。今天适在"最佳状态"中。

检查：咽后壁部分黏膜有萎缩感。声带肥厚，很清白，唯闭合不密，在后1/3处呈"△"形隙裂。舌薄苔，质有红意，脉细。

医案：病在咽隘者少，而在簧键者多。前者津不养咽，后者肾不纳气。故而治咽则难顾喉，治喉则泽及于咽。取益肾纳气法。不过声带闭合不密，取治较为不易，遑论已成三角，而最宽处超过2mm。

熟地10g　山药10g　五味子10g　诃子肉10g　泽泻6g　丹皮6g　覆盆子10g　菟丝子10g　茯苓10g　桑椹子

10g　7 剂煎服

按：声带闭合出现三角形的大隙裂，可是未来复诊而不知预后。所以只能知道家父是怎样处理的而已。

声带麻痹

本症应该列入嘶哑失音中，但以此病较多发，而且治疗困难，所以独立专项，以兹重视。

罗某，男，55 岁。1991 年 5 月 10 日初诊。南化二建部。① P240

声嘶 1 年余，吃饭作呛。曾患鼻咽癌，经放疗治愈。食道钡透无异常。

检查：咽不红，后壁干。间接喉镜下会厌（－），双声带肥厚欠清白，右声带固定正中位，左侧活动尚可。舌质红苔薄少，脉平。

医案：喉肌麻痹，失其收缩运动之功能；阴津久耗，无法濡喉养咽之润泽，病属"体""用"两伤。至于恢复功能，实非易事。

白僵蚕 10g　全蝎 6g　生地 10g　当归 10g　功劳叶 10g　白芍 6g　钩藤 10g　党参 10g　麦冬 10g　甘草 3g　5 剂煎服

二诊，1991 年 5 月 31 日诊。

药进 15 剂，发言清楚一些，痰不太多，一如曩昔，纳食呛逆者无改善，干涩之感好些，一晨一夕作咳，受凉即发低烧。

检查：所见情况同上诊，梭缝超过 0.2cm。舌边净中有黄腻苔，脉平。

医案：药取攻补兼施，尚感合适，不过苔黄而腻，似乎参麦难投，但得凉即病，可知卫气之虚已至极点，不加关注，亦劳而无功。原方稍事调整。

白僵蚕 10g　全蝎 6g　钩藤 10g　丹参 10g　桑寄生 10g　当归 10g　白术 6g　党参 10g　功劳叶 10g　白芍 6g　石斛 10g　5 剂煎服

三诊，1991 年 7 月 9 日诊。

药进 10 剂，在平稳中度过。唯夜有咳嗽，有痰。大便偏稀。

检查：喉检同前，充血似乎好些。舌苔正在化中。

医案："斯人斯疾"力求平稳。幸而尚能应心而得，仍步原旨。

原方去石斛，加白花蛇舌草 10g、大贝母 10g，5 剂煎服。

四诊，1991 年 8 月 26 日诊。

诸证平稳，唯感从咽至耳部肌肉发凉、发麻，头位转动时即好转，干仍严重。

检查：喉部所见同上。舌质干，有腻苔斑斑，非整块的存在，脉平。

医案：干燥逾魃，又值暑令，当然津更枯槁，津血同源，诸体失养失濡，麻木之来亦可逆料得之。紧步原旨，加用时令药。至于声带巍然不动者，刻下只能置之不顾，即所谓缓急之分。

青蒿 10g　玉泉散 20g　桑寄生 10g　芦根 30g　蚤休 10g　石上柏 10g　油松节 10g　玉竹 10g　知母 10g　白花蛇舌草 10g　7 剂煎服

五诊，1991 年 8 月 20 日诊。

在此期间一度感冒，但比过去为轻，6 天即愈。经过几度复检，俱无问题，咽至耳根部内肉发凉、发麻在感冒前已没有，经过感冒又有一些。口腔干依然无改善。舌苔腻已在化中，脉平。

医案：难求之"稳定"竟然出现而持久，殊堪欣慰。干燥痰多惟一之苦，当然努力应付。至于声带之恙暂不顾及，而冀集中药力作各个击破之策。

青蒿 10g　蚤休 6g　玉泉散 20g　石上柏 10g　麦冬 10g　玉竹 10g　川贝母 10g　天竺黄 6g　女贞子 10g　黛蛤散 20g　7 剂煎服

六诊，1991 年 9 月 6 日诊。

发音仍在姗姗改善。左耳耳鸣，如蝉噪，午后加重；右耳也有鸣响，为有节奏的"苏""苏"声。咽部干燥稍好些。

检查：咽后壁少液，黏膜萎缩。舌腻苔较厚，脉平偏细。

医案：诸恙平稳，咽干液少，总为津液之暗亏。耳鸣聊啾，当然肾阴之不足。暗亏、不足，出现于久病之躯，事亦在乎意中。刻下扶正，偏向养阴，但舌苔厚腻，又是取药之障碍一种。

太子参 10g　茯苓 10g　玄参 10g　白扁豆 10g　石上柏 10g　六曲 10g　山楂 10g　六一散 12g　蚤休 10g　白花蛇舌草 10g　7 剂煎服

七诊，1991 年 10 月 25 日诊。

精神已振作，胃纳亦可，耳鸣症状减轻许多（右耳已不鸣）。口咽作干仍难润。舌苔经常发黑。

检查：咽后壁仍然萎缩干燥。舌白腻苔，脉平。

医案：诸症纷纭，刻下重点在咽干，次为耳鸣。至于音色嘶竭，乃系"体"诊决定且已定型，治亦徒劳，可以视而不睹。历用培土论治，固属求本，但获效虽稳而缓。改用养阴，似乎又有捷径可抄，而且耳为肾窍，更有旁助多多。

熟地 10g　川黄柏 3g　知母 10g　白扁豆 10g　山药 10g　石斛 10g　乌梅 10g　玉竹 10g　白花蛇舌草 10g　7 剂煎服

徐某，女，37 岁。1992 年 1 月 7 日初诊。安徽。① P243

失音恰值周年，可能系 20 多天连续上课所致，当时即言不成声。逾两个月又上了课，从此嘶哑而郑声。西医诊断为"声带麻痹"，做过许多治疗，俱难满意。无一切（局部、全身）症状，唯喉头似有粘痰附丽，难以咯豁。

检查：右声带固定不移，披裂左轻右重，肥大增生，轻度充血晦黯。舌薄苔，脉细弦。

医案：绛帐传经，多言损气，气损则滞，滞则生痰、生瘀。脉虽细小，但尚非亏损之证，暂时可从理气化瘀、消痰为法。拟方 20 剂，观察疗效，再求深入。取《窦氏疮疡经验全书》之木香流气饮合《医林改错》之通窍活血汤参酌裁方。

木香 3g　乌药 6g　枳壳 6g　落得打 10g　三棱 6g　莪术 6g　红花 6g　天竺黄 6g　当归 10g　川贝母 10g　7 剂煎服

二诊，1992 年 1 月 28 日诊。

药进 20 剂。一无变化，唯痰量少些。

检查：同初诊。舌薄苔，脉细弦。

医案：药进念剂，一如蚍蜉之撼大树。虽谓痰量减少，但乃毋关大局之事，未能作"有效"目之。麻痹一病，事属难医，与其敷衍搪塞，不若铤而走险，以祈万一之幸。

蜈蚣 1 条　益母草 10g　丹参 10g　当归 10g　白僵蚕 10g　天竺黄 6g　三棱 6g　莪术 6g　穿心莲 10g　油松节 10g　20 剂煎服

三诊，1992 年 3 月 6 日诊。

药进 28 剂，当服药 10 剂之际，似乎发音轻松一些，但不久又差了，新添口干。对照前后两方，自己认为后者有一点效。

检查：同上诊。舌薄苔，脉细。

医案：取用虫药，虽难言有效，但较第一方之无效可谓略胜一筹。而且在青囊之药，丹灶之火，毕竟可抱"又一村"寄望。方从驱风活血手法。

蜈蚣 1 条　全蝎 6g　僵蚕 10g　蝉衣 3g　天竺黄 6g　当归 10g　熟地 10g　白芍 6g　绿豆衣 10g　甘草 3g　7 剂煎服

四诊，1992 年 4 月 14 日诊。

药后头脑跳而痛，为时短暂，一瞬即逝，口已不干，月事量少而时准。

检查：纵然一月中，服药两周，辍药两周，似乎一曝十寒之嫌，但毕竟为顽疴难治之故。再取养血息风一法，盖舍此亦难作第二选择。

熟地 10g　当归尾 10g　丹参 10g　红花 6g　桃仁 10g　干地龙 10g　全蝎 6g　僵蚕 10g　乳香 3g　没药 3g　油松节 10g　7 剂煎服

宋某，男，55 岁。1992 年 4 月 14 日初诊。南京第二设计院。① P244

去年底做甲状腺手术后，即发音嘶哑，至今难以恢复，无一切自觉症状，唯局部有收缩、牵制、紧张感。纳食正常。

检查：悬雍垂松弛，下拖及舌。会厌卷叶型，声带固定难展。舌薄苔，脉细。

医案：麻痹一症，势难回天，姑拟化痰熄风以试探，是否有万一邀幸？难言！好在成功则喜，败北也无伤。

蜈蚣 1 条　全蝎 6g　僵蚕 10g　赤芍 6g　当归尾 10g　桃仁 10g　红花 6g　泽兰 6g　益母草 10g　蝉衣 3g　7 剂煎服

二诊，1992 年 5 月 8 日诊。

药进 14 剂，客观上似无反应，嘶哑依然，主观觉得有所好转，上月 26 日发音亮朗，但以吵嘴声大而再度嘶哑起来。

检查：声门所见同上诊。舌薄苔，脉细。

医案：深陷困境而竟然发音改善，诚所谓幸邀一得。惜乎金人之口启封，既得之成果又失。今当再度乞灵于原方，佐以益气之品。

党参 10g　黄芪 10g　全蝎 6g　蜈蚣 1 条　僵蚕 10g　桃仁 10g　红花 6g　落得打 10g　槐花 10g　油松节 2 个　7 剂煎服

芮某，女，64 岁。1992 年 12 月 25 日初诊。泗洪县。① P245

右乳房以癌而大面积切除已 23 年，十分平稳良好。两个半月以前，餐食时以气而急之下，发音陡然嘶哑，同时胸膺发凉两天。饮水有呛咳。

检查：咽（-），声带、室带一片充血晦黯，右声带不活动，固定于正中线稍稍偏向旁中；左侧运动良好。舌薄苔，质淡，脉小弦。

医案：肝为将军之官，声带隶厥阴之属，故而情绪一震而失音。治当疏肝养血以求本，熄风以治标。

柴胡 3g　白芍 6g　丹参 10g　蜈蚣 1 条　当归 10g　全蝎 6g　僵蚕 10g　大贝母 10g　泽兰 6g　落得打 10g　7 剂煎服

二诊，1993 年 1 月 12 日诊。

上方已进 14 剂，发声已趋亮朗，饮水作"呛"已稍有改善。胸闷不畅。

检查：咽（－），喉门一片晦黯型充血，减轻 2/3。舌薄苔，脉细弦。

医案：14 剂虫药，大有一掷而中鹄之势。者番裁方，以养为主。

蝉衣 3g　僵蚕 10g　宣木瓜 10g　黄芪 10g　党参 10g　白术 6g　落得打 10g　茯苓 10g　当归 10g　泽兰 10g　蜈蚣 1 条　7 剂煎服

朱某，男，42 岁。1992 年 10 月 16 日初诊。宝应。① P246

进服熄风化痰剂，自感喉头已舒畅一些，唯发音依然不出。

检查：喉未查，咽充血红艳型。舌质红赤，苔薄，脉数。

医案：诸恙偏于热象，但亦未敢取苦寒之剂以淬之。暂时再从原旨深入，以窥动静。

蜈蚣 1 条　全蝎 3g　僵蚕 10g　罗布麻 10g　天竺黄 6g　菊花 10g　菖蒲 3g　象贝母 10g　黛蛤散 20g　生地 10g　蝉衣 3g　4 剂煎服

二诊，1992 年 10 月 23 日诊。

仍然无声，自感局部舒服一些，在家量过血压不高。痰不多，有时作呃。咽后部有疼痛感。

检查：咽后壁淋巴滤泡增生，有充血感，侧索肥大。咽反射过敏，不合作而无法查见喉部。舌薄苔，脉平。

医案：两度虫药，祛风镇木，毫无效益可言，再步前径，诚恐仍然无获。唯以咳嗽稍有声音，再寄望于甘麦大枣。

甘草 5g　小麦 20g　大枣 7 枚　菖蒲 3g　蝉衣 3g　枳壳 6g　莱菔子 10g　玉蝴蝶 3g　血余炭 3g　7 剂煎服

三诊，1992 年 10 月 27 日诊。

两度门诊，两法处方，俱以失败而告终，好在纤维喉镜检查室带披裂正常。仅声带肥厚充血，发音时闭合不全。舌薄苔透黄，脉平。

医案：开音之法，两方无效，如再踵进，亦属徒然。《喉科指构》有取附桂以治喑之法。但舌见透黄，声门充血，似乎隔阂枘凿而难投，不过汪石山强调"舍脉""舍症"学说，仍可一试。如 7 剂无效，可暂停而再求另法。

淡附片 6g　炮姜 3g　菖蒲 3g　蝉衣 3g　路路通 10g　射干 3g　枳壳 6g　甘草 3g　马兜铃 10g　诃子肉 10g　7 剂煎服。

四诊，1993 年 12 月 10 日诊。

去年 10 月失音，经本科治疗 3 次及兼用西药，发音已正常。后遗者喉头奇痒，痒甚则泛恶，泪溢滂沱，幸为时仅仅几分钟。多言后即干燥。在受凉疲劳、多言和进烟、酒、辣之下即发作。

检查：咽峡弥漫性充血（晦黯型）。舌薄苔，脉平。

医案：咽喉奇痒，查无异常，宗《内经》诸痛痒疮俱属心火处理。

川黄连 3g　川黄柏 3g　生地 10g　竹叶 10g　灯心草 3g　白茅根 10g　芦根 30g　知母 10g　甘草 3g　6 剂煎服

唐某，女，30 岁。1992 年 12 月 16 日初诊。镇口市。

① P248

手术摘除甲状腺囊肿 35 天后。发音在术后第 3 天出现嘶哑，至今无恢复倾向。饮水有"呛"逆。发音乏力费劲，音量难大，音调难高。睡眠不酣多梦。大便稍偏干。月事正常，但有瘀块色紫。痰多能咯，登梯时气怯、气促。

检查：扁桃体、咽无异常。左声带难以外展，右侧正常，其色泽也均正常。两披裂严重增生，呈槌状，后连合正常。无充血等现象。舌少苔，质淡红，脉细。

医案：气怯于中，经手术影响，而诱得声出失泽而无力，情非常见之"金实""金破"范畴。取重剂益气而鼓舞其橐钥。

黄芪 10g　党参 10g　白术 6g　紫河车 10g　茯苓 10g　山药 10g　百合 10g　白僵蚕 10g　木瓜 10g　甘草 3g　7 剂煎服

二诊，1993 年 1 月 14 日诊。

上药进 21 剂，发音已亮朗一些，"呛"的情况已没有。即使近来急性发作，也宣告痊愈。不耐多言，平时也高音难以发出，音色尚可，音域很窄。

检查：咽（－），声带充血，呈弥漫性，两室带活跃，两披裂增生有增无减，左侧且有绿豆大小的球状突起。舌薄苔，脉细。

医案：以发音改善而言，证已获效。言出乏力，气怯使然。治可步迹前旨，予以深入即可。但反增充血，显系残邪未撒所致。披裂增生，坟然突起，只能留待以后处理。

党参 10g　黄芪 10g　升麻 3g　白术 6g　茯苓 10g　百合 10g　山药 10g　蝉衣 3g　木瓜 10g　仙茅 6g　甘草 3g

7 剂煎服

三诊，1993 年 2 月 9 日诊。

复诊处方又进 21 剂，发音低音尚可，高音难以上去。

检查：披裂依然木肿僵坚，左侧且固定不能活动。舌薄苔，脉细。

医案：复诊补剂，竟以搏浪之锥，虚此一掷。知误必纠，重倚坚者以攻，瘀者以破，再参虫药以助其威。

三棱 6g　莪术 6g　地鳖虫 10g　僵蚕 10g　红花 6g　桃仁 10g　泽兰叶 10g　当归尾 10g　赤芍 6g　油松节 10g

7 剂煎服

按：六例声带麻痹症，其中疗效特佳者一例，为第一例罗某案。有效两例，第四例芮某案及第五例朱某案。不佳者两例，为第二例徐某案，可能与他的进药不认真有关。第六例唐某案。还有一例第三例宋某案，在治疗前早就估计不可能有效。但以此计算，中药成绩，还是不错的。其所以获得这些疗效，完全归功于中医的学说理论与治疗手段。在"固定安排"（中医学说理论）"灵活应用"（医生的思路决断）八个字中完成他的临床工作。

唐某，女，56 岁。1991 年 9 月 10 日初诊。南京机场。
① P254

今年 6 月中浣做声门下喉癌喉裂开手术，手术成功，但发音嘶哑，而且抑郁不扬。呼吸稍感难畅，多言及活动即气促而喘。20 年前做过甲状腺癌手术。胃溃疡出过 5 次血，现已治愈。两肾亦有病，已开刀为结石。

检查：颈前手术疤痕。声门各组织已推动正常位置，左声带固定于正中线，不能外展，充血晦黯。舌薄苔后腻，脉细。

医案：荏弱之躯，麇集之病，应攻（指喉病）而不能言攻；宜补而难投峻补。只能私淑张聿青的轻清轻养手法，以资稳步中求瘥。

太子参10g　茯苓10g　山药10g　当归尾10g　白扁豆10g　赤芍6g　百合10g　丹参10g　蝉衣3g　甘草3g　7剂煎服

二诊，1991年10月22日诊。

药进34剂，精神与体力明显改善而振作，发音稍感轻松，幸喘息气短亦改善良多。

检查：喉部同上诊。舌苔已化为薄苔，脉细。但较前有力。

医案：轻舟已过险峡，残余诸症似属后遗。再进养血和营益气手法，以冀更上一层楼。崇八珍。

党参10g　白术6g　茯苓10g　制首乌10g　当归身10g　白芍6g　丹参10g　益母草10g　山楂10g　甘草3g　7剂煎服

朱某，男，64岁。1992年8月21日初诊。南航。① P255

1年前发音失泽，经诊断为喉癌。在国外电疗，局部检查得病灶消失。一度反应之肿，刻下退而未尽，主在颈下部。胃纳很差，食量锐减。痰多伴咳，色白粘稠，易豁能咯。大便难圊，两三天一解，乞灵于油栓。口干求饮，喜凉。

检查：满口殷红无液，咽（－），会厌轻度肿胀，声门暴露不全。舌光无液有裂痕浅而多，脉平偏细。

医案：斯疾（喉癌）初瘥，阴津枯竭，枯则燥，燥致燥痰，燥能干渴。津既燥之于上，液必槁之大肠，大便安能正常。至于颏下之肿残存，乃其余波耳。方从养阴生津入手。津液一充，胃阴自沛而饮食自增。

西洋参 5g　石斛 10g　麦冬 10g　沙参 10g　女贞子 10g　芦根 30g　川黄柏 3g　知母 10g　京玄参 10g　乌梅 10g　蚤休 10g　7 剂煎服

二诊，1992 年 9 月 9 日诊。

药进 14 剂，颏下硬结木肿明显缩小软化。痰量正常，咳已止歇。口干、便秘仍然。胃纳依然不增。自感神疲，嗜睡而气短。

检查：口腔黏膜充血消失，津液仍然枯槁，会厌肥厚，声门观察暴露不全。颏下边缘不清而粘连的坚块，明显缩小，稍有软感，表皮已有皱纹。舌光无液，脉细。

医案：后遗之症，津枯液槁而致。当从滋水生津。幸失荣一症，已有坚消肿退之象，治宗前法。

西洋参 5g　蒲公英 10g　石斛 10g　枫斗 10g　生石膏 30g　石上柏 10g　乌梅 10g　知母 10g　火麻仁 10g　麦冬 10g　芦根 30g　昆布 10g　7 剂煎服

按：这两例，都是喉癌手术后的后遗症。经过这两例医案，可以获得这样一个概念，就是中医中药在癌症前、中两期是没有作用的，但在西医手术、光疗、化疗之后的大局已定之后，在"复查""观察"阶段的中医中药大有其用武之地。诚如《全国著名中医医学经验丛书·干祖望经验集·肿瘤》："一经确诊，中医药一无效用。笔者很早对病家告之以'束手无策'，明确介绍西医来手术、放疗、化疗。而且更不愿以中药敷衍，药亦无用。一般来讲，任何险恶，西医大多可以力挽狂澜，悬崖勒马。一待略略稳定以后，则再无更好的办法来求其去疾务尽，只能以'观察''定期检查'两个办法。此时中医介入，中药治疗，的确起到控制其波动稳定，调整饮食、睡眠、两便正常，带病延年。具体治疗：

扶正　　　　占 30%
抗癌　　　　占 30%
辨证论治　　占 30%
归经属脏　　占 10%

这是'固定安排'，但更需要你的'灵活应用'"。

杓状关节炎

杨某，男，47 岁。1991 年 7 月 6 日初诊。梅山铁矿。① P252

一向言语正常，今年 3 月以家务事而情绪极度不宁，甚至睡不及时，后来头脑陡然作胀，即言而无声，心烦意乱，因之更狂酒浇忧，日可半斤，至今虽治而无效。以两膝关节为重点的关节炎，已 20 年左右，至今受凉即急发。头有钝痛及胀，伴以眩晕……。在高兴时有些声音。

检查：声带肥厚不清白，有梭缝，中 1/3 隙裂达 0.2cm 以上。舌薄苔，脉平。

医案：向有关节炎而移祸喉杓关节之嫌，加之情绪极度波动，又借酒浇忧"抽刀断水"。在笑、咳之际仍有粗糙之音，大有"癔性失音"之征，似尚有出音可盼。但闭合如此之差，则不能不叹明知"挟泰山以超北海"，但仍努力为之。

甘草 6g　小麦 20g　大枣 7 枚　金银花 10g　葛花 6g

菖蒲 3g 鸡距子 10g 蝉衣 3g 天竺黄 6g 路路通 10g 诃子肉 10g 7 剂煎服

二诊，1991 年 7 月 27 日诊。

上药仅吃 7 剂（计 3 天 1 剂），诸症无变化。舌薄苔，脉平。

医案：迹近"不治之症"，进药"一曝十寒"。一无反应，理所必然。原方有效与否？无法判断，只能原方再进 15 剂，并予观察。

三诊，1991 年 8 月 30 日诊。

仍然言出无声，幸头痛跳痛减轻，余恙变化不大。近又感冒 1 周，睡眠欠佳。

检查：与上诊完全相同。舌薄苔，脉平。

医案：半截金人，难求九顶，看来黔技尽矣。刻下虽然感冒，幸已进入恢复期，虽然多次来医，疢无一报，最后一次，作背城借一。

蝉衣 3g 蜈蚣 6g 全蝎 6g 僵蚕 10g 胆南星 3g 枳壳 6g 当归尾 10g 赤芍 6g 丹参 10g 菖蒲 3g 7 剂煎服

按：此症此治，疗效不佳，可能与"迹近不治之症，进药一曝十寒"有关。但处方用药还是矢中其的的。

喉神经痛

翟某，女，56 岁。1991 年 11 月 22 日初诊。南京。① P253

病已日久，近 4 周咽喉疼痛如刺，痰不多而夹血，大多清嗓逆吸而出，血色紫黑，量很少，颜面"起火"烧灼感，舌边作痒，涕中也有血迹。环唇干燥已多时，大便干结，近来好些。

检查：鼻黏膜偏干，咽（－）。舌薄苔，脉细。

医案：上诊（前医）取养阴清热治法，确属中鹄之矢，萧规可曹随，至于生效未能竿影者，慢性调理病也。

沙参 10g　麦冬 10g　天花粉 10g　赤芍 6g　丹皮 6g　茜草 10g　紫草 10g　川黄柏 3g　知母 10g　芦根 30g　7 剂煎服

二诊，1991 年 11 月 29 日诊。

疼痛已解决，有痰而无血，面部"起火"已消失，鼻涕已无锈色。唯近来睡眠不佳。

检查：鼻黏膜干燥而下甲瘦削，咽（－）。舌薄苔，脉细。

医案：肺经虚热，药到而除。再进几剂亦去疾务尽之意耳。

沙参 10g　麦冬 10g　天花粉 10g　芦根 30g　白茅根 10g　川黄柏 3g　知母 10g　熟地 10g　乌梅 10g　甘草 3g　7 剂煎服

按：疗效如何？以没有搜集到以后的复诊病案而难下断语。不过不管怎样，第二诊的药后反应，有效是肯定的。但又必须申明，绝对不能把有效的成绩，归功于养阴清热法。这养阴清热法，仅仅对此"证"是有效的，对其他的"证"，必然文不对题（法不对证）而一无效果了。

口腔科病

唇 病

别某，女，30岁。1992年5月12日初诊。大厂区。① P384

咽病两年，唇病一年。主症始以多稠痰而咳，经治后，咳止而稠痰减少。有时胸痞塞。环唇皲裂，之后以感冒之扰而上下唇俱肿胀，继之环唇及口腔出现糜烂，言语、进食障碍，伴以疼痛而且较剧，口水奇多，外溢难止。干则结痂，烧灼感（患有红斑性狼疮。现服激素、雷公藤片、六味地黄丸）。

检查：口腔硬腭有两块严重充血斑，未见溃疡，环唇糜烂，下唇水肿，两口角为重点。舌严重脑纹样，深达0.3cm，纵行10数条。少苔而瘦，脉细。

医案：貌似茧唇（剥脱性唇炎）而实难列入茧唇行列。舌背脑纹，深而且多，纵然有阴虚之感，但脾经之湿浊未除，总难单纯以养阴。暂取醒脾化浊，同时亦难取香燥。

（内服）茵陈10g　车前子10g　太子参10g　茯苓10g　山楂10g　碧玉散15g　藿香10g　佩兰10g　六曲10g　7剂煎服

（外用）黄芩膏、养阴生肌散调和，涂唇部。

二诊，1992年5月19日诊。

自感好些，咽痛接近消失，干燥略润，浓痰依然很多，胸膺痞塞仅晨时有些，环唇燥裂明显改善，烧灼感减轻，燥裂以涂擦油膏而没有。颏下颌下的结节似乎在发展。

检查：颌下、颏下两区桂圆核大小的淋巴结十数个结实坚韧，无粘连、无压痛。环唇尚滋润（擦油膏）。两口角有糜烂，舌裂均同上诊。少苔，脉细。体温 37.1℃（上午）。

医案：蕴结之湿浊渐化，阴虚之象迹更显，治当倾向扶正滋阴。不过颌下痰核磊块，总非一般常见之恙，另当扣外科之扉，深入检查另予治疗。

川贝母 3g　玄参 10g　昆布 10g　海藻 10g　煅牡蛎 20g　沙参 10g　当归 10g　白芍 6g　白扁豆 10g　生地 10g　7 剂煎服

外用药续用。

三诊，1992 年 8 月 14 日诊。

咽喉浓痰奇多，吞咽稍有痛感，发音失泽，环唇糜烂一度缓解而刻又如前。低度发烧，至今未清，喉头异物感严重，常以干燥奇痒而导致频频干咳，头昏沉感。

检查：咽峡充血（红艳型），两侧出现散在性增生溃疡，环口唇红赤糜烂，喉检不配合而失败。舌红而光无苔、纵行裂痕深而且多。脉细有数意。

医案：虚象日趋严重，津液已至涸境，非玄武南海之水，似乎难制其炎炎之焰。急取大补阴丸合玉女煎。狂澜之挽，事非易易。

（内服）熟地 10g　知母 10g　川黄柏 3g　生石膏 30g　麦冬 10g　石斛 10g　乌梅 10g　女贞子 10g　鳖甲 10g　青蒿 10g　墨旱莲 10g　7 剂煎服

（外用）珠黄散 3 支，吹用。

按：这例唇炎，虽然不是典型的，但它的难以处理，决不逊于典型的。这里三诊之际，还是处于高峰阶段。一诊用醒脾，二诊倾向于养阴中佐以化痰，三诊用大剂滋阴生津一法。但都非进入真正治疗此病的治法。《千氏耳鼻咽喉口腔科学·剥脱性唇炎》分为三型三治法，谓：

脾湿心火上犯者，当渗湿清火。

脾虚者，健脾制湿。

血虚生风者，养血熄风。

外用药，初期用黄连膏纱布盖贴。

后期用黄连膏中加 10%~15% 的八宝眼药，调匀盖贴。

杜某，女，42 岁。1991 年 11 月 19 日初诊。市外贸。

① P409

20 年来一届深秋履冬，在鼻翼及其周围、上唇，起丘疹成簇而作，刺痛灼热，自破之后，渗出浆液性分泌物，最后结薄痂，7~10 日痂落而痊，愈后无后遗瘢痕。咽喉奇干，也与症同时出现，求饮喜温，近来大便偏稀，日圊两次。

检查：两鼻翼及下唇左侧浅在性皮损左多右少，上丽薄痂。颌下扪到淋巴结。鼻前庭（－）。咽（－）。舌薄苔，脉平。

医案：长期肺胃积热，以其恙属轻微，可以随积而随泄。时届金燥之深秋，藏令之冬季，肌肤收敛，玄府闭锁，纵使轻微之邪，亦难能外出，于是循经上犯（鼻为肺窍，唇属阳明），起泡成疳矣。治当清化肺胃，稍佐透邪。

荆芥炭 6g　白鲜皮 10g　丹皮 6g　赤芍 6g　地肤子 10g
绿豆衣 10g　芦根 10g　蝉衣 6g　豨莶草 10g　桑白皮 10g
7 剂煎服

慢性根尖周围脓肿瘘管

翟某，男，28 岁。1997 年 9 月 16 日初诊。⑤

今年 1 月患龋齿引起的根尖周围脓肿，在前庭经医生切开后排脓，但后又在舌面自溃一孔出脓。经过治疗，前庭溃孔愈合。而舌面一孔一直存在不愈合。现在如用力一吸，在溃孔里就可吸出牙膏似的一根小条子，有臭气。在身体不舒服时，即有脓水溢出，但不臭。

检查：在 ³²†￣齿间，有一瘘管，周围无炎症。³²†￣无叩击痛。舌薄苔，质淡白无华，脉细无力。

医案：症属瘘管，且很单纯。良以病人营养不良，神形衰赢，正气不充，实无力以荣肌养肉而获得收口。治宗外科"溃疡首重脾胃"论点裁方。不过气亏及血，酌加四物。

党参 10g　黄芪 10g　白术 6g　茯苓 10g　山药 10g　当归 10g　丹参 10g　首乌 10g　阿胶（另烊冲兑）10g　甘草 3g

二诊，1997 年 10 月 6 日诊。

口中咸味已没有（即渗出物减少或没有）。孔洞仍然存在，但吸出的牙膏样物质已很少，如其吸的次数多了，即没有。

检查：同初诊。舌薄苔，质淡。脉细。

医案：渗出物明显减少者，正以正气渐充而足以抑止其产生矣。瘘口不闭，良以病灶涉及槽骨而有所影响耳。方已对症，毋事更张。

原方除首乌，加熟地 10g。

取用维持量（两天进一剂，方法第一天煎出第一汁，冷藏明日服。再煎第二、第三汁，当天服完。第二天把昨天药汁加温进服），坚持1个月。

三诊，1997年11月21日诊。

分泌物已没有。食欲已增，精神亦旺。

检查：窦道口在细心中仍能找到。舌薄苔，脉细。

医案：愈合之期待临，荏弱之身渐充，诚所谓"土肥而苗壮"。再以成药扫尾。

四仪膏500g，每服取一汤匙，开水烊化成饮料，晨晚各一次饮服。

按：家父此法此方，全部继承了中医外科一贯治病的手段，在喉科学中是未见的。

齿龈炎

黄某，男，17岁。1992年10月25日初诊。安徽淮北市。① P391

三年多来，$\frac{}{87|78}$ 齿龈上出现溃疡，少痛而不臭，一直维持到现在。今年7、8月份急性发作一次，稍加处理而自愈，本月初老病灶又加重急发，肿痛发炎，胃纳差，睡眠难，但无寒热。翌日除凤羌区肿胀外，波及两颊，右颜漫肿，经过治疗，俱有好转。昨天21点，舌头陡然疼痛及麻肿。

检查：两侧上方智齿龈后肿胀，伴以溃疡，创口有僵化现象。舌体右侧大面积破碎。右侧颌下区扪到淋巴结，指头大4~5颗，有压痛。舌薄腻苔，脉洪大而数。

医案：龈病3年，暂姑不论。舌体之烂，决非浅在。暂先重剂清心。

水牛角15g　生地10g　丹皮6g　赤芍6g　穿心莲10g

川黄连 3g　金银花 10g　芦根 30g　紫地丁 10g　甘中黄 3g
2 剂煎服

二诊，1992 年 11 月 4 日诊。

在此期间，住在口腔医院，上方 2 剂已服，今日刚出院。刻下舌体发炎之热已消失，剧痛消除，但刺激性疼痛难免。大便偏干，夜寐不酣，子夜即醒，胃纳一般。

检查：右边舌面及背大片糜烂，两颊近冠周部有洞样。舌薄苔，边有较深齿痕，脉平。

医案：炎性期间当宗"舌为心苗"论治，刻已炎失而去，溃疡则应宗"脾开窍于口"论点处理。考四肢属脾，总之以归经而论，属脾土。以八纲而言隶虚证，从重剂益脾补土以观后效。

（内服）党参 10g　白术 6g　茯苓 10g　山药 10g　百合 10g　白扁豆 10g　仙茅 6g　仙灵脾 10g　柏子仁 10g　甘草 3g　7 剂煎服

（外用）养阴生肌散 20g，外用吹口腔患部。

（食疗）白米 2/3、干山药粉 1/3，煮粥吃，以协助治疗。

按：此病不是坏疽性齿龈炎。此例的成功，建立在辨证。此例的辨证，是用抽丝剥茧，层层剖析的方法来辨的，在医案中可以证实。

舌　病

王某，男，65 岁。1991 年 12 月 13 日初诊。南京秣棱路 101 村。① P391

1 年以来，舌背粘糊，伴以甜味，上齿槽发酸，久治鲜效。环腰一匝作胀已多年。夜间多梦，梦多一般工作或亲友。

检查：舌厚白腻苔，密布横行裂痕（底部侵入舌质），脉平。

医案：舌固主心，但寓于脾窍之口，而且舌尖属心肺，舌边属肝，舌根属肾，则余下版图悉属于脾。《内经》脾属土气，其味为甘，则脾之为病显然。粘糊之作，必有媒介，口中媒介，只有脾液之唾，以《千金要方》论梦而言，多梦工作亲友，乃脾主思虑折射于南柯使然。试取醒脾健土。

茯苓 10g　白术 6g　陈皮 5g　半夏 6g　藿香 10g　佩兰 10g　山楂 10g　六曲 10g　苍术 6g　仙茅 6g　5 剂煎服。

钟某，女，61 岁。1985 年 6 月 24 日初诊。② P235

前半端舌头疼痛已两个月，口干求饮，多言更痛。右耳昼夜轰鸣，饮食无异常，伴有胀感。

检查：舌无破溃，质红柔软，苔薄白腻，脉细。

医案：脾湿蒸蒸，心火炎炎，一宜淡渗，一宜清离。

生地 10g　茅根 10g　川连 3g　竹叶 10g　灯心 3 扎车前子（包煎）10g　苡仁 10g　陈皮 6g　益元散（包煎）15g　5 剂煎服

二诊，1985 年 7 月 1 日诊。

疼痛上午已轻许多，下午仍痛，但比过去轻些，口干稍润，近来右耳轰鸣更加严重，而且睡眠也很差。

检查：舌薄苔，脉平。

医案：舌为心苗，心火一旺，舌焉得平安，疼痛木胀，理所必然。心寄窍于耳，离火一炽，坎水被蒸。陈士铎在《百病辨证录》中曾谓：水经火煮，沸腾有声。安眠基础在乎水火交泰，火上炎则不可下交，安能求得酣睡，纵然病出三处，源出一宗，仍取泻心，稍参化痰，盖火为痰本，痰为火标。

川连 1.5g　生地 10g　天竺黄 6g　法半夏 6g　茅根 10g　灯心 3 扎　竹叶 10g　益元散（包煎）12g　菖蒲 3g　5 剂煎服

三诊，1985 年 9 月 2 日诊。

时临盛暑，不得已停药至今，而且面对水药已生嫌恶，舌头前半端作痛，伴以烧灼感，多言更甚，右耳鸣响如"叭"、"叭"之击打声。

检查：右耳（－），舌质柔软正常，苔薄，脉平。

医案：心火旺则舌痛，肝火盛则耳鸣，治当清心泻肝以求其本。提颖裁方，补诉胃脘长期不舒，食后常有痞塞感觉，则法仍原旨，力避苦寒。

生地 10g　木通 3g　竹叶 10g　灯心 3 扎　菊花 10g　苦丁茶 10g　夏枯草 10g　山楂 10g　六曲 10g　穿心莲 10g　5 剂煎服

四诊：1985 年 9 月 16 日诊。

舌尖及前半端舌体烧灼疼痛，一如往昔，口中作干，喜凉求饮，晨起作苦味，近来脘胃部已舒服，痞塞感消失，耳鸣未息。

检查：舌薄苔，脉平。

医案：舌疼无法稍缓，历来清心凉剂不可谓不重，情同"反跳"，"效似蒸梨"。事可重温《石室秘录》治法，重用益水之剂，以济炎炎之火。

熟地 10g　山药 10g　泽泻 6g　茯苓 10g　丹皮 6g　女贞子 10g　桑椹子 10g　龟板 10g　墨旱莲 10g　菟丝子 10g　5 剂煎服

五诊，1985 年 9 月 23 日诊。

舌痛已减轻，不舒服感及右耳鸣响俱退，药后胸腹部有胀感，胀甚则痛。

检查：舌薄苔，脉平。

医案：屡屡伐离一无成果，乍尝济坎疗效即来，惜乎难进滋腻，致药后胸腹胀痞不适，以暴易暴之举，当然亦理所不允，今也法当坚持，药则易更。

山药 10g　泽泻 6g　丹皮 6g　茯苓 10g　山萸肉 10g
桑椹子 10g　覆盆子 10g　女贞子 10g　陈皮 6g　六曲 10g
5 剂煎服

李某，男，18 岁。1985 年 10 月 25 日初诊。② P233

5 天前，舌背中心起水疱，翌日在周围也涌出不少疱疹。第 3 天上腭也再现水疱。之后破溃溢出血水，疼痛，言语、进食不利，全身无明显不适。西医做过活检，治疗未效。

检查：舌背大面积糜烂，并有活检缝线五针，舌上流淡血水，有臭气。上腭见疱疹及破碎。舌苔无法辨别，脉细。

医案：热毒炎炎，引动心火，犀角地黄汤证。

水牛角（另煎）10g　川连 1.5g　山栀 10g　生地 10g
丹皮 10g　赤芍 6g　灯心 3 扎　茅根 10g　甘中黄（包煎）
3g　1 剂煎服

二诊，1985 年 10 月 26 日诊。

疼痛大减，言语已方便，能进半流质，已不流血水。但新添口中干燥感。舌背炎性症状已消失大半，充血亦很轻，但有四块较厚的义膜，分别为 0.2cm×0.2cm、0.3cm×0.3cm、1cm×0.8cm、0.2cm×0.8cm 大小。用双氧水擦不掉，缝线处尚有充血及水肿。上腭有一小溃疡。脉实。

医案：炎炎离火，一泄而清，大局已定，覆杯在望。刻下撤犀角地黄汤，用导赤散加减。

生地 10g 　 川连 1.5g 　 山栀 10g 　 双花 10g 　 芦根 30g 竹叶 10g 　 灯心 3 扎 　 茅根 10g 　 甘中黄（包煎）3g 　 人中白（煅）6g 　 2 剂煎服

三诊，1985 年 10 月 28 日诊。

疼痛已无，缝线已拆，干燥感亦轻。凌厉高潮，一药而定，已踏痊途，覆杯在即。

双花 10g 　 大青叶 10g 　 竹叶 10g 　 灯心 3 扎 　 木通 3g 茅根 10g 　 芦根 30g 　 甘草 3g 　 穿心莲 10g 　 5 剂煎服

养阴生肌散 5g，吹口。

按：如此严重之舌疮临床上少见。患者开始就诊于西医，往来三四家医院之间，但因治疗无效而转来我院。初诊时病人舌痛较剧，不能言语，精神负担很重。因为舌为心苗，且溃烂溢血，诊为热毒扰心、动血上行。服犀角地黄汤加味一贴后，病人即能言语，喜告疼痛大减，出血已止，舌上义膜消去大半。此时血热已去，心有余火，更进两剂导赤散，病即基本告愈。再稍事增损，巩固疗效。由此可见，中医对疑难病症，常能出奇制胜。

韩某，男，60 岁。1985 年 5 月 13 日初诊。② P232

舌头跳跃摇动不息，终日无片刻安宁，夜间更严重，但在熟寐时则不动，已有一年之久，言语困难，饮食不能。曾经中西医治疗均无效。

检查：舌体跳跃摇动不止，摆动幅度极大。舌体柔软，舌薄苔，脉弦。

医案：赤龙狂舞，终日无休，唯在熟睡之际苟安片刻。以归经言，心开窍于舌，熟睡则神安舍守，故暂得一宁。以活动言，则血虚生风，风动则摇。病例不多，难言把握，姑从安神养血，是否有效？殊难预卜。

柏子仁 10g　朱茯神 10g　朱灯心 3 扎　磁石（先煎）30g　珍珠母（先煎）30g　莲子 10g　当归 10g　白芍 6g　熟地 10g　菖蒲 3g　5 剂煎服

二诊，1985 年 5 月 20 日诊。

舌头摇动已减轻一半，饮食言语较前顺利。

检查：舌薄苔，脉细弦。

医案：赤龙狂捣坤宫，药后稍稍抑制。虽未能潜蛰乎东海，却得以雌服于南潮。效方不更。原方药 5 剂。

七月份通函追访，回信称服药 20 多剂，病已告痊。后因胃病服他药又引动而发，但程度较轻，再服原方又愈。

按：弄舌一证，病例虽然不多，但临床上常可见到，而如此疯狂翻腾的跳跃，实属少见。本例发病已有一年之久，一直辗转求医无效。后慕名远道前来就诊，诊时语言不清，需家人代诉病史，饮食更受限制，经常嚼破舌头，痛苦异常。对此奇证，用药平平，何能获得捷效？以归经言，心主神志，开窍于舌，心神不定则苗窍不宁。《灵枢·口问》云："心动则五脏六腑皆摇。"况苗窍乎？故从镇心安神着手。以活动诊，乃由心血不足，血虚生风，风动而摇，故配伍当归、熟地、白芍等以养血灭风。奇病处常法，以常取胜，获得疗效，说明中医学整体观点、辨证施治的优越性和可靠性。

孙某，男，33 岁。1991 年 6 月 12 日初诊。南京肉联厂。① P369

以左侧舌腺囊肿，手术后出血颇多，并缝合线残留一点，故而反复感染，今天已消除。刻下主症，右侧舌系带部有异物感，无疼痛。

检查：舌下系带右侧有小疱一个，无充血，柔软。颌下及颈部未扪到淋巴结。舌薄苔，脉细。

医案：心苗肿胀，事在离火。刻下左侧已手术而去，右侧舌腹又有水肿如疱。良以火为痰之本，痰为火之标，标本相互所致。取清火化痰。

（内服）天竺黄 6g　生地 10g　竹叶 10g　川黄连 3g 大贝母 10g　白茅根 10g　白芷 10g　车前子 10g　白芥子 6g　甘草 3g　5 剂煎服

（外用）通用消肿散，外用吹患部。

二诊，1991 年 7 月 10 日诊。

药进 5 剂，似有好些反应，异物感基本上消失，舌体转仄也较灵活一些。

检查：舌下系带右侧水疱已消，但隆起丰满仍然明显。舌系带的歪斜也较前改善一些。舌薄苔，脉细。

医案：丙丁之火，一药而焰消。当然离火一清，痰浊由此而减，肿亦大退。不过口腔属脾，脾恶湿，偏偏淫雨无情，阴霾困脾，脾困则残余之肿难平。刻下裁方，应舍河间之方，就东垣之法。

（内服）天竺黄 10g　佩兰 10g　茯苓 10g　白术 6g　大贝母 10g　藿香 10g　白芷 6g　白茅根 10g　莱菔子 10g 六一散 15g　7 剂煎服

（外用）通用消肿散，外用吹患处。

三诊，1991 年 7 月 17 日诊。

异物感消失之后，尚未重见，舌体尚舒服，稍有些木感。

检查：隆起丰满有些收敛。舌系带歪斜又矫正许多。舌薄苔，脉平。

医案：初取清火化痰，凭苦寒以挫其势；再化浊痰，以应梅天淫雨之环境，即所谓："天人合一"之诊。两战两捷，其效满意。今则取健脾以制痰，亦即攻补兼施之意耳。

太子参10g　白术6g　茯苓10g　山楂10g　白扁豆10g　六曲10g　白芷6g　大贝母10g　白芥子6g　天竺黄6g　六一散12g（荷叶包刺洞）　7剂煎服

按：此案是舌下腺囊肿。

任某，女，60岁。1992年3月10日初诊。宜兴市。

① P383

舌体血管瘤（海绵状），1959年第1次手术，第2次在1960年，1990年第3次，当年第4次（不是切除而是结扎血管）手术。现在舌体有撕痛感，全口皆然，饮水求润喜凉，运动正常，唯自觉有肥厚感，夜间尿多。

检查：舌体柔软，运动正常，舌尖偏右及侧根部有紫色隆起，两个豌豆大。舌薄苔，脉细。

医案：心之苗为舌，心火一旺则祸及舌体，而且血受阻则滞。治当清化凉营。

生地10g　柏子仁10g　竹叶10g　灯心草3g　丹参10g　绿豆衣10g　鸟不宿10g　石上柏10g　甘中黄3g　7剂煎服

二诊，1992年3月27日诊。

药进14剂，撕裂痛明显减轻，残痛难去，干燥感稍稍滋润，夜间狂饮减少，自感舌体肥大者依然，夜溺仍多。

检查：舌上紫块稍有收敛，一向明显的边缘现为模糊不清。舌薄苔，脉细。

医案：采清火凉营手法，血管瘤竟然有所缩小，例应踵进坚守原旨。至于两胫肿胀念年，右耳根肿痛月余，证非同宗，恕难兼顾。

生地 10g　竹叶 10g　灯心草 3g　柏子仁 10g　赤芍 9g　当归尾 10g　甘草 3g　石上柏 10g　乌不宿 10g　落得打 10g

7 剂煎服

三诊，1992 年 7 月 3 日诊。

上方累进 70 剂，一度接近痊愈。一个月前又剧发一次，疼痛加剧，并烂了两个小洞，仍然坚进前方，病又逐渐式微。现在以睡眠不佳，故而疼痛又增加起来，而且波及左侧咽喉，水更难解，口干求饮喜凉。

检查：舌尖右侧稍呈磊块感，未见硬块，并有豌豆大紫斑一块，稍感隆起，左颈前三角区有硬块一个，边缘不清，有粘连感。舌苔薄腻，脉平。

医案：滋养清化一法，久投仍然适宜，不过迹近于守。者番裁方，稍参攻意。

生地 10g　石上柏 10g　蚤休 10g　乳香 3g　没药 3g　当归尾 10g　落得打 10g　赤芍 6g　象贝母 10g　玄参 10g

7 剂煎服

按：此案例为舌海绵样血管瘤。

黏膜病

董某，女，68 岁。1991 年 1 月 24 日初诊。① P375

西医诊断为"扁平苔癣、鳞状上皮轻度不典型增生"。自感左颊黏膜粗糙，别无其他感觉。

检查：左颊黏膜角化严重，病变区韧厚而色灰，周围轻度充血。舌薄黄腻苔，两侧有紫气，脉平偏细。

医案：病程历时 20 春秋，病症已冥顽不灵。各诊互参，既湿浊之蕴藏，又瘀滞之助桀。治当健脾以燥湿，化瘀以破滞，以其顽症，更应坚持服药。

益母草 10g　三棱 6g　莪术 6g　红花 6g　太子参 10g　白术 6g　茯苓 10g　桃仁 10g　鸡内金 10g　山楂 10g　5 剂煎服

二诊，1991 年 2 月 8 日诊。

自感已好些，自己照镜子观察觉惨白斑淡了一些。

检查：充血及惨白者，稍改善一些。舌淡黄薄苔，有紫气，脉平偏细。

医案：征途遥远，5 剂仅仅为发轫之始，稍有良好反应，已深感满意，方药不事五日京兆。原方 5 剂煎服。

三诊，1991 年 7 月 9 日诊。

上诊处方一直服用至今未辍，自觉好得多。

检查：两颊黏膜厚灰白色角化全部消失。唯黏膜似乎并未完整，左重右轻，小血管迂回曲折怒张，在黏膜下层，左侧尚有。舌苔糙腻（比过去稍薄些），紫意淡些，脉平。

医案：念载顽疴，半年改善，虽不能谓摧枯扫烂，但意外之速如移榆者，亦不能否认。治步前旨，稍偏于补，俾坤德一充，痊门更近。

党参 10g　白术 6g　黄芪 10g　茯苓 10g　山药 10g　红花 6g　桃仁 10g　鸡内金 10g　山楂 10g　六曲 10g　甘草 3g　5 剂煎服

肖某，女，45 岁。1992 年 5 月 14 日初诊。市政公用局。
① P376

一个半月前发现口腔黏膜病变，西医诊断为"扁平苔癣"，余无一切症状。

检查：黏膜变厚，粗糙，边缘不清，左重右轻。舌薄苔，脉平。

医案：湿郁于下，浊蒸于上，治当清理湿浊。

（内服）鸡内金 10g　藿香 10g　佩兰 10g　土茯苓 10g　赤小豆 10g　山楂 10g　六曲 10g　桔梗 6g　六一散 15g　7 剂煎服

（外用）养阴生肌散，外用吹口腔患处。

晚蚕砂 70g，煎水含漱用。

二诊，1992 年 5 月 19 日诊。

药进仅服 4 剂，即觉口腔黏膜似乎好些，尤其是口内粘糊感明显减轻。但右颈及右智齿疼痛，沁及耳根。

检查：两颊黏膜损害范围均缩小。舌薄映黄腻苔，脉平。

医案：即使药而神效，则三四天中决无括目之变，故而上诊处方坚守不改，牙系贼风入络之痛，先予应付。

桑叶 6g　荆芥炭 6g　防风 6g　薄荷 5g　蝉衣 3g　忍冬藤 10g　桔梗 6g　络石藤 10g　丝瓜络 10g　5 剂煎服

待牙痛愈后仍服用第一诊方。

张某，男，68 岁。1992 年 9 月 22 日初诊。台湾。① P377

今年年初两侧颊黏膜舐觉粗糙右重左轻，对热、辣的食物刺激十分过敏。曾做过活检，诊断为"扁平苔癣"，用过西药，疗效不满意。刻下自觉症状轻微，仅仅对物理性刺激敏感及舐之稍感粗糙。

检查：两颊粗糙斑斓型充血，（右）伴小血管郁血现象，触诊柔软，唯左侧扪到一处有硬结感（取病理标本处）。舌薄腻苔，淡黄，脉平偏细。

医案：脾之窍为口，则口腔疾患，理当责之于脾。良以脾气不充，内湿易滞，湿滞则困顿脾阳而清阳难升，致阴霾笼罩，浊蒸清窍。同时湿浊久困，口腔常蒙湿浊之凌，则"突边安有净土"可言矣。责是当从振作脾气为是，至于升清之品，缘于血压不稳，暂不敢取，所谓投鼠忌器之谓。方从补中益气汤、六君子汤综合化裁，唯以军事以喻，冲锋突阵事暂而易为，戍守边疆，无年无月而难为。所以予其大方大药之猛攻猛打，反不如丹方小剂以茶代药之长期打算为宜。下裁两方，希取其第二。

太子参 10g　白术 6g　茯苓 10g　陈皮 6g　葛根 10g　藿香 10g　佩兰 10g　山楂 10g　六曲 10g　甘草 3g　7剂煎服

佩兰 5g，炒麦芽 15g，可加茶叶，泡茶饮服。

贾某，女，64 岁。1993 年 4 月 2 日初诊。东台市政府。① P378

西医诊断为口腔扁平苔癣，去年年底开始以有豆粒大小的一块异样感，当时活检无明确诊断。从此面积扩大，厚度加深，出现痛感。口干狂饮难润，求热而局部拒热。大便偏干，借麻仁丸或香蕉方可正常。

检查：两侧颊黏膜糜烂，十分粗糙，左重右轻。舌薄苔，脉平。

医案：传统理论，脾开窍于口，口腔诸恙责之于脾，实则泻之，虚则补之。但时至今天，获效虽艰，循章处理，仅仅敷衍而已。欲立新功，不能不另觅新径。

三棱 6g　莪术 6g　红花 6g　益母草 10g　桃仁 10g　当归尾 10g　赤芍 6g　鸡内金 10g　山楂 10g　佩兰 10g　7剂煎服

二诊，1993 年 4 月 9 日诊。

口干缓解一些，大便已趋正常，疼痛依然。

检查：抛弃常规，僻方投治，尚称应手。再宗原旨深入。

（内服）三棱 6g 莪术 6g 红花 6g 桃仁 10g 山楂 10g 六曲 10g 白术 6g 鸡内金 10g 六一散 12g 7 剂煎服

（外用）蚕砂 120g，分次煎水含漱外用。

三诊，1993 年 6 月 6 日诊。

药进 71 剂，现在口腔舒服一些，疼痛在热饮热食时有些，但又见白斑出现，大便正常。

检查：右颊已接近正常，左侧糜烂改善许多，但出现米粒大局限性孤立性白色硬斑小粒，较浅在。舌薄苔，脉平。

医案：培土以厚坤德，是乃立本之策，当然紧握不舍。唯以白斑重视，不得予之以攻。

（内服）党参 10g 白术 6g 茯苓 10g 山药 10g 扁豆 10g 蛇蜕 3g 蝉衣 3g 三棱 6g 莪术 6g 藿香 10g 7 剂煎服

（外用）锡类散 2 瓶，局部吹用。

四诊，1993 年 7 月 2 日诊。

服药认真，上方又进 19 剂，口腔一切在平稳中。唯时临暑季，向有"疰夏"凤恙，今则饮食渐感呆顿，幸大便正常。

检查：同上诊。舌薄苔，脉细。

医案：脾经之恙，时临暑夏之天，而且明显之有疰夏亦及时而致，厚土健脾之剂，大有合于证而碍于时，重作调整，者番两全其美。

藿香 10g　佩兰 10g　陈皮 6g　白扁豆 10g　茯苓 10g
青蒿 10g　桔梗 6g　焦苡仁 10g　夏枯草 10g　六一散 12g
荷叶一角　西瓜翠一团（自加）　7 剂煎服

按：以上四案，都为扁平苔癣。也是以证、时令等的不同而不同其治。从中更可以看出，家父开始即用猛剂峻药，作为下马威，然后再与扶抚手法。第三例张某案，为台湾旅客，复诊难求，所以用和平汤药来适应实情。泡茶饮料取佩兰以化浊，麦芽以健脾，药力虽轻，理论则十分贴切。

祝某，男，44 岁。1992 年 3 月 7 日初诊。① P380

多年来两颊黏膜经常咀嚼时受伤，1990 年确诊为"黏膜白斑"。经过几次冷冻，病变区明显缩小，现在又再扩大。另三四年来晨起自流清涕难敛，量亦较多，入冬而作，春去而安。

检查：左颊黏膜上有 1cm 大小白斑 2 个，并溶成一片，边缘不清。舌薄苔，根部较腻，脉细。

医案：身负大企业的荣枯重任，操劳深虑，所谓"思虑伤脾"，脾窍为口，下病上祸，白斑之作，毫不足怪。同时流涕、咽炎，亦为异病同证。治当醒脾健土，但以常规立治，合于理而不叛于历代各家学说，不过施于临床，迹近保守，而消斑之力不强，不能不骈取捷径以求。捷径者攻坚化瘀。

三棱 6g　莪术 6g　泽兰 6g　红花 6g　桃仁 10g　藿香
10g　茯苓 10g　白术 6g　山药 10g　六一散 12g　7 剂煎服

冯某，女，66 岁。1992 年 2 月 25 日初诊。宜兴市。
① P380

舌体及口腔出现溃疡，已达五六年之久，过去一月中有 2/3 在病痛中，现在则已无宁日，有时粗糙感，同时消化系统也不康宁，脘胃部作胀及泛酸，大便偏干。

检查：左颊黏膜有白斑样一块白色物，有韧感。舌边有几处小溃疡。舌薄苔映黄，质红有裂纹，脉弦。

医案：口腔顽症，时历六度春秋，追踪索源，脾气失充，湿浊久困之故。同时操作心烦，更有添薪助燃之嫌，治暂调理脾胃，并予活体检查，以燃犀瞩奸。

太子参 10g　白术 6g　茯苓 10g　焦米仁 10g　陈皮 6g　藿香 10g　佩兰 10g　山楂 10g　六曲 10g　六一散 15g　7剂煎服

取组织病理检查。

二诊，1992 年 3 月 3 日诊。

活检报告"黏膜组织慢性炎，伴鳞状上皮增生及角化过度"。药进 7 剂，舌舐黏膜自感好些，溃疡现在已没有，脘胃作胀不舒稍稍缓解。

检查：左侧咬嚼线一条还有苍白感，未见溃疡。舌薄苔，脉细。

医案：选择调理脾胃之药，应付脾窍口腔之病，已有效益，毫不足奇，再取原旨踵进。

党参 10g　白术 6g　茯苓 10g　白扁豆 10g　山药 10g　山楂 10g　六曲 10g　焦米仁 10g　佩兰 10g　六一散 12g　7剂煎服

三诊，1992 年 4 月 14 日诊。

时隔 40 天，隔日一剂，至今未辍，溃疡基本上消失，舌舐粗糙感也好些，唇燥口干，求饮喜凉，咽部失舒，干而有鲠感，严重时作痛，血压偏高。

检查：会厌溪丰满，小血管扩张。舌薄黄苔，脉平。

医案：脾土渐健，离火骤生，加之肝阳助桀，方当更易。

生地 10g　白茅根 10g　竹叶 10g　夏枯草 10g　金银花 10g　菊花 10g　芦根 30g　罗布麻 10g　玄参 10g　甘草 3g

7 剂煎服

廖某，男，60 岁。1992 年 6 月 2 日初诊。淮海新村 2 幢 7 号。① P382

1989 年年初在咽部出现溃疡，一直难以愈合。在今年春节又复发，又到肿瘤医院光疗（4 月）再度"痊愈"。5 月在右咽又出现一个溃疡，现在西医在观察中。近两天中无退无进，在踟蹰僵持中。现在自觉症状几乎没有，但有些干。

检查：左右软腭各有白斑样物。舌白腻苔，脉细弦。

医案：几度溃疡出现于咽峡及其周围，西医确诊，症非一般，中医裁方取攻坚破瘀，佐以化浊。

（内服）石上柏 10g　蚤休 10g　三棱 6g　莪术 6g　桃仁 10g　泽兰 6g　当归尾 10g　藿香 10g　佩兰 10g　白花蛇舌草 10g　7 剂煎服

（外用）养阴生肌散 5g，吹口腔局部。

二诊，1992 年 6 月 26 日诊。

上药进 14 剂，同时也伴以西药，昨天肿瘤医院检查认为在稳定中有好转。口干及大便干结依然。

检查：右侧白斑边缘已模糊，左侧已消失而残存一些。舌白腻苔，脉平偏细。

医案：药后效益殊满意，不过中药不能擅美，盖尚进服西药。上方专事取攻坚化瘀化浊，宗"效方不更"遗训，不似三日京兆。

原方 7 剂煎服。

三诊，1992 年 8 月 25 日诊。

在此期间上方进 21 剂。向无自觉症状，大便干结，仍无改善，只能乞灵于麻仁丸。

检查：见到的白斑右侧薄些，面积依然，左侧因边缘出现模糊而似乎扩大一些。舌薄苔，有轻度脑纹舌，脉细。

医案：病情平稳可喜，唯大便依然，艰难为苦。在原旨中稍稍扶正。

（内服）太子参 10g　白术 6g　茯苓 10g　三棱 6g　石上柏 10g　莪术 6g　桃仁 10g　泽兰 6g　白花蛇舌草 10g　蚤休 10g　甘草 3g　7 剂煎服

晚蚕砂 250g，分次煎水含漱口腔。

（外用）养阴生肌散 6g，外用吹口腔患处。

按：以上三例为白斑。以其"顽"，所以也动用猛药以攻，然后再予以扶抚。第三例廖某案，见有恶变倾向，所以加用蚤休、白花蛇舌草、石上柏等抗癌药。即使不是癌，这几味药不会有负面作用，本来也是这种病的需用之品。

杨某，男，30 岁。1985 年 4 月 8 日初诊。② P231

咽头、舌根疼痛，有摩擦感。西医诊断为"口腔白斑溃疡"，做过三次冷冻，无效。

检查：左侧舌背部有 2cm×2.5cm 卵圆形斑块一个，基底韧硬。右颊黏膜也有白斑一块，形如糜烂型扁平苔癣，约 1.5cm×1.5cm。舌薄苔，脉细弦。

医案：斑在浅表，而韧硬于中，当从攻坚为主，拟三甲散大意。

炮山甲 10g　鳖甲 10g　三棱 6g　莪术 6g　九香虫 10g　地鳖虫 10g　乳香 3g　没药 3g　桃仁 10g　落得打 10g　白芥子 10g　5 剂煎服

二诊，1985年6月10日诊。

两个月中，仅吃药十剂，病无变化。左侧舌背部白斑2cm×3cm，右颊黏膜白斑同上诊。舌薄苔，脉细弦。画饼不能充饥，弗药焉可去疾，裁方得失之责在医，求痊与否之择在己。继进原方药五剂。

三诊：1985年7月4日诊。

药进三十多剂，摩擦痛明显减轻，新增烧灼感，头痛集中于眉心，四肢倦怠，神疲。右侧舌背的损伤面缩小为2cm×2cm，右颊处损伤面亦明显缩小。舌薄苔，脉平。药不对"病"而方也对"症"，再欲何求？唯新添烧灼之感及四肢乏力、神疲者，良以时临长夏，湿浊司令，上蒸而烧灼，困脾则神疲乏力。在短期内原方稍事增减。

炮山甲10g　三棱6g　莪术6g　白芥子6g　九香虫10g　土鳖虫10g　苍术5g　川柏3g　六一散12g（包煎）　5剂煎服

四诊：1985年7月16日诊。

局部已舒服，唯还有些辣痛。精神已振作。口中有腥味。

检查：舌背和右颊白斑面积又见缩小。舌薄苔，脉平。

医案：古来医糜有法，治斑无方，运用活血化瘀，虽谓摸索，已见端倪。

炮山甲10g　三棱6g　莪术6g　九香虫10g　土鳖虫10g　当归10g　赤芍6g　晚蚕沙10g（包煎）　佩兰10g　元参10g　5剂煎服

药进5剂后，又随症加减进服20余剂，诸症消退。检查：舌背和右颊白斑消失。

按：口腔黏膜白斑，属中医的口疮，传统治疗多从心脾积热或虚火上炎论治。本例患者因斑块基底坚韧而硬，症情较顽，已非一般草木所能奏效。根据古人"怪病皆生于痰，顽病多属于瘀"的说法，方选三甲散加减以攻坚破瘀。由于大量活血破瘀之品的"冲击"，使坚韧的白斑逐渐软缩消失，最后疾病痊愈，取得良好的疗效。

杨某，男，27岁。1977年3月26日初诊。② P240

肇于舌烂，继则阴囊及包皮糜烂，终则两目红赤疼痛，如此反复发作已近三月，刻下正处在间歇期间。西医诊断为白塞氏综合征。

检查：舌体肥胖，未见溃疡，包皮、阴囊皮肤呈斑状暗红色泽改变。舌有黄苔，脉来弦劲有力。

医案：邪伏厥阴，故病在两目、前阴；火郁心脾，乃口腔糜腐。刻在间歇期间，故而病亦在韬晦阶段。诊之脉弦有力，显然邪毒有待机蠢动之象。舌有黄苔，亦证明蕴热未清。至于舌体肥胖，则绝非脾虚见征。可按"舍舌从证"之旨而不究，故以清心泻肝之法。佐以补益，取张洁古扶正自能邪去之意耳。

胡黄连1.2g　夏枯草9g　柴胡3g　银花9g　茵陈12g　太子参9g　当归9g　朱茯苓9g　莲子9g　枸杞子9g　碧玉散15g（包煎）　5剂煎服

二诊，1977年4月11日诊。

进药15剂，曩者至多间隔20天必发，现22天症状未作。舌苔薄黄，舌质红润而胖，脉平有弦意。病在肝脾心三经，固无疑义。证及脉舌，仍以实证为主；苔黄有热，质红怀火，舌体之胖，可能由脾热之蒸。脉弦平者，肝经之火，仍泄而未彻，微功已建，宜从前法步进。

柴胡4.5g　菊花12g　胡黄连1.5g　甘中黄1.5g（包煎）

煅人中白 6g　滑石 18g　丹皮 9g　茵陈 12g　太子参 9g　元
参 9g　5 剂煎服

三诊，1977 年 5 月 27 日诊。

迩来每日服药未辍，平稳未发已有近三月。

检查：舌薄白苔，质色正常，脉平。

医案：求其巩固，可从脾经着眼，盖毕竟主症在口，口
为脾窍之故也。古云"丸缓汤荡"，刻下以丸缓图，归脾丸
口服。

归脾丸 100g，日二次，每次 9g。

1977 年 6 月 18 日来信云：已离宁返家，"一直很好"，
因当地无此丸药，要求处一煎药方，以资续服。方以归脾汤
化裁。

1977 年 7 月 25 日，再函告"至今没有发作"。

按：白塞氏综合征又名口、眼、生殖器综合征，表现为
口腔损害、虹膜睫状体炎和生殖器痛性溃疡，病程呈周期
性加剧和缓解。本病相当于中医的狐惑病，前人有"蚀于
喉为惑""蚀于阴为狐"的记载。根据"目属于肝""肝脉
络阴器""脾开窍于口""舌为心之苗"的理论，家父认为
本病的病机是湿热蕴毒客于肝脾心三经，与虚火交炽上炎
而为患。本案患者肇于舌烂，继则阴蚀、目赤、脉弦苔黄，
乃湿热蕴结三经所致，治当清泄肝、脾、心，使邪去而正
安。方中曾用甘中黄、人中白二味，此药多年来少为人用，
其实甘中黄、人中白善清血分之热，其渗透力强，既有苦寒
药之力，又似甘寒药无流弊，对慢性病患者无克伐之害。另
外还具有"骨肉"之情，远非"草木无情"之品难与人体
糅合。

韩某，男，29 岁。1992 年 7 月 21 日初诊。淮阴市。① P371

西医诊断"白塞氏综合征"。起病于 1984 年，当时由口腔溃疡开始，之后眼睑一度发生溃疡、阴部几度溃疡。口腔溃疡终朝存在，唯乍轻乍重而已。两胫红斑满布，左膝漫肿。平时畏风及不规则低烧。今天恰在急性发作之前奏，精神萎靡，头脑昏沉，大便偏干，小便色黄。曾在上海某医院住院治疗未能控制。

检查：口腔黏膜点点小溃疡，重点在前庭。两胫皮肤色素沉着斑块满布，伴有红色的斑，左大腿肌肉萎缩松弛，膝关节对侧为肥大。舌薄白苔，边有齿印如锯，脉濡。

医案：脾土失健，坤德难充，因之内湿自生；湿困中州，其浊再藉之以成，湿浊交蒸之下，脾窍首蒙其祸，"突边安有净土"，当然溃疡破碎，彼伏而此起矣。同时四肢属脾；眼科肉轮属土；阴部为至阴之处，当然池鱼之殃势所不免。暂宗健土益脾，佐以芳香化浊。方从金匮赤小豆当归汤化裁。

（内服）赤小豆 15g　当归 10g　白术 6g　茯苓 10g　太子参 10g　山药 10g　藿香 10g　佩兰 10g　山楂 10g　六曲 10g　六一散 15g　7 剂煎服

（外用）养阴生肌散，外用吹口腔患处。

二诊，1992 年 8 月 11 日诊。

时历两旬，药进 14 剂。始服 7 剂，自感效果较好；续进 7 剂，效若蒸梨（无效）。溃疡彼伏此起，幸这次之疡，比曩昔为轻。两胫红斑减轻，未见蠢然之再动。

检查：口腔前庭小点溃疡仍然星罗棋布，周围充血。两胫如上诊，左侧红斑已消，右侧也在待消之中。舌薄苔，边红而有齿印，脉平。

医案：古方今用，幸无明日黄花之叹，只能步迹原旨。

唯需预嘱病家，病症反复发作，经过曲折迁回，是其特点，情绪务须稳定，虽然求痊不易，但锲而不舍，终能获愈。

（内服）赤小豆10g　当归10g　太子参10g　白术6g　省头草10g　茯苓10g　生石膏30g　山药10g　益元散12g　六曲10g　荷叶一角　7剂煎服

（外用）养阴生肌散，外用吹患部。

三诊，1992年9月1日诊。

无明显变化，总之药物之有效与否，全部依托情绪、劳逸而变化。情绪舒畅、休息则不药亦能向愈。情绪失畅、疲劳，即使进药也无效。

检查：两胫斑块，大多已色素沉着。口腔所见大体同上诊。舌苔厚腻而糙，边艳红充血，脉平。

医案：病历8年，遍访名医，足履各地，终以棘手以辞。不过束手坐视，总不及搜索枯肠，乞灵于僻方冷药，以冀万一之幸。取张介宾玉女煎。

熟地10g　生石膏30g　麦冬10g　丹皮6g　赤芍6g　地骨皮10g　当归10g　甘草3g　小麦12g　赤小豆12g　大枣7枚　7剂煎服

四诊，1992年9月22日诊。

上药方又进14剂后口中破碎改善许多，干也稍润，而且新增者似已停止。烧灼感及喉痛还有一些。膝关节酸痛仍严重。更其是在天气骤变之际，步履有艰难晃然之感，自知无力。终朝凛然无温，重衣不暖，易汗。大便干结难圊。

检查：右侧颊黏膜及前庭黏膜尚有小溃疡5~6个。两胫沉着的色素在吸收淡化中。舌薄腻苔（已比上次明显改善），边有齿痕，脉平。

医案：玉女煎显然有效，所恐者"戏药"之症驾临耳，前方再深入。

熟地 10g　生石膏 30g　山药 10g　知母 10g　当归 10g　赤小豆 12g　六曲 10g　甘草 4g　小麦 12g　大枣 7 枚　7 剂煎服

五诊，1992 年 10 月 13 日诊。

又进药 14 剂，进程中殊感平稳，在此期中（两周）仅仅发过两次，但很轻微，轻而且速愈。阴部有溃疡，比过去反而重些。小便有灼热感。入晚凛感及咽痛已轻，鼻有干燥感，有血丝及血痂。

检查：口腔还有两个溃疡，鼻中隔"C"形弯曲。两耳廓有红斑及冻伤样破碎。舌白或腻苔，边有齿痕如锯，脉细。

医案：四度门诊，仅仅求得平稳而稍稍能驭制，顽症难医，事属必然，以舌诊而论，粗从脾土入手；以黑箱而言，金匮之赤小豆当归合《景岳全书》中玉女，也尚满意。同时两下肢足跟疼痛，步履艰难，又不能坐视。

熟地 10g　知母 10g　川黄柏 3g　赤小豆 10g　当归 10g　山药 10g　小麦 12g　怀牛膝 10g　甘草 3g　大枣 7 枚 7 剂煎服

六诊，1992 年 11 月 3 日诊。

在此 20 天间，曾一度高烧，幸汗泄而解。烧退而又进水药，低烧已制住，阴部溃疡消失，溺出之际灼热感已无，鼻干血迹都已消失。口腔溃疡，仅仅减轻而未能根除。

检查：口腔内无明显破碎，环唇起燥皲。舌薄苔，边有齿痕大而深，脉细。

医案：赤小豆当归、甘麦大枣，俱出仲景之手，施之今日锋芒不减当年,以古方治顽症,殊感得心应手,当然不敢草率更方。

熟地 10g　知母 10g　川柏 3g　赤小豆 10g　当归 10g　甘草 3g　小麦 15g　大枣 7 枚　金银花 10g　白茅根 10g　芦根 30g　7 剂煎服

七诊,1992 年 12 月 18 日诊。

急发之右眼巩膜充血已消失。口腔溃疡在最近 3 个月中,无明显动荡。现在环唇干燥,皲裂角化。在疲劳之后,仍然有感觉,但幸无明显表现。以左膝关节为重点的多发性关节酸、痛、肿三者并存,严重时活动有障碍,畏寒,左大腿肌肉有萎缩感,两小腿皮肤痒,非热水烫洗难解;皮肤呈独立性色素沉着者数十处,皮肤干燥起屑。近来出过一次鼻血(3 天前),量一般。

检查:口腔(-)。鼻腔立氏区黏膜粗糙左重右轻。舌薄苔,边有齿痕如锯,脉平。

医案:口腔、眼睑、下体,百天俱待平稳安宁,总有向愈发轫之始。此外关节、肤痒,亦当同时关注。

赤小豆 10g　当归 10g　山药 10g　小麦 10g　大枣 7 枚　甘草 3g　独活 6g　功劳叶 10g　桑寄生 10g　绿豆衣 10g　油松节 2 个　7 剂煎服

李某,男,60 岁。1993 年 1 月 29 日初诊。江浦县。① P375

口腔及唇,大片糜烂,连及咽喉已一个月之多。疼痛,舌体僵化,涎液不多,无臭秽之气。龟头上有红点而溃已 10 多天。近来低烧 37.8℃左右。大便稀薄,圊后有血及轻微裂痛。

检查:血压正常,扁桃体双侧各Ⅲ度肿大,满口腔黏膜淡白且不红,上腭呈地图形糜烂,但很浅在,两颊两唇深度糜烂，舌背与齿龈也斑斓作腐，有轻度抹布样气味。颌下区扪到多枚淋巴结，无压痛及粘连。舌少苔，脉有涩意。

医案：病在口腔，源出血液，标本显然，治更掌握缓急，前途曲折迂回，务宜精心掌舵。

（内服）蒲黄炒阿胶珠 10g　紫河车 10g　党参 10g　白术 6g　茯苓 10g　料豆衣 10g　升麻 3g　当归 10g　山药 10g　鸡血藤 10g　7 剂煎服

（外用）珠黄散，外用吹口腔患处。

按：以上三例，为典型的白塞氏综合征。病例虽仅仅三个，但已代表了三个不同的治法。读者只须稍加品咀，自可得其真相。

李某，男，49 岁。1997 年 9 月 19 日初诊。香港。⑤

复发性口腔炎已 7~8 年之久，知大陆中医水平高，特来求治。今天为最舒适时期，最后一批溃疡出现发作在三星期之前。像如此长时间的安静，十分难得，所以估计可能马上又要发作了。平时睡眠难于入寐，易醒。不吸烟，啤酒天天喝。大便正常。血压不高。唯容易出汗及疲劳。

检查：口腔未见异常。舌薄苔，质胖而嫩，脉平偏细。

医案：禀质痰体，人处南方，沉湎酒浆，运筹帷幄，脾衰土弱，内湿常停，口疮条件具备矣。湿热蕴酿于下，其邪循经上犯，脾窍之口，焉能宁靖。治取醒土健脾先杜其源，同时戒酒再绝资盗之粮，佐以化浊以拨露散雾。

太子参 10g　白术 6g　茯苓 10g　陈皮 6g　藿香 10g　佩兰 10g　焦苡仁 10g　车前草 10g　升麻 3g　六一散 15g　7 剂煎服

此方可以长期服用。

杜某，男，29 岁。1998 年 2 月 26 日初诊。常州袜厂。⑤

一年半前开始口中生疮。每作则先起颗粒，疼痛伴以烧灼感，而且一起多个。约7~10天也可自行愈合。但在去年秋季开始，发作次数逐渐加密，近来过年之后即连续不能愈合，疼痛也天天存在。有时则心烦善怒。口渴牛饮，水温拒热拒温而独垂青冷饮。大便干结，小便黄如茶叶水。凡疲劳、烦忙、情绪紧张时更严重。

检查：两颊黏膜各有大小浅在性溃疡1~2个，约0.8cm×0.8cm面积。前庭3个，巨形者为1cm×1cm。舌边左侧2个。红赤。舌黄腻苔，脉弦。

医案：炎出心脾，上焚口舌。治当大剂清火泻热。取白虎汤加味。

生石膏30g 知母10g 川连3g 黄芩3g 茅根10g 芦根30g 银花10g 山栀10g 竹叶10g 甘草3g 7剂煎服

二诊，1998年3月12日诊。

疼痛明显减轻，烧灼感也已缓解。但还有新生者。

检查：溃疡个数减少。也有1~2个为新生者。充血已淡。舌黄苔，脉弦。

医案：重锤一击，仅挫其炎炎之势而未能灭熄其火，观其眈眈，知未雌服，乘胜追击，切勿鸣金。原方再进7剂。

原方7剂。

三诊，1998年3月19日诊。

疼痛已接近消失，灼感也不明显，很舒服。大便已不干而反稀薄。小便已清白。

检查：右颊已愈合，左侧尚有一枚，仅0.5cm×0.5cm，前庭还有2个，舌边左侧已无，右侧又见一个很小。舌薄苔，脉平。

医案：炎势已挫待消，余波荡漾难靖。再以甘寒之品以济其猛。五味消毒饮主之。

茅根 10g　芦根 30g　银花 10g　地丁 10g　蚤休 10g　葛根 6g　车前子 10g　泽泻 10g　竹叶 10g　六一散 15g　7剂煎服

四诊，1998 年 8 月 7 日诊。

时隔 130 天，其最后一次诊治之后就痊愈了。但上月下浣姐夫去世，病中及丧事十分疲劳，加之喝过三次酒，现在又复发了。口中疼痛灼热，口干而渴。以天气闷热而睡眠也很差。

检查：左颊溃疡 3 个，右侧 1 个，舌尖舌边各 1 个，前庭 1 个。溃疡周围轻度充血。舌薄黄苔，脉平。

医案：情怀失畅，加以疲劳酒惹，口疮夙疾复发。症情仍然为心经积火、阳明郁热而致，且奔波于酷热之中而更增其势。治法仍取清凉。

青蒿 10g　茅根 10g　芦根 30g　银花 10g　连翘 10g　地丁 10g　黄芩 3g　绿豆衣 10g　人中黄（包）2g　省头草 10g　7剂煎服

五诊，1998 年 8 月 21 日诊。

疼痛消失，溃疡大半已敛。

检查：尚有小溃疡 3 处，分布于右颊、右前庭与舌尖，无炎症。舌薄苔，脉平。

医案：第二高潮又告过去。再予清热解毒，以肃余孽。

青蒿 10g　黄芩 3g　竹叶 10g　灯心草 3 扎　银花 10g　菊花 10g　地丁 10g　绿豆衣 10g　碧玉散 15g　7剂煎服

按：以上两病，俱为复发性口腔炎，很典型，但治法不同。前者为虚证,虚在脾虚内湿。后者实证,实在心脾积热。两病证不同治亦各异。虽然仅仅两例,但也已能作为代表性来读。家父不太重视外用药,他认为"凡病都发之于内而然后形之于外",只有内治服药,才是根本办法。

慢性腮腺炎

潘某,女,45 岁。1991 年 12 月 13 日初诊。安徽。① P393

右腮起硬块已 4 个月,块上加压,口内有咸味分泌物溢出,无自发性疼痛,仅有压痛。

检查:无明显肿块,张口自如,舌薄白苔,边有齿痕,脉细。

医案:疖腮一症,理属风邪时气,但时日拖延一久,早已时移证变。宗薛己之"溃疡首重脾胃";仿《外科全生集》之"以消为贵"进行裁方。

党参 10g　白术 6g　茯苓 10g　土贝母 10g　山药 10g
桔梗 6g　白芷 6g　蒲公英 10g　白芥子 5g　丝瓜络 10g　甘草 3g　7 剂煎服

二诊,1992 年 1 月 14 日诊。

压痛仍有,排出物增多,咀嚼时有酸感。

检查:同上诊,舌薄苔,脉细。

医案:进步似乎姗姗,良以病种所决定,治法自感无讹,从此深入。

蒲公英 10g　党参 10g　紫河车 10g　白术 6g　白扁豆
10g　茯苓 10g　大贝母 10g　山药 10g　白芥子 10g　甘草
3g　7 剂煎服

三诊，1992 年 2 月 24 日诊。

上方又进 15 剂（原案注：日期只 10 天，怎么服药 15 剂？），经过良好，口中分泌之水已稀而不咸，疼痛还有，舌尖上也有痛感，有时觉辣。

检查：无明显阳性体征，舌薄苔，脉细。

医案：宗张元素"满座皆君子，小人自无容身之地"思想裁方，似乎踏进痊途矣。理应原方踵进，唯以舌尖疼痛，则稍予增损一二。

蒲公英 10g　党参 10g　茯苓 10g　山药 10g　白扁豆 10g　白芷 6g　生地 10g　竹叶 10g　白芥子 6g　白茅根 10g　甘草 3g　7 剂煎服。

高某，女，14 岁。1991 年 5 月 30 日初诊。省水建公司船厂。① P394

五六岁之际，双侧腮腺发炎，从此隆肿不消，而且经常急性发作。初则年发 1~2 次，刻下见每月最少 2 次。发则发烧（39℃左右），疼痛有脓，加以处理，1 周可平缓。此次已第 5 天。平时大便偏干。口干喜冷饮。

检查：两侧腮腺木肿，大约直径 5.5cm，坚硬，边缘不清，有压痛。开嘴一指半。两颊黏膜红润。咽（－），颌下扪到白果大淋巴结 2 个。舌无苔，有刺，红绛。脉细而有劲。

医案：七八年病之折磨，童体受损久伤。其所以进行性发展，正提示病之与日俱增。刻下虽似高峰已越，但阴津消耗严重。治标之策，只能从养阴中消炎。至于今后应付方法，只能待其反应而决定。

生地 10g　玄参 10g　沙参 10g　金银花 10g　连翘 6g　赤芍 6g　象贝母 10g　天花粉 10g　白芷 6g　蒲公英 10g　5

剂煎服

二诊，1991年6月9日诊。

药进5剂，两侧腮腺明显缩小。已进入"康复"境界。

检查：两腮腺肿势基本消退殆尽。唯两侧耳根部仍扪到蚕豆大硬结各1个，无压痛。张口已达3指。舌薄苔，质正常，脉平。

医案：急性发作之消退，毫无喜庆可言，只有控制急发，才是称获效。刻下以益气化痰裁方，深冀残肿（可能一直存在的）尽去，从此不再发作。

昆布10g　海藻10g　蒲公英10g　党参10g　白术6g　茯苓10g　陈皮6g　白芷6g　象贝母10g　莱菔子6g　5剂煎服

三诊，1991年7月6日诊。

6月29日又以受凉而急性发作。似乎轻了一些，体温37.8℃，疼痛一如前者。开口能进食（过去不能），有脓如故。到今天为8天已有恢复期症状出现（与过去同样快慢），肿势较过去低一些。这次急发中间歇期为两个月，高峰势短些等，张口二指半。右颈侧可扪到花生籽大淋巴结多枚。舌少苔，质红，脉细而有劲。

医案：时仅两月，又在急发，终难使人满意。现先清养清火清邪，待入"假愈"之后再予巩固。

生地10g　玄参10g　煅牡蛎20g　白芷6g　天竺黄6g　大贝母10g　金银花10g　连翘10g　天花粉10g　甘草3g　7剂煎服

四诊，1991年7月29日诊。

时愈3周，以水灾而无法复诊，所以仅进药7剂，停药2周，幸此期间没有发作过。

检查：两耳下坚块为 2cm×2cm 直径，边缘不清。右颈及左颈未扪到淋巴结。舌无苔，脉细。

医案：三度药病周旋，急性者当然告失，慢性者已晋入痊途，残块所存极微，而且一向夏难受风，今已无忌，再扫残余之恙，以冀直捣黄龙，药用维持以冀一劳永逸。

生地 10g　煅牡蛎 20g　玄参 10g　沙参 10g　太子参 10g　昆布 10g　海浮石 10g　海藻 10g　桑椹子 10g　夏枯草 10g　5 剂煎服

张某，女，30 岁。1992 年 3 月 6 日初诊。江宁县东山林场。① P396

以"咽旁间隙感染"目之，右颈侧包块第 5 次急性发作已 1 周。经过一度头痛及局部疼痛。现在已有衰退现象，全身症状消失，局部肿胀疼痛仍有。

检查：右耳下区肿块，中等硬度。边缘不清，无粘连，直径约 12cm×12cm，皮色正常，无明显压痛。舌薄苔，脉细弦。

医案：颈侧痰块出现 4 年之久，中间急性发作者约 5 次之多，例应予以消散，否则总有"庆父之患"。治予化痰消肿。

昆布 10g　海藻 10g　白芥子 6g　苏子 10g　白术 6g　茯苓 10g　太子参 10g　陈皮 6g　大贝母 10g　丝瓜络 10g　7 剂煎服

二诊，1992 年 3 月 13 日诊。

药进 7 剂，本次急发又告控制，走向消散之途。刻下诸症基本消失。精神也较振作，唯有牵制感，也有痒感（轻度）。

检查：右颈部胸锁乳突前扪到一个指头大硬结，中等硬度，无粘连。舌薄苔，质淡，脉细。

医案：右颈之块五度急发，虽然"五战而捷"，但必有一次"告北"而成疡。藉此痊境，努力根除，盖"庆父不去，鲁难不已"。

党参 10g　白术 6g　茯苓 10g　大贝母 10g　山药 10g　昆布 10g　海藻 10g　白芥子 6g　丝瓜络 10g　煅蛤壳　7 剂煎服

刘某，女，68 岁。1992 年 12 月 22 日初诊。建邺路 17 号。① P397

左耳前起硬块，今在第 9 天，无自发性疼痛，有触痛，当时硬块仅仅指头大小，但进展很快，现在已大如饼，西医诊断为化脓性腮腺炎。7 年前在此处也有过同样的硬块，经治而痊。

检查：左耳垂前有 4.5cm × 5cm 大小白肿硬结一块，顽坚韧硬，肤色正常，无灼感，呈磊块不平感。口腔内腺口稍有分泌物。舌薄苔，脉细。

医案：病程进展速如流矢，肿块顽坚，情同铁石。言疬腮则无此木硬，言肿瘤则无此急发。孔子阳货诚有扑朔迷离之感，建议西医活检。至于中药，暂试半张阳和。

麻黄 3g　熟地 10g　炮姜 3g　白芥子 5g　乳香 3g　没药 3g　当归尾 10g　大贝母 10g　炮山甲 10g　甘草 3g　5 剂煎服

二诊，1992 年 12 月 29 日诊。

进 5 剂半张阳和汤，左耳根坚硬块明显化软缩小，但左上臂起瘙痒及丘疹。

检查：坚硬之块已缩小到 3cm × 3cm，质地较上诊软。舌薄苔，脉细。

医案：寒凝气滞痰结之块，得半张阳和效可称"神"，亦非夸大。再取前方，力求一鼓而擒之。所以皮肤作痒等等，不敢分兵。

麻黄 3g　炮姜 3g　鹿角胶 6g　大贝母 10g　乳香 3g 熟地 10g　白芥子 6g　炮山甲 6g　太子参 10g　甘草 3g　5 剂煎服

按：以上四例俱为慢性腮腺炎。第一例潘某案，为化脓性腮腺炎，且已溃破，故宗外科常规，取用扶正补法。第二例高某案，为痰证，所以取用消痰法。方中的牡蛎、玄参，是把《外科十法》的消瘰丸移用过来，很为巧妙。第三例张某案，也是痰证，因不若第二例的小而有些虚象，故佐以四君子汤。第四例刘某案，显然为虚寒证，所以就用阳和汤。但险而不至于至阴极阴，所以肉桂没有用上。其所以诊断为阴证者，"无自发性疼痛"、"顽坚韧硬，肤色正常"、"呈磊块不平"等都是有力根据。这四例的效果，都很满意。

杂　症

干燥综合征

谢某，女，53 岁。1985 年 1 月 31 日初诊。② P228 口、眼、鼻、咽喉干燥已两年左右。口干舌燥，不耐多言，咽喉堵塞感，两目干涩，视物模糊，视力下降。两膝关节乏力，活动不利。

检查：鼻黏膜苍白少液，咽部两侧索肥大，余（－）。舌质胖苔薄，脉来左细右沉。

医案：人谓干燥综合征即中医之燥证，实则决非尽然，中医燥证泛指急性之劫液者。考水谷入胃经熟腐而脾化精微之后，肾藏之，肺布之，以滋养五官百骸。病历两年，事非劫液，良以脾失生化之源而然。正以津血同源，津枯者血亦无从自荣，血不荣于经脉，故关节除待濡养于津液外，血之滋养更为重要。津枯血槁，关节焉得平安？！拟取培土健脾，则生津益水在其中矣。不过病缠两年，求覆杯也非旦夕之功。

党参 10g　白术 6g　茯苓 10g　白扁豆 10g　淮山药 10g　陈皮 6g　甘草 3g　当归 10g　石斛 10g　黄精 10g

试进 20 剂。忌辛辣、煎、花生、荸荠等。

二诊，1985 年 2 月 28 日诊。

药后目已有泪，口干稍轻，两膝关节无劲及运动不灵活似乎也有所改善。

检查：同上诊。舌质胖苔薄，脉细。

医案：中州不健，难化精微，七窍之清明恃津液，关节之濡养也赖津液，仍取健土以生津液为法。

党参 10g　茯苓 10g　山药 10g　白扁豆 10g　石斛 10g　桑寄生 10g　杜仲 10g　秦艽 6g　功劳叶 10g　黄精 10g　乌梅 10g　5 剂煎服

三诊，1985 年 4 月 2 日诊。

药治之后，咽干唯在夜间出现，鼻腔已有舒服感，眼睛稍滋润，两膝关节也有不同程度的好转。鼻腔少液，咽部两侧索肥大，舌胖苔薄，脉细。血不营于关节，则酸痛乏力；津不濡于七窍，乃诸窍干涩。良以津血同源，共荣同辱，息息相关。投药以来俱取健脾入手，盖精微生化、血之来源皆在中土之故。看来疗效已来，前途有径，不过慢性病毕竟善消时日，难赋速痊。

党参 10g　茯苓 10g　白扁豆 10g　山药 10g　当归 10g 白芍 6g　石斛 10g　黄精 10g　乌梅 10g　桑寄生 10g　功劳叶 10g　5 剂煎服

四诊，1985 年 5 月 2 日诊。

口干、咽燥、眼涩、鼻槁，虽不若曩者之甚，但终难告失。两膝关节已轻松，但腰酸，肩胛部有牵制感。

检查：鼻黏膜较干，两侧索肥大潮红。舌胖苔薄，脉细。

医案：病称干燥综合征，津液之干枯可知，治当生津养液，但以脉细舌胖，主在脾衰，而难化精微，事非肺肾失职。取培土生金一法，盖金一旺，坎水亦充。

党参 10g　茯苓 10g　白术 6g　白扁豆 10g　山药 10g 石斛 10g　天花粉 10g　芦根 30g　沙参 10g　乌梅 10g　油松节 2 个　5 剂煎服

五诊，1985 年 5 月 30 日诊。

诸窍干燥较前又润，唯眼睛干燥，视物总难明察。久坐则腰酸。

检查：除咽部两侧索肥大外，余无病变。舌胖苔薄，脉细。

医案：培土生金，似最恰切。佐养胃阴，俾抄捷径。

党参 10g　茯苓 10g　白扁豆 10g　山药 10g　石斛 10g 黄精 10g　沙参 10g　乌梅 10g　功劳叶 10g　杜仲 10g　5 剂煎服

六诊，1985 年 7 月 4 日诊。

累进参苓白术散加减 130 剂，五官之干燥基本消失。

检查：鼻咽无异常，舌质胖苔薄，脉细。

医案：培土生金，津液充沛，得以灌溉七窍，覆杯在望，切莫功亏一篑。唯药量可取维持以巩固。

党参 10g　茯苓 10g　白扁豆 10g　山药 10g　石斛 10g　黄精 10g　玉竹 10g　沙参 10g　乌梅 10g　功劳叶 10g　5 剂煎服

隔日一剂。

按：干燥综合征，中医多言为劫阴液之燥证。其治疗：急性燥证者，多为外燥，为肺肾阴劫所致，故可从肺肾论治；慢性燥证者，多为内燥，则为脾虚生化失职，津液乏源所致，当从脾胃着手。本例燥证虽属阴虚之病，但病程两年，观其舌脉，都为脾虚之象，是津液乏源，无以补充肺肾润窍。实乃燥证为标，脾虚是本。李东垣所谓"胃气一虚，耳目口鼻俱为之病"者是也。故用参苓白术散培土健脾，生金益水，以治其本；佐以养阴之石斛、黄精等药压抑其标，从而使缠身两年之病渐愈。可见在治疗错综复杂的疾病过程中，用药主次适宜，注意标本兼顾，实为重要之至。

贾某，男，52 岁。1991 年 9 月 15 日初诊。① P400

多年来口腔、咽喉、鼻腔干燥，1979 年更严重起来，有异物感。无痛感，有冒火样烧灼样感觉。求饮冀润，饮喜温水，每年以秋冬季为最严重。痰少而稠，频频做清嗓运动。现在以受凉而发烧、咳嗽已 10 多天，但刻下已近恢复期。有时发音嘶哑。

检查：咽后壁黏膜有萎缩现象。舌白腻如敷粉，脉平。

医案：多窍奇干数载，当然燥证也。但横加感冒，虽已晋入后期，但舌苔白腻，新感浮邪与痰浊横加，当治其标。

桑叶 6g　菊花 10g　金银花 10g　车前子 10g　藿香 10g　佩兰 10g　陈皮 6g　大贝母 10g　杏仁 10g　米仁 10g　天竺黄 6g　5 剂煎服

二诊，1991 年 11 月 4 日诊。

上方累进 14 剂，干燥者已润 30%。在咽部已有痰液。

检查：咽后壁稍感红润一些。舌薄苔，脉平。

医案：求润得润，津生而痰得产生。方已对症，前法再进一层。

生地 10g　玄参 10g　麦冬 10g　沙参 10g　玉竹 10g　芦根 30g　天花粉 10g　石斛 10g　知母 10g　玉泉散（包）30g　7 剂煎服

三诊，1991 年 12 月 10 日诊。

两诊之间，时逾匝月，上方又进 14 剂。适当好转之时，辍药半月多，干燥又来，异物感也出现，重点在鼻咽腔，有痰，饮水已减少，喜温。

检查：咽后壁黏膜依然萎缩，干枯少液。舌薄苔，脉平偏细。

医案：《喉科心法》强调"即老医亦难以下手"之慢性咽炎，得能稳步向愈，已属不易。中途裹足，坐视病长，殊深扼腕。中药裁方仅此一套，成欤否欤，全赖乎进药。

生地 10g　黄精 10g　玄参 10g　玉竹 10g　知母 10g　川黄柏 3g　桔梗 6g　天花粉 10g　麦冬 10g　甘草 3g　7 剂煎服

按：以上两例，都为干燥综合征。该病主症之干，先干津液，故而喉科的慢性咽炎、鼻科的干燥性鼻炎、萎缩性鼻炎中很多为局限性干燥综合征。

姜某，男，29 岁。1993 年 12 月 28 日初诊。浦口税务

局。① P413

咽痛 7 年，每受到寒凉、疲劳、多言、刺激性气味即倍形加重，背凉如冻。饮食务求热物，即水果也不敢沾唇，夜眠需盖 5 条棉被。

检查：咽峡弥漫性充血，扁桃腺Ⅰ度肿大，左右各一潴积性囊肿。舌薄苔，脉浮。

医案：奇寒 7 载，情如《续名医类案》寒门相同。刻下感冒，治先以标。

党参 10g　荆芥 6g　防风 6g　羌活 3g　独活 6g　前胡 6g　柴胡 3g　桔梗 6g　玄参 10g　甘草 3g　5 剂煎服

二诊，1994 年 1 月 4 日诊。

感冒已告消失，奇寒之感依然。

检查：舌糙腻根部厚而映黄苔，脉平。

医案：奇寒 7 载难温，6 年热药无效，症与《续名医类案》寒门一例全同，终以一清一泄而寒去温来，今可私淑一番。

桑白皮 10g　马兜铃 6g　甜葶苈 6g　丹皮 6g　赤芍 6g　薄荷 6g　紫草 10g　茜草 10g　蝉衣 3g　甘草 3g　7 剂煎服

三诊，1994 年 1 月 11 日诊。

药进 7 剂，7 年奇寒，第一次感到温热，一向胸前背后的冰冷有所减轻，一向用的 5 层衾被，可以减少为 4 层，并有汗液（过去有过盗汗，治疗之后即敛，从此即没有汗），白日也已振作而有温煊感觉。

检查：舌薄苔（偏白），质有紫气，脉平。

医案：如此奇寒怪冷，自古有之，戴思恭取用大承气汤及黄连导痰汤，李中梓取用金花汤，大寒治大冷之法而获得痊愈，故而葶苈大枣汤治之，当然事属可佳。唯更应考虑难敛之以暴易暴。肺经葶苈大枣易阳明之白虎汤。

生石膏 20g　知母 10g　桑白皮 10g　紫草 10g　旱莲草 10g　茜草 10g　料豆衣 10g　白茅根 10g　太子参 10g　甘草 3g　7 剂煎服

四诊，1994 年 1 月 18 日诊。

白虎汤仅进 4 剂，自感无效，似有倒退之感，自行改用葶苈大枣汤一剂半，反应良好。舌尖舌根疼痛及溃疡与口角糜烂，自己吃了柿饼，症状即减轻，总地说来，畏寒好得多，即使现在的严冬寒冷之际也无畏缩寒冷之感。

检查：舌尖溃疡 1 个，充血，口角糜烂左轻右重。舌薄苔，脉平。

医案：大热似寒，似无疑义。初诊试用清泄有效；复诊试用清营，无效，良以宣法优于清法。

桑白皮 10g　薄荷 6g　荆芥炭 6g　金银花 10g　马兜铃 6g　连翘 6g　白茅根 10g　芦根 30g　甘草 3g　7 剂煎服

五诊，1994 年 1 月 25 日诊。

上药进 5 剂，在怕冷方面又见进一步缓和，以往每值严寒，必更形悚，但对此次强冷空气已能泰然处之。

检查：舌薄苔，脉平偏细。

医案：奇病怪治，粗获成效。再宗原旨。

桑叶 6g　菊花 10g　金银花 10g　荆芥炭 6g　连翘 6g　薄荷 6g　黄芩 3g　马兜铃 10g　山栀 10g　甘草 3g　7 剂煎服

六诊，1994 年 2 月 8 日诊。

怕冷感似乎有卷土重来之感。

检查：舌薄苔，质有红意，脉细。

医案：7 年奇冷，今已解矣。刻下还潮，大有徘徊裹足之势，甚至寒意再复抬头。

检查：脉来细小。

医案：凉剂已告失宜，温药更难冒险。只能振作脾土，使其阳气自生。

升麻 3g　黄芪 10g　党参 10g　仙鹤草 10g　白术 6g　茯苓 10g　仙茅 6g　仙灵脾 10g　杏仁 10g　象贝母 10g　甘草 3g　7 剂煎服

七诊，1994 年 2 月 22 日诊。

近来脘部作痛呈游走性，大便正常较软。胸前背后仍稍有冷感，小便色黄，睡眠差。

检查：舌薄苔，脉细。

医案：奇寒始解，脾阳求充，香砂六君主之。

党参 10g　白术 6g　陈皮 6g　木香 3g　砂仁（后下）3g　仙茅 6g　仙灵脾 10g　茯苓 10g　甘草 3g　7 剂煎服

八诊，1994 年 3 月 1 日诊。

凛然已无，温暖仍然没有，四五年不能吃水果，现在可以恣进无妨，口腔有干感而不求水润。小便黄，大便偏软。

检查：舌薄苔，脉平有力。

医案：凛然消失，药已显灵。温暖难求，春寒之故。水果能进，主症已除。后遗一二，气怯而营亏之故。取八珍加减。

黄芪 10g　党参 10g　白术 6g　茯苓 10g　熟地 10g　当归 10g　川芎 3g　白芍 6g　仙鹤草 10g　甘草 3g　7 剂煎服

按：此病为神经官能症。

江某，女，30 岁。1991 年 8 月 26 日初诊。南京洪武路。

① P418

入夏多汗事属寻常，但蒸蒸而淋。最后 1 个月汗液奇多且多凉，并有凛然之感，头发亦如游泳而淋淋。狂饮。

检查：舌薄苔，脉细。

医案：汗为心液，大汗亡阴，心液一枯，则心烦急躁；阳虚则凛然不温。津液一亏，肠液枯而大便必艰难。当从固卫养津。

黄芪 10g　白术 6g　防风 6g　料豆衣 10g　诃子肉 10g 煅牡蛎 20g　甘草 3g　5 剂煎服

二诊，1992 年 8 月 31 日诊。

药进 5 剂，淫汗得以收敛其半；狂饮、纳食不旺亦有好转。

检查：舌为地图舌，脉细。

医案：卫气一固，淫汗已少，口干多饮，则汗多伤津使然。治当步迹前旨，旁及调整脾胃，冀增食量。

黄芪 10g　白术 6g　防风 6g　料豆衣 10g　山楂 10g 六曲 10g　诃子肉 10g　煅牡蛎 30g　7 剂煎服

按：此为植物神经功能紊乱。

倪某，男，53 岁。1992 年 1 月 25 日初诊。高邮市。

① P153

去年 9 月发现右颈部有无痛性包块，11 月确诊为鼻咽腔癌。经过 30 多天光疗，包块明显缩小。口腔、鼻腔、鼻咽腔一向没有症状，所以也无明显反应。光疗后副作用为喉痛、奇干，有撕裂感，纳食及讲话时，倍增痛苦，胃纳很差，近有咳嗽。刻下七八天来有凛寒感，寒后有热感，同时出汗蒸蒸，一动即作，睡时没有。痰黏且多，咯之不易而清嗓不止。

检查：体温 37.6℃。咽峡水肿充血（红艳型），鼻咽部充血水肿。右颈侧扪到 5 分硬币大硬结 1 个，边缘不清楚。舌白腻滑润苔，舌胖边有齿痕。脉有弦意。

医案：病属"斯疾"，放疗正在进行之中。唯引以为虑者，刻有感冒及痰浊内停。《孙氏兵法》"不攘其外，何以治内"。当然先以轻宣外感，重化痰浊为法。

桑叶 6g　菊花 10g　蝉衣 3g　大青叶 10g　苏子 10g
杏仁 10g　马勃 3g　莱菔子 10g　天竺黄 6g　焦米仁 10g
5 剂煎服

二诊，1992 年 4 月 10 日诊。

光疗结束于 2 月 17 日，当时诸恙告失，感冒很快而愈，在 50 天中很平稳，体重增加，饮食亦可，引以为难忍者，口干舌燥（咽喉部感觉还好），多饮喜温。

检查：咽（－）。鼻咽腔有丰腴感，右轻左重。下颌下有水肿现象，硬结不清楚。舌薄苔，质有红意而干，透有紫气，脉小有力。

医案：光疗之后，症情平稳，除口干舌燥之外，余无自觉之症。颌区、颏下有丰腴饱满感，但核块已无。治当抗癌与扶正并顾。

太子参 10g　白术 6g　茯苓 10g　石斛 10g　白扁豆
10g　马勃 3g　蚤休 10g　龙葵 10g　石上柏 10g　白花蛇舌
草 10g　7 剂煎服

史某，男，39 岁。1992 年 1 月 22 日初诊。淮阴市北京路。① P154

去年之秋，右颈部起有核子，从而发现为鼻咽腔癌，由活体检查而确定。时在 8 月下旬。未发现前，并无一切症状，仅仅为颈部肿块。经过两个月光疗，颈部核子消失，悬雍垂畸形也纠正。光疗前掌灼及光疗中耳鸣，以疗程结束后而消失。唯口干咽燥则无法缓解，甚至有烧灼感产生。颏下两颌浮肿不退。

检查：鼻腔（－）。咽峡未见异常。唯软腭反射消失，鼻咽顶部有丰满感，很光滑。喉咽部会厌呈儿童型，会厌溪丰满感。其他无异常。颈部未扪到硬结，唯颏下颌下轻度肿胀。舌薄苔，后1/3有刺，质胖而红，脉平有数意（92次/分）。

医案：病名纵然难听，症状十分平稳。宗常规扶正抗癌。但凭脉论证，刻下先宜退肿与清心养阴。

太子参10g　石斛10g　麦冬10g　沙参10g　石上柏10g　知母10g　马勃3g　蚤休10g　柏子仁10g　白芷6g　大贝母10g　7剂煎服

医嘱：①上方进14~21剂复诊。如肿热一退，则即来。②忌大葱、大蒜、韭菜、辣椒、胡椒、雪里蕻、芥菜、咖哩、榨菜等。

二诊，1992年3月4日诊。

今天西医复查，核子比出院时更形缩小。颈部肺部无淋巴结肿胀者见到。局部所见有稠厚分泌物附丽难脱。西医认为在平稳中趋向好转。上诊处方毗进20剂，干燥依然存在，无点滴唾沫，时时乞灵于水润，且有烧灼感。偶然作痛，亦由干燥所导致。在正常起居情况下，睡眠一般。体力上似乎衰弱乏劲，尤其是多运动之后，下肢疲累更甚，跟部有些隐痛。

检查：咽后壁干燥无液。鼻咽部大体如上诊。会厌溪丰满者，已收敛，颈外同上诊。舌少苔，舌背之刺已减去1/2，质红，脉细数。

医案：诸症平稳，倾向式微。唯脉象较前为细。总之正气以持久而渐虚，事实亦属合理发展，无足为虑。者番处方，以重剂养阴生津为是。

西洋参 3g（另煎）　石斛 10g　麦冬 10g　石上柏 10g　玄参 10g　知母 10g　川黄柏 3g　玄参 10g　熟地 10g　马勃 3g　乌梅 10g　蚤休 10g　7 剂煎服

赵某，女，37 岁。1991 年 9 月 3 日初诊。省测绘局。① P156

头痛鼻塞，耳中憋气，鼻中亦有憋气与烧灼。咽头奇干，干甚即疼痛。干的程度甚至口腔无液，非水难润，时历两三年。今年 6 月初加重。CT 证明为鼻咽癌；活检为组织增生。

检查：咽后壁淋巴滤泡增生，充血；两侧索肥大、充血。鼻咽部两侧组织隆起丰腴，但未见粗糙，仅轻度充血。舌薄苔映黄，脉小弦。

医案：痰、瘀、疬集于喉隘，一时尚难明确，但化痰破瘀抗疬之剂，总无枘凿之虞。西医的进一步诊查仍占首位。

石打穿 10g　石上柏 10g　蚤休 10g　马勃 3g　天竺黄 6g　落得打 10g　当归尾 10g　赤芍 6g　苏子 10g　泽兰 10g　7 剂煎服

二诊，1991 年 10 月 25 日诊。

药进 28 剂，头痛程度减轻而时间拖长。憋气消失，偶有暂时性耳鸣。鼻中烧灼感改变不大，咽干稍稍缓解，口干接近滋润。

检查：咽后壁淋巴滤泡增生，两侧索肥大，有充血感。鼻咽腔丰满块磊，已不充血。舌薄苔，脉细弦。

医案：西医检查虽无明显改善，但已得到控制无疑。服中药后症状大多改善。考痰气之凝，虽然存在；疬气之断，似尚不能定论。不过得能症状减轻，总是大好趋势。可宗原旨，取药深入一层。

煅牡蛎 20g　川贝母 10g　昆布 10g　海藻 10g　莱菔子 10g　石打穿 10g　泽兰 6g　马勃 3g　石上柏 10g　蚤休 10g　玄参 10g　7 剂煎服

医属：平时多吃芋艿。

三诊，1991 年 12 月 6 日诊。

累进服药已 28 剂，西医检查认为进步满意。局部包括干燥在内的不适感也逐渐迭减。唯在临经前感到明显一些。鼻塞也已通畅。偶有鬓部牵制感。

检查：鼻咽腔丰满者已收敛许多。舌薄苔，脉平。

医案：药已生效，功在方裁。化痰攻坚、破瘀抗疬之法，逐渐转移于扶正。

党参 10g　白术 6g　茯苓 10g　大贝母 10g　昆布 10g　海藻 10g　马勃 3g　石打穿 10g　石上柏 10g　煅牡蛎 20g　7 剂煎服

诸某，男，47 岁。1991 年 10 月 31 日初诊。南京中央门。① P157

鼻咽腔肿瘤，发现于上月，经过西医治疗（^{60}Co）颇见成效，肿块缩小。刻下为无痛性（右）颈肿块，口干，咽部吞咽不流利。平时大便干结，现亦如此。

检查：咽峡充血艳红、水肿，扁桃体双侧Ⅱ度肿大，表面有些溃疡。右颈部有鸡卵大肿块，中度硬而不能移动。鼻咽腔查诊不合作。舌薄苔，边有齿痕，脉细。

医案：《疡科心得集》目为四症（舌癌、乳腺癌、阴茎癌、喉癌）者，今已确诊。现一阶段以攻为主，但脉来细弱，扶正亦属必需。

太子参 10g　茯苓 10g　陈皮 6g　沙参 10g　石上柏 10g　昆布 10g　海藻 10g　马勃 3g　石打穿 10g　白花蛇舌草 10g　7 剂煎服

二诊，1992 年 1 月 14 日诊。

光疗治程初告结束，喉痛基本消失。咽干、口燥、唇皱，胃不思纳，舌不辨味。以骶部髋关节为重点的肌肉关节疼痛。大便难解。睡眠以喉痛之消失而改善。

检查：咽峡接近正常，仅轻度充血。右颈侧包块已难扪到。舌苔形同敷粉，舌质淡，脉细。

医案：霹雳雷霆，群魔敛迹，但正气明显不充，同时痰浊起于中州，胃气因之更怯。治当扶正而不庇痰浊，抗癌而毋伤正气。

太子参 10g　白术 6g　茯苓 10g　陈皮 6g　姜半夏 6g　山楂 10g　六曲 10g　蚤休 10g　石上柏 10g　白花蛇舌草 10g　7 剂煎服。

刘某，女，30 岁。1992 年 3 月 27 日初诊。铁医附院。① P159

确诊为鼻咽癌，初以颈淋巴结肿而发现。现为光疗第 4 天，有泛恶口干。

检查：咽峡充血，重点在后壁。鼻咽顶部组织充血右重左轻并隆起，且左右各有 1 块黏膜粗糙。舌薄腻苔，脉细。

医案：既谓癌症，理应抗癌；主在光疗，辅以药治。

石上柏 10g　石打穿 10g　蚤休 10g　马勃 3g　姜竹茹 10g　天竺黄 6g　沙参 10g　麦冬 10g　白花蛇舌草 10g　六曲 10g　7 剂煎服

二诊，1992 年 5 月 22 日诊。

近来咽头干燥，疼痛也甚，出现烧灼感，痛及左耳。伴以盗汗，齿龈也作痛。

检查：鼻咽部丰腴，黏膜惨白，会厌水肿。左侧舌面充血，有浅在性溃疡，右重左轻两侧智齿部有溃疡。舌薄苔，脉细。

医案：在癌症基础上感染，而且炎热方兴未艾。不予大剂清化，难遏燎原。取犀角地黄汤加味。

生地 10g　丹皮 6g　赤芍 6g　水牛角 30g（先煎）　金银花 10g　黄芩 3g　山栀 10g　石上柏 10g　蚤休 10g　白花蛇舌草 10g　5 剂煎服

三诊，1992 年 5 月 26 日诊。

药进 3 剂，炎炎之势已退。现咽头仍疼痛，耳痛及龈痛轻些，盗汗减少很明显，鼻塞加重而涕出亦多。

检查：咽后壁左侧有隆起感及局限性充血，鼻咽腔组织肿胀充血，伴有黏膜破碎渗血。舌薄苔，脉细。

医案：续发感染，高潮已越而难言清肃，再从清化，同时毕竟本病存在，决非一般炎症而坦然。

（内服）生地 10g　金银花 10g　蚤休 10g　半枝莲 10g　地丁 10g　山栀 10g　马勃 3g　石上柏 10g　芦根 30g　白花蛇舌草 10g　7 剂煎服

（外用）通用消肿散，外用吹于口腔患处。

四诊：1992 年 6 月 2 日诊。

急性炎炎之势幸已趋向平稳，昨日在小舌旁有小溃疡疼痛，干甚而有烧灼感。

检查：悬雍垂两侧黏膜有剥脱现象，鼻咽部水肿收敛，充血消失。舌薄苔，脉细。

医案：主症平稳，标症炎势亦衰。再从清化与养阴兼顾。

（内服）生地 10g　金银花 10g　地丁 10g　石上柏 10g
蚤休 10g　马勃 3g　白茅根 10g　半枝莲 10g　玄参 10g　白
花蛇舌草 10g　7 剂煎服

（外用）养阴生肌散 5g，外用。

单某，男，54 岁。1991 年 12 月 13 日初诊。泗洪县。
① P255

喉癌经手术半喉切除，予以中药调治，各方面平安
稳定。

检查：声门歪斜及色泽失常，正是术后必然所致，表面
光滑柔软。舌薄苔，脉平。

医案：刻下西医检查观察，中医处方调理，最为上策之
举。盖西医技术，中医天赋阙如。中医治疗，草药确能臂
助。裁方步迹前医之旨，因时因证，增损一二。

党参 10g　白术 6g　茯苓 10g　石上柏 10g　山药 10g
当归 10g　马勃 3g　蚤休 10g　白花蛇舌草 10g　7 剂煎服

二诊，1992 年 5 月 8 日诊。

服药至今未辍，症情稳定，精神振作，干燥亦缓解。

检查：同上诊，其歪斜似乎矫正一些。舌薄苔，脉平。

医案：狂澜奔腾之阶段已过，平稳可喜，即使后期扫尾
扶安，亦不必过于认真。谚谓："不药胜中医"。前方毋事强
加斧斫。建议旬日两剂，作微量之维持。原方 7 剂煎服。

黄某，女，85 岁。1979 年 11 月 20 初诊。② P242

患者自 30 多年前发现鼻翼部有红斑，一直未加重视，
近两年来，鼻腔常不通气，并流血水，红斑渐渐糜烂、发
痒，范围日趋扩大，疼痛由轻转重，经活检报告为"鳞状基
底细胞癌"。

检查：目前既出血又疼痛，血水有臭气。舌薄苔，脉弦。

医案：癌肿已属晚期，叹无回天之术。所幸舌为薄苔，胃气未绝；脉来弦劲，正气尚存，不过斯人斯疾，已抵暮穷，虽援戈而为之，能否日反三舍？方取抗癌解毒，凉血止血法。

（内服）菊花 10g　夏枯草 10g　白花蛇舌草 10g　蚤休 10g　山豆根 10g　石上柏 10g　龙葵 10g　茜草 10g　太子参 10g　5 剂煎服

（外用）黄连膏 40g，局部搽。

二诊，1979 年 12 月 18 日诊。服用上方一月，疼痛减轻，臭气见少，出血基本已止，仍发痒。

检查：舌薄苔，脉小弦。

医案：不治之症，事已定局，后顾茫然，拟取扶正抗癌之法，不过挥戈返日，以尽医责。前方去太子参，加黄芪、党参各 10g，或改服两仪膏。

按：八旬老人，身患癌症，且属晚期，可谓不可救药也。但医者并不袖手旁观，而将辨病与辨证相结合。抓住病人整体情况和局部症状，选用多种抗癌解毒和扶正药物，寓凉血于抗癌之中，容补虚于解毒之内，仅治一月，便血止痛减，出现回旋之机。

叶某，女，33 岁。1991 年 7 月 2 日初诊。淮阴市工行。① P386

长期口腔溃疡，重点在右侧舌体。1991 年 5 月确诊为"舌癌"，6 月做切除手术，切去 3/5 的右侧舌体，并将左腕肌肉移植到切除部位。手术相当成功，但亦做了颈部淋巴结清除。创伤较大，病者体质极度衰弱，需他人助扶进入科室。舌体肿胀充血，炎性症状无法消退；鼻腔干燥冒火，手掌灼热，因而来求中医治疗。

检查：张口仅一指，舌体肥胖，正中傍线（左）一纵行缝合线，前端（舌尖部）还露些肉芽。齿龈肿胀。右颊比对侧明显丰腴，右颈手术区组织结实韧硬。舌苔厚腻如敷粉（左），移植的"舌体"（右）有毛。右脉细。

医案：病发于心苗之舌，虚起于磨折正亏，正是峻补之证。但骨蒸苔腻，虚不受补，而且时临盛夏，滋腻之品正在投鼠忌器之例，暂取轻清轻养。

地骨皮 10g　青蒿 10g　生地 10g　竹叶 10g　白扁豆 10g　灯心草 3g　丹皮 6g　赤芍 6g　白花蛇舌草 10g　7 剂煎服

二诊，1991 年 7 月 9 日诊。

药进 7 剂，牙痛已无，掌灼依然，鼻干咽干，冒火感似乎轻些。一度多痰难咯，药前体温 38.3℃，药后 37.1℃，总之稍感平稳，口气极重现已转轻，精神大为好转。

检查：开口为一指多些，缝合线痕移于中央（因右半舌体的肿胀消退），舌苔左半少许，右半并非舌苔而浊腻，脉细（右）。

医案：初试轻清轻养手法，虽有离于治病要诀"立求攻补"之旨，但以轻舟过峡而言，殊感很妥。以其去恙无多，不宜急切求功而进求峻剂，仍应原旨化裁。

青蒿 10g　生地 10g　竹叶 10g　石上柏 10g　蚤休 10g　藿香 10g　丹皮 6g　地骨皮 10g　赤芍 6g　白花蛇舌草 10g　7 剂煎服

三诊，1991 年 7 月 19 日诊。

舌部诸恙较平稳，唯咀嚼时可以咬着舌边（左）。右耳深部作痛（手术后的），右耳轮麻木发冷感依然，低温仍有（下午 37.5℃）。口中口气很重。

检查：舌中缝合痕又向右侧偏移（说明右侧在收敛），舌体胖，边有齿痕。张口不足两指，右外耳道（－）。舌薄苔，脉细。

医案：梅涝始去，酷暑来临，加之痨劳过甚，至口、齿、舌三病，殊有动荡之感，治从清化祛暑。

青蒿 10g　地骨皮 10g　生地 10g　金银花 10g　藿香 10g　石上柏 10g　佩兰 10g　马勃 3g　丹皮 6g　六一散 12g 白花蛇舌草 10g　西瓜翠一团（自加）　5 剂煎服

四诊，1991 年 7 月 27 日诊。

上药进 7 剂，情况殊感平稳，耳疼得减，掌灼渐轻，颊肌自噬亦不若过去之严重。

检查：右耳（－），张口达二指，舌体接近正常。舌薄白苔，脉平。

医案：值已"客避邮亭，船藏密浦"之际，尚无一切不舒，幸甚。原方不敢轻率更张。

青蒿 10g　地骨皮 10g　生地 10g　藿香 10g　佩兰 10g 石上柏 10g　丹皮 6g　石斛 10g　白花蛇舌草 10g　西瓜翠一团　7 剂煎服

五诊，1991 年 8 月 22 日诊。

上药服后，口腔溃疡已愈合。左侧下槽牙 $\overline{8}$ 疼痛，掌心仍然有灼热。

检查：舌已正常，活动自如，张口已与正常人相似大小。埋伏齿部红肿。舌薄苔，脉平。

医案：舌病基本告失。刻下所苦，掌心灼热，虽退些而尚存，同时左智齿疼痛。处方之主在乎掌灼肤热，齿则能拔则拔，最为上策。

桑叶 6g　菊花 10g　蝉衣 3g　生地 10g　丹皮 6g　青蒿 10g　芦根 30g　地骨皮 10g　鳖甲 10g　红枣 5 枚　7 剂煎服

六诊，1991 年 9 月 5 日诊。

舌体平稳良好，唯舌根部右侧有异物感，口气减轻，掌灼似乎也退些，睡眠比较尚可。唯左前臂刀口有"疤痕疙瘩"出现。

检查：舌薄苔，脉细。

医案：刻下所苦，厥为掌心灼热与口气，至于喉头舌根鲠介感事可佐以理气之品，"疤痕疙瘩"事非药力所能应付，必要时光疗可试。

熟地 10g　麦冬 10g　川黄柏 3g　生石膏 15g　知母 10g　青蒿 10g　鳖甲 10g　地骨皮 10g　丹皮 6g　苏梗 10g　佛手 5g　7 剂煎服

七诊，1991 年 10 月 22 日诊。

上诊方药进服 20 多剂，很舒服，以挂号困难，在其他医院治疗，方药似不对症。现在主症为口腔干燥，求饮以润，但维持滋润者为时不久。口中气味很重，掌灼还有一些。

检查：右侧舌体稍有胖意。脉平偏细。

医案：症登佳境，毋事奢求。刻下宜于轻清胃火，淡扫积浊，毋用峻方重药以自扰。

藿香 10g　佩兰 10g　生地 10g　绿豆衣 10g　竹叶 10g　灯心草 3g　金银花 10g　地骨皮 10g　丹皮 6g　白茅根 10g　7 剂煎服

八诊，1991 年 10 月 31 日诊。

刻下一切正常，唯为口咽之干所苦，舌薄苔，脉平偏细。

医案：重肉白骨，力挽狂澜，归功于西医手术。驻足红颜，再薰春暖，资助于中药微功。药以治病，矫枉毋须过正。事务观察，关注营养。

太子参10g，生地10g，麦冬10g，泡水代茶饮。

李某，男，64岁。1991年8月31日初诊。宿迁市① P369

前两年舌根部曾出现几次溃疡，吃了消炎药即痊。1月之前又有溃疡出现，逐渐扩大，吃药无用，有疼痛波及右耳，进食尚可。西医病理检查为"癌变"。

检查：舌体右侧有深在性溃疡，创面污秽，约2cm×4cm，周围水肿轻度漫侵，张口三指。右颈侧扪到淋巴结3~4个，最大如白果，未有粘连。舌薄苔，脉细。

医案：《谦益斋医案》《疡科心得集》早已指明"四大之症"之一。刻下光疗、化疗虽已失"东隅"，但尚有"桑榆"可盼。惜羞涩阮囊，坐观恨失良机，殊为惋惜。中药治疗，功在晚期。只能功补兼施，冀鲁阳之挥戈，日返三舍之延长。

黄芪10g　藿香10g　佩兰10g　石上柏10g　蚤休10g 当归10g　金银花10g　石打穿10g　马勃3g　白花蛇舌草10g　7剂煎服

以上十一例，俱为癌症。

诊余漫话

世界上不会有十全十美的药

我很欣赏甚至折服清·凌奂的《本草害利·自序》中的一句话，谓："凡药有利必有害。但知其利，不知其害，如冲锋于前，不顾其后也。"任何一味中药，都有它的危害性一面，有些过分强调它的好而不及它的害；有些还没有发现它的害处而视若仙丹，《神农本草经》把水银认为是"久服神仙不死"药，就是最好的例子。

甘草：能解一千二百般草木毒，遂有国老之称。也因为它的"甘草无毒"，而使脾胃有湿浊者服之，倍加中满呕恶。

人参：中国人一谈到人参，无不目为益寿延年的仙丹。这里抄录一段吉林人民出版社出版、段维和陈日朋编《漫话人参》客观的话："人参虽然作为滋补强壮剂来使用，但也并不是任何人、任何状态下都可以使用的。有些人或某些患者服用人参，非但毫无益处，而且会因此使病情恶化，影响健康，甚至中毒。……健康人长期连续服用人参，也会产生头痛、心悸、失眠、血压波动等不良症状，影响人体的正常机能。服用人参剂量过大，还会造成人参中毒，发生出血、眩晕、发热、心肌麻痹，危及生命。……服用人参以后，出现闭气、胸闷、腹胀现象，便是中毒的开始。"

当归：一提到当归，又是一味大众心目中的补血养营的仙丹。请阅读一下科学普及出版社出版、刘文成和张益民撰《当归》的"当归的毒性"："湖北医学院药理教研室取18~22克小白兔……有抑制呼吸现象，剂量加大时血压骤降、呼吸停止。"

黄芪：当然又是补药之王，但它的害处你知道吗？它能滞气助郁，可以减低食欲，使胸脘不畅。凡表实者、气实者、肝气旺而情绪易激动者，俱不能服用。《本草害利》指出："阳盛阴虚，上焦热甚，下焦虚寒者均忌。恐升气于表而里愈虚耳。痘疮血分热者禁用。"

熟地：在补药中又是四大天工（黄芪、党参、当归、熟地）之一。《本草害利》倒反映出它的阴暗面，谓："熟地乃阴滞不行之药，大为脾胃之病所不宜。凡胸膈多痰，气道不利，升降窒塞，药宜通而不宜滞，汤液中应避地黄。……胃虚气弱之人，过服归、地，必致痞闷食减，病安能愈！"

四物汤中必不可少的川芎，也有杀人之弊。宋·沈括《梦溪笔谈》有这样的一段记载，谓："予一族子常服芎，医郑叔熊见之，云：'芎不可久服，多令人暴死'。后族子果无疾而卒。"

即使日常饮食物中，也有为害的一面，如味美可口、佐餐良肴的竹笋，宋·赞宁和尚《笋谱》中谓："其笋味肥，食之落人鬓发。"

清·搏沙拙老的《闲处光阴》中谓："食麦令人腹胀。"至于南方人喜欢的白米，因为含有淀粉过多，凡患有糖尿病者，禁食。今后各种药物的危害性还要多多地暴露出来，医者用药可不慎乎！（节录《江苏中医》1993年第11期，30页）

"雾"与辨证

雾，是近地气层中的天气现象。由大量悬浮的小水滴或冰晶构成。常常使人视野模糊不清，致水平能见度距离小于一千米，故而古人用"雾里看花"来形容视物模糊。诗人杜甫就有过"春水船如天上坐，老年花似雾中看"这样的诗句。

雾的形成、现象，不论南方北方，甚至国外，都是一律相同。重庆之雾与伦敦之雾也一无差别。可是在预测晴雨来说，则春夏秋冬各不相同。农谚"春雾太阳夏雾雨，三朝大雾发西风"。就是春天的雾，预示着天气必晴，夏天则下雨，冬天的大雾必然气温下降而西风怒嚎。这一点和中医的辨证，完全一模一式，同样一个病，而其证则千变万化。

忆曩昔北京脑炎，死亡率之高足以惊人，即使国外专家亦瞠目束手。后用蒲氏轻清化浊之方，无一死者。总结疗效，震惊国际。可是以后再用，竟无效果可言了。无他，乃用"春雾太阳夏雾雨"来预测冬日之雾之故。

1958—1963年间，湖南衡阳、醴陵、长沙一带，白喉几度大流行，死者无数。后采用当地名喉科世医张氏之方，挽救了不少生命，张氏也得到政府崇高奖赏。但现在用此方也已远非当时的神效了。

1992年春夏之际，江南淫雨，遍地汪洋涝淹，泽国一片。当时笔者处理不少疾病，不管耳、鼻、咽、喉、口腔，也不论什么风、寒、暑、湿、燥、火，一列取用燥土渗湿、佐以芳香化浊方剂，无不一剂而知，再剂而愈。如其循规蹈矩地如法处理，反而获效殊鲜。假定现在还是以一张燥土渗湿化浊药剂来应付一切疾病，不为病人把你哄出医院才怪！

中医辨证论治的妙处，就在这里。毋怪乎西医同道们把"有效"之方，拿来取用，毫无一效而很不相信中医。（节录《江苏中医》1994年第2期，24页）

礼失而求诸野

"礼失而求诸野"，语出《汉书·艺文志》。意为朝廷上的礼乐制度失传了，可以在民间访求到。也就是任何东西在应该有的地方没有，反而在其他地方寻到了。笔者唯有藏书一嗜，经常在旧书摊上淘到了梦寐以求的书籍，这也是礼失而求诸野。许多医史上不载的资料，也可求诸"野"。

例如喻嘉言（1585—1682年）为什么不姓自己的朱而易姓为喻，正史上是一言未及。但清康熙时高士奇《牧斋遗事》中谈得详详细细，谓："本姓朱，因讳明皇之朱，加上一'捺'而为余，又以余改俞，最后加上一口。"

上古研究药物的不止神农一个人，还有偓佺其人，时在黄帝后一朝代的尧。见刘向（公元前 77—前 6 年）《列仙传》。在医史上也没有记载过。

在长安市上卖药有名的有两人，一为后汉·韩康，以见于正史而知名度很高。其实还有唐代的宋清，丢了官到长安来卖药，而且还有"人有急难，倾财济之"。所以当时有这样一句童谣，谓"人有义声，卖药宋清"（见唐·元和中翰林学士李肇《国史补》）。两位卖药人，一位清高，一位仁义，多少替我们医药界添了些光彩。

宋代名医庞安时（1042—1099 年），他的嗜好广泛，根据正史所言，有读书、买书、斗鸡、走狗、蹴踘、击球、博奕、音乐等，但喜欢收藏善书古画则未见。苏东坡（1036—1101 年）《东坡志林》中曾谓："庞安常为医不志于利，得善书、古画，喜辄不自胜。"

大名医戴思恭（1323—1405 年），也曾离开老家义乌到苏州下海经商，而且还是很大的买卖。在正史上从未见过。明成化进士杨循吉在《苏谈》中言："金华戴原礼事于朱彦修，既尽其术，来吴为木客。"当时最大的商贾，就是盐商和木客。

韩愈（768—824 年）大家都知道是在唐代长庆四年逝世的，什么病，不知。根据徐珂《大受堂札记》："韩愈病，将卒，召群僧曰：'吾不药，今将病死矣，汝详视我手足肢体，无逞人'云。韩愈，癞病人。"可知是患严重的皮肤病死的。

民间的"野"，的确有助于正规的"礼"。就是我们治病，在山穷水尽之际，不妨也可来一个"求诸野"，有时倒也获得佳效。例如治疗顽固性耳鸣耳聋，真的到了黔驴之技已尽时，可以试用单方，如仅仅葛根、破故纸、益母草二三味草药，服用二三个月，竟然也有息鸣及提高听力者。

曾记得解放之初，故乡组织中医进修班，当备课到《素问·阴阳别论》的"死阴之属，不过三日而死"，"心之肺，谓之死阴"的"死阴"二字，实在无法解释。没办法只能求之古书，可是王冰仅谓："火乘金也……"；马莳谓："克我者，来克之谓……"等等。看了古人解释，反而越发糊涂。正在一筹莫展时，旁边搞卫生的工友见我们翻书找典，搔头摸耳的焦灼不堪，乃问我们为何这样？我乃说明讲解不出"死阴"两个字。清洁工人莞尔一笑说："这最容易，阴至极顶的时候，是死阴。我们在热得要命的时候都在喊'热死了'；冷到要命的时候也喊'冷死了'；阴到再阴也没有了，当然是'阴死了'，所以'死阴'就是'阴死了'，'阴极了'，"。

听君一席话，胜读十年书，信非虚语，我们何其笨耶！
（节录《江苏中医》1994 年第 7 期，26 页）

治喉十六字诀

余治喉症六十多年，总算并不虚度一世，总结出十六字治法口诀，为：

先锋解表，把守四关，虚扶险劫，脾肾先衰。

所谓"先锋解表"，指一切喉病的开始可以用解表法来作开路先锋。解表的含义，是把病邪推出体外的表而出之。君不见外科名著《外科证治全生集》用于治疗初期痈疽的方药，没有一首不是解表的。作者清·王维德强调的"以消为贵"，的确有临床实用价值。

一般常用方为荆防败毒散，喉科则为六味汤。以单味药来说，麻黄最神奇。君不见外科治疗至阳至危的疔疮，就是七星剑（麻黄、苍耳子、野菊花、豨莶草、蚤休、紫地丁、半枝莲）。治至阴至毒的阴疽，是阳和汤（麻黄、熟地、鹿角胶、干姜、肉桂、白芥子、甘草）。两种截然不同的重症，都恃麻黄为主药，绝不是偶然的。《白喉忌表抉微》把麻黄列为喉科禁忌之药，而且还列为第一名，毕竟外行人写专业书，难免暴露出外行话。

解表适应期已过或解表法失效后，乃考虑四个关口，即痰凝、热毒、血瘀和气滞四者。不过急症之痰，多风痰、热痰；慢症多燥痰、结痰。热在急症多实证；虚火或龙雷之火的虚热，都在慢性病中出现。血瘀、气滞少见于急性病，独多于慢性病。

出现虚证，当然须扶正补养。

危症险症如会厌水肿、喉梗阻、声门痉挛等的急症，则非劫法不可。谈到劫法，只有喉科所独有，控涎丹、雄黄解毒丸以及外治法中的巴豆油燃子等，都是喉科劫法中的佼佼者。还有竹沥水、六神丸、猴枣、明矾等，有时也作为劫药来使用。

虚证在喉科急症中，除了白喉的恢复期往往很容易出现之外，其他急性病基本上是没有虚证的．慢性病虚证，习惯上是多强调肾虚，事实上并不尽然。临床上属脾虚的多于肾虚。治脾虚的代表方为参苓白术散等，治肾虚的代表方为六味地黄汤之类。（节录《江苏中医》1995年第8期，23页）

问

一个"问"字，的确大有文章。你要"学"到技术，就非问不可，否则为什么把这两个字联在一起而称为学问？故而求学称问业；你要适应新的生活环境，又少不了问津、问禁、问俗……

然而，你千万不要问鼎，否则就是野心家；更不能问柳，否则就是浪荡子。至于对父母、老师的问安、问膳、问寝，再多问也无妨，尽管现在年轻人早已不知"孝亲""尊师"为何物？

问的范围也极广，如宋·辛弃疾《满江红》："问人间，谁管别离愁？杯中物"，多么潇洒；金·元好问《迈陂塘》："问世间，情是何物？直教生死相许"，多么情痴；宋·苏老泉《太玄论上》："疑而问，问而辨，问辨之道也"，求学多么认真；唐·李白《忆旧游寄谯郡元参军》："问余恨别知多少？落花春暮争纷纷"，多么怆然；宋·陆游《满江红》："问鬓边，都有几多丝，真堪织"，暮年多么的哀叹；唐·李益《喜见外弟又言别》："问姓惊初见，称名忆旧容"，久别相逢于异乡的欢乐，描写得刻木三分。

中医五诊（笔者把传统的四诊改为望、问、闻、切、查五诊）中就有一个问诊。但可惜的是许多人并不重视，甚至把问诊理解为问问姓名、年龄、籍贯、工作单位和病史等的一种常规程序，真荒谬之至。

中医问诊，习惯的传统是问寒热、问汗、问头身、问大小便、问饮食、问胸、问口渴、问旧病及问原因，称"十问"。其实这十问相当粗糙简略，在临床上使用起来远远不够。笔者是一直重视及善于使用问诊的，可以说十纲（表里、虚实、寒热、标本、体用——此为笔者所创）40%的依据从问诊中得来，而且准确性特高，闻诊、切诊远远望尘莫及。惜乎这样问的方式方法，为书本上所没有。现举例一二如下。

耳鸣的问诊，如明·赵献可《医贯》："以手按之不鸣或少减者，虚也；手按之而鸣愈甚者，实也。"其实在临床上并非如此，良医赵氏用演绎法来把外科"受按者虚，拒按者实"的定例想象得之，全非经验之谈。后世文抄公更盲目照抄，依样画葫芦遗误到现在。即使符合于临床的《景岳全书》："凡暴鸣而声大者多实，渐鸣而声细者多虚"。也仅仅百分之五十可取。盖古人不懂得什么是音调，什么是音量，把高音调与大音量等同起来，俱作为"声之大者"。其实音调的高低确是辨虚实的可靠依据。而音量则不然，在指导虚实之辨上，并不重要。但特大音量则又有辨证价值，惟更须佐以旁证。其同样之大，一则为大实而另一则为大虚，犹如同样的黑苔却又有大寒与大热两极。

因此耳鸣问诊，必须分清音调与音量。但病人不知什么叫音调、音量，可问他如蝉鸣、火车声、沸水声、风吹声后，再予以分析。如蝉鸣，调高而量小，而一群蝉噪，则调高且量大了。飞机声，近者调高量大，远者调低而量大了。

耳鸣病，对外来噪声的接受或抗拒，更是辨别虚实的主要问诊。绝对拒绝而心烦神躁者大实。安于接受者属虚。漠然无所谓者，无参考价值。

慢性咽炎之咽干，为问诊的重点。如干燥而不思饮者，实证为湿浊，虚证为脾虚。干而喜热饮者脾虚，喜凉饮者肾虚，喜大冷大凉者，有必要考虑五志之火；凡不择温凉者，无参考价值。

口臭是口腔病问诊的重点。病人主诉口臭而旁人闻不到，属主观性臭气，虚证为多。旁人同样可闻到，属客观性，实证居多。如属客观性臭气，则医生要亲自闻一下，呈粪便臭者，阳明经大热；尸臭者考虑急性坏疽性齿龈炎或肿瘤后期；抹布臭者，实证湿浊，虚证脾土大虚；腥臭者实证很少见，大多为气血两亏。

涉及全身性的问诊，如失眠，必需追问在上半夜、或下半夜、或通宵迷迷糊糊难于酣沉？凡上半夜者，实多于虚，如饮了刺激性饮料，胃不和则卧不安、思潮起伏等等；下半夜者，虚多于实；通宵者有虚无实。当然凡疼痛、周围环境的突然改变、环球性时间差等，当另作别论。

大便溏薄，不一定脾虚。不论为时多长多久，凡伴有腹痛、有臭气的粪（腥气不在内），都可以排除脾虚。至于虚的程度，应再询病人用多少手纸可以擦净肛门的粪迹？一般用手纸愈多者愈虚。

临床上也有儿童、老人，甚至虽年轻而言语不清或语无伦次者，则必须向陪随者去了解了。

宋·王安石《书洪范传后》对发问者的要求，谓："问之不切，则听之不专；其思之不深，则其取之不固。"所以问诊必须词简意赅，不说废话，针对性强而且专，再把病人的回答结合其他四诊，深深思考与分析，那就成功了。（节录自《江苏中医》1996 年第 7 期，28 页）

闻

《吕氏春秋·自知》的掩耳盗铃故事，谁都讥笑这个盗铃者是超级笨蛋。其实最聪明的学者，照样也笨到这个地步，君不见亚圣孟夫子就也笨到这样吗？他曾谓："闻其声不忍食其肉，是以君子之远庖厨也"（见《孟子·梁惠王上》）。这里的闻，是用耳朵的。也有并没有指名道姓的言明用耳朵来听的闻，如《列子·汤问》的"余音绕梁，三日不绝"等，但人家即一望而知是闻了。

汉·刘向《说苑·杂言》的"如入芝兰之室，久而不闻其香；如入鲍鱼之肆，久而不闻其臭"。这里是用鼻子得到信息的闻。同样也有不指出一个嗅觉之闻而一望即知是闻的，如"西子蒙不洁，人皆掩鼻而过之"之类。

还有一个既不用耳朵，也不用鼻子，但不知怎样也能令人有所感觉的"闻"，如应酬辞中的"久闻大名"，及解放前商店广告的"名闻遐迩"之类。

此外，如明代廉史闻泽、清代学者闻斑、近代教育家闻一多等，都是以闻为姓。过去称官高名显者为闻达。

我们中医的望、闻、问、切、查五诊中，闻诊也占有一个重要席位，而且在习惯上还把它放在第二个座位上。其中既有用耳朵的闻，又有需鼻子的闻。

以耳病来说，耳中闻到臭气者，都是化脓性中耳炎的久病者。臭气浓郁者，更应考虑伴发乳突炎或并发胆脂瘤。

耳鸣病人，必要时还要通过一次局部听诊，就是用去掉了"体件"（即胸件）的听诊器，把"胶管"直接塞入病耳外耳道去静听有无鸣响，用以排除刘河间所谓"耳鸣有声，非妄闻也"（见《素问玄机原病式》）的震动性耳鸣。

鼻腔的开放性鼻音、阻塞性鼻音等用耳朵的闻诊，可以提供不少辨证的有力根据。

喉部疾病，在古代是属于"喑"或"瘖"的一门中，那时重要的也在利用耳朵的闻。这个闻诊，笔者已探讨了数十年之久，初步总结出这一个概念，是：

无形之"用"者，心为声音之主；肺为声音之门；脾为声音之本；肾为声音之根。有形之质，声带属肝，得肺气之冲而能震颤；室带属脾，得气血之养而能活跃。会厌、披裂属于阳明，环杓关节隶乎肝肾。

音调属足厥阴，凭高低以衡肝之刚怯；音量属手太阴，别大小以权肺之强弱；音色属足少阴，察润枯以测肾之盛衰；音域属足太阴，析宽窄以蠡脾之盈亏；语言属手少阴，辨清昏以知心之正常与失常。肝刚、肺强、肾盛、脾盈、心神正常，则丹田之气沛然、措词组语智慧而金鸣高亢、词出成章矣。

笔者这一个概念性的总结，蒙国家中医药管理局编的《建国40年中医药科技成就》予以搜入承认（见422~430页）。可能尚有一些可供参考的价值。（节录自《江苏中医》1996年第8期，35页）

君臣佐使

很多人讥笑"中医是封建医，连方剂的配伍也有君臣佐使"。其实这君臣佐使绝对不是皇帝、宰相、御史、钦差的朝廷命官。《素问·至真要大论》早就解释得清清楚楚，谓："主病之谓君，佐君之谓臣，应臣之谓使。"为了防止把君臣佐使误为药的贵贱等级，故而又强调说"非上中下三品之谓也"。说得很明白，方中的主药喻之为君，辅助药喻之为臣，中和调节药为佐，引经入络者为使。就是《重修政和经史证类备用本草》的"药有君臣佐使，以相宣摄合和。宜用一君二臣三佐五使，又可一君三臣九佐使"，也是把《素问》之意予以延伸和补充。

其实君臣之喻不一定限于中医的《方剂学》所专用，例如明·李渔笠翁（1611—1679）谈到孔老夫子饮食习惯时，也谓"肉虽多，不使胜食气，此即调剂（节）君臣之法。肉与食较，则食为君而肉为臣；姜酱与肉较，则又肉为君而姜酱为臣矣。虽有好与不好之分，然君臣之位，不可乱也。他物类是"（见《李渔随笔·爱食者多食》篇）。

汪讱庵（1615—1698）解释六味地黄丸的君臣定位谓"血虚阴衰，熟地为君；精滑头昏，山萸为君；小便或多或少、或赤或白，茯苓为君；小便淋沥，泽泻为君；心虚火盛，及有瘀血，丹皮为君；脾胃虚弱，皮肤干涩，山药为君"（见《医方集解·补养之剂》）。的确，一如李笠翁所谓"他物类是"。

为什么《方剂学》中独重君臣佐使学说？我们不选用中医界人物来解释，另选一位不是中医的名人宋·张君房的话，谓"君臣相得，浮沉得度，药物和合，即神仙之要妙也。"（见《云笈七签》66 卷）。

所以将君臣佐使视为封建一事，乃风马牛绝对不相关也。（节录自《江苏中医》1999 年第 5 期，29 页）

辨证论治

清·龚自珍（1792—1841）《明良论四》："庖丁之解牛，伯牙之操琴，羿之发矢，僚之弄丸，古人所谓神技也"。其实并不"神"。且看庖丁如何解牛？《庄子·养生主》早就分析过，谓："庖丁为文惠君解牛，手之所触、肩之所倚、足之所履、膝之所骑，砉然响往，奏刀騞然。"庖丁仅仅是熟悉各处的组织，用不同手法来剖解不同的组织。如此操作，当然一切骨骼都可迎刃而解了。

中医 3500 年来，不受宇宙间新陈代谢规律所淘汰，依然有它独特的"辨证论治"手段而至今仍然傲立于卫生界中。

一般人谁想听你谈这个"辨证论治"，中医们也像进餐用筷来挟菜一般，早就没兴趣去谈它。现在节录古文献中两段记录，奉献给读者诸君，聊博一采。从中也可以认识到中医为什么不能放弃它——辨证论治。

唐·翰林学士李肇《国史补》载有"王彦伯自言医道将行，立四五釜，煮药于庭，老幼塞门。彦伯曰：'热者饮此，寒者饮此'。翌日自持金帛往谢之，无不效也"。又宋·苏东坡（1037—1101）之知交赵令时《侯鲭录》也有同样记述，谓："王彦伯医名既著，列三四灶，煮药于庭，老幼塞门而来请。彦伯指曰：'热者饮此，寒者饮此，风者、气者各饮此'。皆饮之而去，效者各负钱以谢，不来者亦不责之。其长者之流欤。"王彦伯的辨证论治，有形有色。通过这个实物示教者，对中医辨证论治，就不难理解了。

王彦伯系唐初荆州的道士，并非真正的中医，所以中医文献中都没有提及他。仅孙思邈《千金方》抄录了一张"王彦伯方"。还有宋守忠的《历代名医蒙求》中，把《国史补》全文抄录成章，冠其篇名曰"彦伯列灶"。孙氏之所以转传王氏方，可能同是道家中人物。宋氏之所以设立"彦伯列灶"，肯定是为了突出中医的"辨证论治"。（节录自《江苏中医》2000 年第 9 期，30 页）

缺药与代药

《素问·阴阳应象大论》的"天不足西北……地不满东南……"这不足与不满，都是言"缺"。用现代语来说，是没有。

古乐府《鸡鸣》诗"桃生露井上，李枝生桃傍，虫来啮桃树，李树代桃僵"。这是说李树代替桃树来牺牲了自己，也就是用李树来代替桃树。这是替代的"代"，而且代得也相当得当。

有一出京剧折子戏"割发代首"内容是曹操在辕门立下

了军令状，何人犯了这个条款，论斩。不料曹操自己先犯，论执法则应斩首，但曹本身为统帅，斩了首怎样办？于是把他的头发割了下来用以代替头颅。这也是"代"替，但不能像李代桃僵的多功能使用。只能具备了曹操这个人、这个地位、这个环境而才可以代替。如其不是这个人、这个地位、这个环境决不可代替，从来千千万万的砍头者也没有听到过犯了杀头罪只要割了头发放你回去的。这一点对中医的缺药、代药方面是一个很好的启发。

现在再来谈缺与代的事：例如军事出国访问团缺一个团员，即可请高新（明代名医）代一下，因为他是精通兵法的。开庭时缺了一名陪审员，可请王纶（《明医杂著》作者）一代，因为他是一位受人敬仰的清官，而且还以折狱能手见称。开军政会议缺人，可请张介宾（1563—1640）一代，他50岁之前就是从事军政的。文学研讨会缺员，柯韵伯（1662—1735）、薛生白（1661—1770）都能代替，因为他们都是写作高手。书法现场会缺人，麻九畴（1182—1232）可代。书画现场会缺人，杜本（1275—1330）可代，因他以图画著名，中医舌诊的用图是他首创。历史学研讨会缺员，李濂（明·《医史》作者）可代。天文学研讨会缺员，赵学敏（1730—1810）可代。藏书家学会开会缺人，王肯堂（1549—1613）可代。技击代表队缺员，徐灵胎（1693—1771）可代。易学研讨会缺员，赵献可（约1573—1644）可代。职工代表大会缺员，魏之琇（1722—1772）可代，他本人就是出身于"绍红"（即当铺职工）。化学界开会缺人，葛洪（284—364）、陶弘景（452—536）可代。道教会议缺人，孙思邈（541-682）、崔嘉彦（南宋·淳熙间）可代。佛教会议缺人，昙鸾（474—542）、鉴真（688—764）可代。残废人代表会议缺人，庞安时（1042—1099）、黄元御（1705—1758）可代，盖前者病盲，后者病聋。所以他们所代其缺，绝非所有的医生都能代替的，而是根据各人的特长而胜任与否，犹之"割发代首"这出戏不是人人可唱的。因之联系到我们的缺药与代药，也是"割发代首"样的一回事。如其你死认某药可代某药而用之，那就大错而特错了。

现在缺药奇多，因之以"代"补"缺"，更是司空见惯，竟有"有方必缺，无药不代"的情况，甚至一张处方缺上了几味，所以我们又多一门"缺药代药"的学问。既要脑子里有一本什么药缺补什么药的账，又要这本账不能呆板而订死的。

例如当归缺丹参代、龙齿缺龙骨代、乳香缺没药代、白术缺苍术代、党参缺太子参代、麦芽缺谷芽代、犀角缺水牛角代、石决明缺牡蛎代、大黄缺洋泻叶代……这是"李代桃僵"式的代替，错也错不了。

还有如三子养亲汤缺苏子，则竹沥可代，但竹沥绝对代不了用于止衄方中的苏子，因为前者需消痰息喘，后者利用下降之性而引血下行。

又如急性化脓性中耳炎而缺夏枯草，常可用苦丁茶代替，但治疗淋巴结炎时缺夏枯草，苦丁茶即无法代替了。

再如五皮饮缺桑白皮，可用榆白皮代替，但萎缩性鼻炎的缺桑白皮，榆白皮就无法代用了。

更如生化汤缺当归，可取益母草代，但四妙汤缺当归，益母草即不能替代了。

再如在重用黄芪时而黄芪偏偏缺货，那即可取紫河车代替，但玉屏风散而缺黄芪，紫河车又没法代替了。

以上四则，乃是"割发代首"型的取代。但可惜的是临

床上很少"李代桃僵"型而独多"割发代首"型。(节录自《辽宁中医》1992年第8期，33页)

何谓中药

"何谓中药"这一问，谁都能马上回答，但都不完整不明确，几千年来从来也没有一个完整明确的解释见之于笔墨者。

或谓："中医用来治疗疾病的"。不完整，如其中医在处方笺上写抗生素、安乃近等，是否就成中药？

或谓："大黄、甘草、乌梅是中药"。更不完整，这三味仅仅是许多中药中的三味而已，不能代表整个中药。而且大黄大量用于染色方面，乌梅也是工业用品，甘草是调味品，制成了甘草片，更不是中药而是西药了。

或谓："药食同源，凡能治病的食物就是中药"。不完整，如浮海石、牡蛎壳、珍珠母，根本不是食品。

或谓："本草书上载的，都是中药"。不对，《本草纲目》五十二卷的人汗、眼泪，你能在中药铺买得到吗？

或谓："产于祖国大地能治病的东西，就是中药"。更不对，如犀角来之于印度、爪哇，伽南香来之于印度、马来西亚，血竭来之于印度尼西亚、马来西亚、伊朗，则怎样说？

万不得已找找字典辞典，说也奇怪，《辞源》《辞海》俱没有这个辞目。再求教于《中国医学大辞典》，则仅谓："指中国原有药品而言"九个字，等于没有说。

同时还有一个问题，即酒、生姜、大枣等是食物还是中药？《伤寒论》《金匮要略》中的生姜、大枣是看家常用药。问了不少的人，始终没有一个解答使我满意。

其实什么是中药？很好作出全面完整的解释。就是：不论什么动物、植物、矿物及人工合成的东西，通过中医理论来认为能治病的，都是中药。反过来说，没有通过中医理论的认可，都不是中药，包括党参、黄芪、熟地在内。

有了这个划界，就可一目了然。例如寻常佐餐的芋艿，如经过中医传统理论的认可它是消痰的，将其晒干、研粉、泛丸，再晒干即成蹲鸱丸。常用佐餐品海蜇、小吃品马蹄（又称荸荠或地栗），经过中医传统理论认为消痰剂，于是两者合在一起，称为雪沃汤。羊肉用在天真丸中、鳖血拌在青蒿或柴胡里炒一下……，这羊肉与鳖血就成为名正言顺、不折不扣的中药。即使一杯自来水，加温到沸点时，中医传统理论认为可以"助阳气，行经络，诸冷酸痛"而称之为太和汤。

以上种种，都说明有一个明确的界线来区别什么时候是食品，什么场合是中药。

笔者很希望以后《辞海》或《辞源》编纂新版本时，把中药这个辞目搜集进去，并把这个解释也附加入内。（节录自《辽宁中医》1996 年第 10 期，470 页）

虚、补、补药

在中医甚至老病号，总是把虚、补、补药连贯在一起。查其原因，乃以"实者泻之，虚者补之"一言所导致。因之，你虚了我就补，补气有黄芪、党参；补血有熟地、当归；补津液有洋参、石斛。医师乐于用补，病人欢迎用补，都认为补法最最安全，有病去病，无病保健。其实错了，黄芪能滞胃气而不利于消化，固卫气而有邪者遏邪难泄；党参助气闭气，损肺胃真阴；熟地阻滞胃气，使升降失常；当归碍胃气，滑肠道；西洋参寒可伤阳，可使你中阳衰微；石斛损胃寒肾，都有它的负面。所以，有人认为"医生喜补，病人吃苦"。为什么喜用补欢迎补？因为对什么是虚？什么是补？什么是补药三者，还没有全面的认识。

虚是实的对立面，凡任何事物都有虚的一面。在人身上的虚有两类，一为人的虚，一为病的虚。不论人的病的，有如下4种。

1. 虚弱　虚损：《红楼梦》九十回"况且林丫头这样虚弱，恐不是有寿的"和清·李笠翁（1611—1679）《闲情偶寄·颐养·却病》："治伤劳虚损者，亦有之"的虚弱、虚损，是虚证。虽然可以占整个虚证中的绝大多数，但决不是所有虚证都是它。

2. 间隙　空隙：偶然的空虚。《孙子·虚实》的"进而不可御者，冲其虚也"。诸葛亮（181—234）失了街亭之后的西城，乃是一座虚城，无能攻能守的一兵一卒，直到赵云（？—229）大队兵马赶到，虚城方才转为实城。所以，这里的虚，是一时性的、偶然性的，短时期的空隙。如《素问·上古天真论篇》："虚邪贼风，避之有时"，王冰注谓："邪乘虚入，是谓虚邪"，即指此虚而言。临床上也经常遇到"风邪乘虚而入"的许多急性病。所以，这里的虚，绝对不是虚弱、虚损的虚。

3. 假的：夸大的虚。《续资治通鉴·元成宗大德二年》

的"虚申麦熟"的虚，这是现代语所谓"虚报"。不是实足年龄，称"虚龄"、"虚岁"一样。所以，真寒假热的热、真热假寒的寒，即称虚热、虚寒。与虚弱、虚损的虚，更是风马牛不相及。《谢映卢医案·虚寒门·寒毒中脏》（卷二），最最典型。

4. 长期消耗：《墨子·七患》的"虚其府库，以备车马"，就是说把仓库里的钱物，长期的消耗下去，买不需要的东西。人而长期被慢性病所困扰，名为虚症。不过长期消耗病者，势必虚弱，因此，两虚字相混，更难泾渭分清。

我们能把这4个虚字认清，就可不使你一见虚字，一概滥取补法了。

补，是补充、补给、补缺、填补、修补之谓。凡短的加长、薄的垫厚、断的连接……都是补，所以，人身体里缺什么，就补什么。气虚补气，血虚补血，阳虚补阳，阴虚补阴，脾虚补脾，肾虚补肾，等等。

补药，是没有的。也可以说任何什么药都是补药，甚至大黄、芒硝也是补药，"六腑以通为补"。

失水了，吊水的水，就是补药。汗出多了少盐，盐水就是补药。所以，人们把党参、黄芪、熟地、当归等称为补药，是相当片面的！（节录自《辽宁中医》1998年第2期，87页）

春夏先治其标　后治其本
秋冬先治其本　后治其标

《灵枢·师传》中"春夏先治其标，后治其本；秋冬先治其本，后治其标"一语，似颇难以理解，即使把此言的前后文连贯来读，也很难领会其精神。

《师传》一文，用"入国问禁"作楔子而反射出问诊的重要性，从而根据其不同情况而使用不同的治疗方法手段。

至于这一气呵成的一节话，马莳解释为"春夏阳气在外，病亦在外，故先治其后病之标而后治其先病之本。秋冬阳气在内，病亦在内，故先治其先病之本而后治其后病之标"。姚士因的解释是"本标者，内为本而外为标也。春夏之气发越于外，故先治其标而后治其本。秋冬之气，收藏于内，故当先治其本，后治其标"。

中国历来，对时令节气的认识一向是深入洞察的研究，更其对万物的变化于春发夏盛、秋敛冬藏四季，所以四季配五行、配八卦、配天干、配地支，民间稍有文化的人，都知道，并非中医一家私有的产业。当然他比一般人知道得更深更透，而且利用它来为保健和治病服务。且看《素问·四气调神大论》的"春三月，夜卧早起，广步于庭；夏三月，夜卧早起，无厌于日；秋三月，早卧早起，与鸡俱兴；冬三月，早卧晚起，必待日光……"，都是根据四季的不同而作出生活方式的调整。是利用于保健的典型例子。所以，这里四句一气呵成的一节，是典型的治病例子中的一部分。

至于这四句的精神，古人早已言之，唯求其更接近于现代，当然要用近代语来接轨。也就是春、夏两季的病以外伤为多，一般呼吸系疾病，春天最多；消化系疾病，夏天最多。外伤的外因病，当然以祛邪为主。秋冬季多内伤的内因病，当然以调节失常的机体为主。

不过你更要知道，中医任何论点，都是近乎固定的。但在实际运用时，必需顾及临时的实际情况，不一定刻舷求剑地死抱着书本。否则，就使你走入孟老夫子所说的"尽信书，则不如无书"（见《孟子·尽心下》）的困境。（节录自《辽宁中医》1999年第7期，322页）

笋尖与香蕈

笋尖为春笋最上端的尖顶部位。香蕈为担子菌纲伞菌科无毒可食的佐餐佳品。但都仅见于本草文献而药铺里不能配到的中药。

笋：甘寒无毒，作用为消痰、滑肠、清热、透毒……

香蕈：甘平无毒，治风破血，益气养胃，可托疮毒……内"治风"两字作何讲？《本草从新》《得配本草》俱谓"破血去风"；而《随息居饮食谱》称"性能动风"。毕竟是"去"还是"动"，无法肯定，只得存疑。

笔者个人主观的体会，笋的滑肠倒不太明显，而帮助消食则十分明显，每当胃有饱胀时多进食些竹笋，饱胀可消而食欲亦增。而香蕈则尽管大量进食，一无特殊反应。

历来外科正以笋尖的"透毒"，香蕈的"可托疮毒"作用而常用于"散既不能，成亦不易"的痈疽疔毒，使他索性化脓作腐而后泄脓去腐，得以缩短病程。否则既没法吸收，又没法腐化，在不进不退维谷中长期僵持。我科当然远远不若外科的经常取用，但耳疖肿、鼻疖肿、扁桃腺周围脓肿等，也常有这种情况的来临，更其是用了大量极量抗生素的扁桃腺周围脓肿更使人焦急。那末只有重用笋尖、香蕈提脓托毒一法来解围。

取用方法，一般用量，笋尖 3 个、香蕈去蒂 10g，共煎成汤，一如水剂的内服。一般可服 2~3 剂（每日 1 剂）。

唯必须注意两个问题，其一，用此方时，禁止取用各种抗生素。其二，如另用中医的提托剂者，提托中主药是角针，而笋尖恰恰不能与角针并用，这是中药"十八反"之外的又一个"反"。（节录自《辽宁中医》1999 年第 5 期，233 页）

病、症、证三字必须区别

照理说，"病"、"症"、"证"三个字，各有各的涵义，也各有各的使用场合，泾渭分明，互不混淆。但不知为何，至今还有许多人搞不清楚，交错使用，更其是"症"、"证"两字。为此不嫌饶舌，详作介绍。

病

病，狭义的当然是人体失去了健康之谓，广义地说，真是漫无边际。如：

癖好或嗜好得太者，如明·李贽（1572—1600）《书小修手卷后》："我一身病洁，凡世间酒色财，半点污染我不得。"

忧虑，明·方孝孺（1357—1400）《王温子粟字说》："天下之所病者，非不足于温也。"

怨恨，清·纪昀（1724—1805）《阅微草堂笔记·滦阳消夏录》："奴辈病其司夜严，故以计杀之。"

仇恨，战国·《战国策·秦策》："是故兵终身暴录于外，士民潞病于内，霸王之名不成。"

耻辱，鲁迅（1881—1936）《坟·人之历史》："而笃故者，则病侪人类于猕猴。"

污点，《礼·儒行》："常以儒相诟病。"

批评，章太炎（1869—1936）《文学说例》："近人率以诘诎不通病之。"

不容易，《新唐书·李绛传》："知人诚难，尧舜以为病。"

不利，《史记·商君列传》："利则先侵秦，病则东收地。"

不妥或错误，三国魏·曹植（192—232）《与杨德祖书》："世人之著述，不能无病。"

难堪，《孟子·滕文公下》："胁肩谄笑，病于夏畦。"

担心，《礼记·乐记》："病不得其众也。"

艰难困苦，《续资治通鉴·宋孝宗淳熙十年》："朕得百姓欢乐，虽自病亦何害。"

贫困，明·唐寅（1470—1523）《谒金门·吴县旗帐》词："赋税今推吴下盛，谁知民已病。"

祸害、灾难，参加纂修《明史》的清·潘耒《河堤》诗谓："埂堰始冲决，淮南受其病。"

侵犯或攻打，《左传·庄公三十年》："冬遇于鲁济，谋山戎也，以其病燕故也。"

失败，《国语·晋词三》："以韩之病，兵甲尽矣。"

古人连"我道之不行"也称为病，证见《家语·七十二子》的"学道不能行，谓之病。"以上无边无际的广义之病，和医学上的病，事实上一无关系。把范围缩小一下的病字意义，就是包括人在内的一切事物失去正常或健康者，也可称之为病。如作文的语法或逻辑上有不妥或错误之处，称为病句。

不安全的车子称病车，如巴金《发的故事·星》："司机勉强开着这辆病车。"

残花，唐·崔橹《暮春对花》诗："病香无力被风欺，多在青苔少在枝。"

败叶，唐·杜甫（712—770）《薄游》诗："病叶多先坠，寒花只暂香。"

唐·卢照邻（约635—约689）写有《病梨赋》，用以借有病梨树来哀叹自己的不治之症。

枯树，唐·刘禹锡（772—842）《酬乐天扬州初逢席上见赠》诗："沉舟侧畔千帆过，病树前头万木春。"

即使"病"加之于人身上的，也不一定全是呻吟床榻上的疾病。如：

酒醉，明末清初·吴伟业（1609—1671）《子夜歌·十二》："君来只病酒，妾自解香钿。"

饥饿，《国语·前蜀·韦庄（836？—910）《婺州屏居蒙古省王拾遗车枉降访病中延候不得因成寄谢》诗："画角莫吹残月下，病心方忆古园春。"

症

说来你或许不会相信，"症"这个字，在七百年前是没有的。连搜集 46 964 个字、特大巨著的《康熙字典》也没有"症"字的影子。更使你惊奇的是，连解放后出版的《中医名词术语选释》（1973 年）、《简明中医辞典》（1979 年）都没有请它列席。

在辞书中最早亮相登台者，为《新字典》（1914 年）与老《辞源》（1915 年），俱谓："俗字，读如正。病之征验也。"《中华大字典》（1915 年）注为"俗证字"。之后《辞源续编》（1931 年）也没有补遗。1947 年出版的老《辞海》也仅仅作四个字的疏注，谓："症，证俗字"。

1979 年发行的新《辞源》与新《辞海》，前者仅谓："病症，古皆作证。"后者也仅仅谓"疾病的症候情况"一言，可谓简略之至。连杀青于 1994 年的五千万字超大型巨著《汉语大词典》，也仅有"症候、病象"四个字。

那么在七百年前还没有的"症"字，究竟在何时方才面世？根据笔者在读书中所见，首见于宋·吏部侍郎忠简公李昂英的《文溪集》谓："症候转危，景象愈蹙"（见《宝祐甲寅宗正卿上殿奏札》）。唯李的生殁，无直接资料可稽，但知其与贾似道（1213—1275）为同僚，可知为宋宁宗赵扩至度宗赵禥一段时间中人物。再考其宝祐甲寅，则为公元 1254 年。如其以前没有出现过这个"症"字，那么这 1254 年是它的诞生之日。明·王守仁（1472—1528）《文成公全集》中也有"近来学者，时行症候"（见《寄杨仁德》书）一言。不过以上两个"症候"，似乎并非指疾病，而借用譬喻当时的环境与学风而已。

明明确确指出是疾病的"症"者，则是明·万历进士谢肇制的《五杂俎·物部》，谓："人有阴症寒疾者。"清乾隆间浙江嘉兴名医沈源，在 1786 年写成了《奇症汇》。由此推算起来，中医开始使用这个"症"字，当在 16 世纪。

此外，至 1992 年为止，对"症"字解答得最满意者，为《中医新知识辞典》（1992 年中国医药科技出版社出版），谓："对症治疗，即针对疾病外在表现的主要症候进行治疗。中医不主张'对症治疗'，因为有时症状并不是疾病本质的反映，把握不准，容易导致误治。但在标证紧急的情况下，急则治其标，对症治疗的目的在于减轻病人的痛苦，控制病情发展，为治愈病患赢得时间，创造条件。"根据这个解释，可以这样说，"症"是疾病反映出来的情态和表现，因之应该作为症状、症情、症候来讲。所以它不同于"病"，更不同于"证"。

证

证字有三个解释：

第一个，为证据的证，如证人、证件、证券、证明、人证、物证、赃证等的证。此证非本文所讨论的证。

第二个，为"症"的古体字。当"症"字未出现之前，都写作"证"，而且是作为"病"的同义字。例如：《列子·周穆王》"过陈，遇老聃，因告其子之证"，说是"因告其子之病"。

第三个，《中国医学大辞典》："证，体内症状之发现乎外，如事物之有对证也。"又举了一个例子谓："如肝病则目视不明，肾病则耳听不聪，肺病则鼻嗅不灵，心病则舌强难转，脾病则口味难辨。肝肾肺心脾之位于体内者难见，则就五官变态之可见者，证明其内脏病况而施治。"同时又举了第二个例子："太阳经脉行于肌肤之内者难见，今见头项强而恶寒，便可证其为太阳经病而施治。"最后结语谓："论伤寒者，又有重证不重病之说。后人代以症字，殊失本义。"

解放后，《中医学》："辨证，即辨别证候，证候虽由许多具体症状所构成，但并不是症状的简单罗列，而是对各个症状进行分析、综合和归纳。……是通过辨的工夫，抓住病症的本质。"

《中医学概论》："证，是综合分析了各种症状，对疾病处于一定阶段的病因、病位、病变性质以及正邪双方力量对比等各方面情况的病机概括。"

现在我们所谈的，就是指第三个解释。

"证"，是视之无形、嗅之无味、听之无声的抽象的东西，但在中医治病辨证时确确实实的存在着。它是中医用独特的思维方法，把许多症候群藉五诊（望、闻、问、切、查）手段捕捉得来的。一般的证，可分为外侵的、内伤的和死亡前出现的三级。

一级为外侵的，亦即李东垣（1180—1251）所谓"外伤"，有：风、寒、暑、湿、燥、火、疫、疠、中毒、意外伤等。

二级为内伤，有：风、寒、湿、燥、火、痰、瘀、滞、积、郁、虚（各式各样很多）、损等。

三级为死亡前出现的，有肝风内扇、大汗亡阳、气随血脱、毒（邪）入心胞、阴阳离决、正衰虚脱等。

所以"证"是辨出来的，绝对不是有目共睹的"症"。因此，也绝对不允许你混淆。（节录自《医古文知识》1995年第4期，27页）

耳鸣、耳聋真假辨

中医治疗耳鸣、耳聋，始终感到疗效不满意，是否古人传给我们的技术有问题？我看不是。内中固然因素很多，但主要的是把不是真性的耳鸣、耳聋病也不加排除，而全部拉到真鸣、真聋中来，这样怎能提高疗效。中医历来所谓耳鸣、耳聋，乃是真正的鸣与聋。所以一切治疗方法，也仅仅对真鸣、真聋有效。对假鸣假聋绝对无效。因之真鸣、真聋中掺入假的愈多，治愈率也当然愈低。

先贤首先区别耳鸣真假的，为刘河间，《素问玄机原病式》："耳闻有声，非妄闻也"。他就把不是"妄闻"的假耳鸣抓了出来。而且更解释声源的来处是"随其脉气微甚而作诸音声也。"十分可惜，这800年来竟没有一个人去注意它、理解它、研究它、阐明它、发展它。

先贤最早发现耳聋有传导性与感应性之分的，系方贤。《奇效良方》："有从内不能听者主也，有从外不能入者。"明白地指出有些聋病是在内不能听到声音，还有是从外而不能把声音进入者。前者是感应性聋，后者是传导性聋。因为中医习惯上所指之聋仅仅限于感应性的。

现在常见的假鸣、假聋，有：耵聍栓塞（鸣、聋）；鼓膜、听骨的震动（鸣）；腭帆肌、咽缩肌、嚼肌等的收缩声（鸣）；颈部血管的搏动声（鸣）；颈椎、下颌关节的弱响（鸣）；耳咽管阻塞（鸣、聋）；耳咽管异常开放症（鸣）；航空性中耳炎（鸣、聋）；卡他性中耳炎（鸣、聋）；粘连性中耳炎（鸣、聋）；耳硬化中耳炎（鸣、聋）；药物中毒性（鸣、聋）；伪聋（聋）。

我们如把以上假的耳鸣、耳聋排除出去，那么剩下的各种耳鸣、耳聋，当然是真正中医所谓的耳鸣、耳聋，然后运用中医传统的治法来处理，疗效肯定大大地提高。

还有老年性耳聋、癔性失听等，虽然似乎不在真鸣真聋的范围，但古人屡屡提及，还是认为属真鸣、真聋的为妥当。（节录自《中医杂志》1991年第8期，55页）

我是怎样应付疑难杂证的

一、中医擅治疑难杂病

或问"中西医治病谁好"？我就说"40%西医好，40%彼此彼此，10%中医好一些（病毒性、过敏、神经系统病、功能性……），还有10%的难病，西医束手无策时，中医应付裕如。而且愈疑难的，反而中医愈感兴趣。"

是否中医技术高？不是。原因是靠老祖宗传下来的一套"辨证论治"手段。假如你没有掌握到这种手段，就是"用中药的医生"，在疑难杂症面前也是和西医一样，束手无策！

二、什么是"证"与"辨"

"证"，只有中医能见到，西医、用中药的医生和外行者，根本不知道。它是一个抽象得比空气更抽空的、虚无缥缈的词目，但在中医心里、眼里就清清楚楚地存在着，一如诗人能写诗吟诗一样，一个外行人根本一无所知。

例如，唐·王之涣《登鹳雀楼》诗的："白日依山尽，黄河入海流，欲穷千里目，更上一层楼。"这20个字4句，外行人仅仅知道是诗人在薄暮夕阳中站在高的楼台亭阁上欣赏黄河落日时的风景。但内行人就知之甚多了：①诗体为五言。②格律为绝诗。③取句为截头去尾，独取中心。④起承为仄起平承。⑤韵脚为下平声十一尤。⑥四句两联仗对，比较少见。⑦第三句第一字用仄声，是符合"一三五不论"，并不算错。⑧第三、第四句末字"目"、"楼"为羊角对，为全诗留下小小的不足之处。等等、等等，外行人懂吗？即使现在讲得十分明白，但外行人不一定能懂。诗，在一般知识分子中，大多能写、能吟，属于普通的常识性一般知识，尚且还很难懂，遑论中医是一门高、深、尖的技术，专业性特强的学问，当然局外人是无法得知的。

王勃、苏东坡、沈括、章太炎等一代鸿儒，个个知医识药，因为他们都是中医学的内行人。李鸿章的学识，决不在他们之下，但对中医一窍不通，所以他替《万国药方》[美国医生洪士提翻译，上海美华书馆梓印，光绪十六年（1890年）出版，但现在见到的为光绪二十四年（1896年）的三次重镌版] 写的序文中，把中医的辨证论治目为"（指辨证）以意进逻，病机凭虚构象，非实测而得其真也"，就是说中医的治病手法，都是"以意"，即你怎样想就怎样说；"凭虚构象"，没有什么根据就可以随心所欲地成立你的印象；"非实测而得其真也"，都来自虚无缥缈之中，不可能是真实的。这种观点可以说代表所有对中医不信任者的普遍想法。而且这种成见，虽然经历一百多年到今天，还是在"保鲜"期间。

可是中医能治愈西医所束手无策的疾病，就是这套"辨证论治"。

三、什么是疑难杂症

疾病除常见病、多发病之外，用中医语言来说，还有重、危、逆、绝及疑难复杂的五个症。重症、危症、逆症处理得当，都有康复可能。绝症则很少有办法。疑难杂症，则看你医生的本领了。

现在有人把久病、复杂一些的、难以处理的一概标为疑难杂症，那是简单和庸俗化了，甚至可以说是错误的。所谓疑难杂症，必具有以下五个特点（条件）：

（1）兼证或并发症杂乱而多，而且同时存在着各不相同的主症。

（2）客观的检查毫无病变发现。

（3）病情善变，常常捉摸不定的变化着。

（4）脉诊、舌诊、检诊及自觉症状之间，矛盾重重，令人难以作出解释。

（5）对接受的药物反应越出乎正常的。

符合以上五者，或符合其中3/5者，可以目为疑难杂症。但"假、冒、伪、劣"遍地的今天，在疑难杂症中也有这四种混迹其间者。假冒的常有诈病，心理变态和错误治疗者，所以真正的疑难杂症，必须符合五个特点的3/5或以上，并剔除三个假冒的之后，才可以承认它。

四、如何应付

如何治疗疑难杂症，虽然没有明文规定怎样职称、怎样级别，但非真正的中医不可，"用中药的医生"根本无能为力。但以下几个条件，必须具备：

（1）精通辨证论治技术：这是几个条件中的第一个。

（2）博学多识：也就是知识面要广，非但中医书、西医书经常阅读，还有一切古今中外文献，都可以帮助你的思维和智慧的启发。

例一：元·陶宗仪（？—1396）的《辍耕录·黄门》："世上男子，虽娶妇而身无嗣者，谓之天阉，世欲别命曰黄门"。中医直到现在方才知道生育是男女双方的事。不是非医书比医书还博吗？

例二：明末清初周亮工（1612—1672）的《书影》："知女子有月事，不知男子亦有之，……与海潮相应。（男子）虽无月事，而亦有盈亏"，我们近来才知道男子也有更年期，而250年前的知识分子早就知道。可见医生还没有比一般人知道得更多。

例三：同一时代方以智（1611—1671）《物理小知》："心以呼吸，进新气，退旧气"，"故血者资养之料也。血以行脉（血管），脉有总曰络（总动、静脉）。从心出者，亦有二大络，一下一上，分细周身"，"有络血入心，先入右窍（右心房接受静脉回流之血），次移左窍"。给中医添了新的知识。

例四：第一个提出白果多食杀人者，元代·池州人李鹏飞，他在《三元参赞延寿书》中谓："白果食满千颗，能杀人"。《本草纲目》就引用了李氏此说，所以"银杏"在"发明"中就有"三元延寿书言，白果食满千个者死"。

所以丰富的历代稗宫小说、杂记野史中很多的医药常识可以补充中医药文献的不足。至于西医书籍，更不能不阅读。如震动性耳鸣、卡他性中耳炎、耳咽异常开放症、声带小结、声带麻痹，以及恶性肿瘤等，中医根本就不知道，请问你如何来谈治疗它。

（3）善于捕捉信息。有了信息的素材，才能有证可辨。但信息不是现成地放在你的诊察台上，必须自己去捕捉。一如侦探破案，信息愈多，破案愈有把握。

五诊（四诊加查诊）是捕捉的手段；十纲（表里、寒热、虚实、标本、体用）是辨证的工具。现在谈的是捕捉，当然在五诊手段的运用。但其中起到关键性作用者，仅主诉、检查（包括脉舌诊及一切现代化检查）和追问三者。

1. 主诉（略）。

2. 检查：脉舌两诊，获得的信息都是"证"。可现代化检查获得者都是"病"。你必须用中医理论与手段，把它溶解、分析，嬗变为中医可以吸收、运用的"证"。

3. 通过主诉和检查，病痛的主观和客观症状都已全面地获得了，但还是浅的。要求深入及更全面，唯有穷追细问。所以这个追问的重要性，可以占到全部捕捉工作的50%以上。问要深入，例如问耳鸣，首先问鸣声为持续性或有节奏的"哄哄"或"苏苏"声，这样可以树立起"非震动性"与"震动性"的初步概念。再问音调的高或低、音量的大或小，但一般病员不懂什么调与量者，可问他如火车声、飞机声、沸水声、蝉鸣声……进一步更问火车在行走中还是在站上发轫之际？飞机在天空的还是方才起飞时？蝉鸣是一只蝉还是一群蝉？搞明了之后，再问当鸣时，闻到外来噪声时的反应，一般为三种：一为鸣声被噪声盖没了，二为鸣声、噪声加起来更大更高，三为无反应。那么可以诊断出一为虚、二为实、三无参考价值。问失眠，追问下去在上半夜抑或下半夜？上半夜实多于虚，下半夜虚多于实。老人凌晨失眠为老年性失眠，不必治疗。

4."吹毛求疵"，在疑难杂症里捕捉信息，这也是一个有效方法。不论哪一种症状，过去的医生大多都已注意过，所以你尽量找一些不受人们注意的小小异常之处，加以特别重视。那些细碎小事，平时不加注意的那些不起眼的变化，顺藤摸瓜，会发现出很大的事来，诚如佛家所谓"须弥芥子"。笔者曾遇到一例高年老人烂嘴、糜烂、口水如涌，就是口中一无臭气，反而腥味异常。这是一个极小的信息，重视捕捉后，加以分析，腥气为寒为虚，取用附桂六味，另加鹿茸，投药匝旬，5~6年久病，顷刻转机。还有病号，年在而立，奇寒七八年，入冬非五条厚被子难以入睡，一切症状也符合肾无元阳，诊前每届冬天非进附子、肉桂、鹿角胶、炮姜不可。但也有一个小小信息，两掌心灼热。即考虑为真热假寒证，忆得《续名医类案》中有过记述。当时即处一方安慰剂，嘱五日后复诊。回家翻阅《续名医类案》卷六"恶寒"记有戴思恭用大承气汤、李士材用金花汤治愈恶寒怪病。五日后来复诊，取用葶苈大枣汤，疗效奇佳。此案搜入《干祖望耳鼻喉科医案选粹·其他门》神经官能症中。

5."出奇制胜"虽然出之于《孙子兵法》，但对付疑难杂症则很有帮助。而且方法奇多，只要你善于利用，的确是左右逢源，得心应手。兹举几个例子，不是"授人以鱼，而是授人以渔"，作为启发而用。兹将挂一漏万地举几个方法：

①首先考虑的为，清·赵濂《医门补要》的"戏药"病，它所占比例约有整个疑难杂症中1/3以上。赵谓："有病日久，初服此医之方一二帖，颇效，再服则不效。又延彼医，不问药对症不对症，初服一二贴亦效，再服又不效。及屡更数十医皆如此。为戏药，终不治。"可惜没有对付办法。

我则运用老八路的游击战，打一枪，换一个地方，每次门诊换一张方药，甚至前后矛盾，也在所不计。如此则每次换方换药，积几次好转，岂非有效吗？

②第二个考虑脏躁。虽然张仲景《金匮要略·妇人杂病脉症》中谈到，但后世阐发不多。现在山东科技出版社1990年出版的《现代医学辞典·神经官能症》谓："临床表现多种多样。其特点是根据目前的检查技术不能发现与其症状相应的形态方面或病理、生理方面的变化……"。与中医脏躁："如神灵所作"相符。可重用甘麦大枣汤。吾师用甘麦大枣汤时，常嘱病家把金子（戒指、手镯、项链都可）先煎一小时。

③第三个考虑的是痰。元·王隐君《泰定养生主论·痰》："痰之为物，随气升降，无处不到。为咳为嗽……"他罗列了五十种左右的疾病，并总结一句话"无端见鬼、似祟非祟、悉属痰候"。这是也必须考虑的。

④与痰相伯仲的还有瘀。宋·杨仁斋《仁斋直指方·证治提纲·血滞》："血之外症，痰呕、烦渴、昏瞶、迷忘。"清·张路玉《张氏医通·蓄血》中又称了不少由瘀导致的疾病。至唐容川的《血证论·瘀血》中几乎把所有一切疾病、瘀血一证都可制造出来。

⑤还有一个为疑难杂症的隐形杀手，是郁症。元·朱丹溪《丹溪心法·六郁》："气血冲和，万病不生。一有怫郁，诸病生焉。故人身诸病，多生于郁。"

以上一病（戏药病）四证（脏躁、痰、瘀、郁），在疑难杂症中最为多见。除此之外，还有几个值得考虑的有：

⑥清·王燕昌《王氏医存·久病治因》："凡杂病久治不效者，宜问明受病之因，设法重治其因，自愈（笔者治

喉源性咳嗽，不管它三年五年，都用三拗汤，甚效）勿治见有之证也。"在山穷山尽之际，的确也是柳暗花明又一村之感。

⑦清·周学海《读书随笔·药对证而增剧》中谈到"朱丹溪治一虚人患痢，先用六君（子汤），多服久服，病症日增，略不为动。正气既充，以治痢一剂，迅扫之"。这个治法，给治疗疑难杂症者三个启发：其一、久补无效，可试攻法；其二、对付正虚难攻者，先扶其正，后攻其邪；其三、十纲标本之分，必须明确掌握，一般常规独多先标后本，而此则先本后标，一反常规。

⑧清·赵术棠《医学指归》全书精神就是以母子、标本作立论，常用"泻子"、"补母"来处理，又是一条治疗疑难杂症的通衢。

⑨清·魏玉横《续名医类案·恶寒》载有两例恶寒恂悚，复拥火炉，姜桂附茸难温者，后用大承气汤、金花汤等攻下、大凉之剂而愈。

⑩人民卫生出版社 1982 年版《金子久专辑·学术渊源和治学态度》村人俞有年，患五更泄泻，困顿经久，（金）处方用补火益土之剂不应。后俞至杭州求治于名医莫尚古，服三剂而疾愈。先生（指金）知而奇之，索观其方，内有苁蓉、麻仁等润滑之品，系取"通因通用"之义……。"通因通用"并非专指肠胃系病而言，如肺系用疏泄、肝系用条达、心系用清等，大多久病被一"补"字占领了整个头脑，把"通"字遗忘了。大禹治水，胜他父亲一筹者，就是一个"疏导"。

五、思想要彻底解释

（一）弗走老路

既称疑难杂症，势必久医久药，一般常规的、传统的论点、处理，早就用之又用，你何苦再走它的"不通之路"。

（二）"攻其一点，不计其他"

既称疑难杂症，表现的"症"，也必千姿百态，常规就是面面顾到。即使你已"去芜存精"、"归纳简化"，但依然走的是旧路。对疑难杂症，就是依靠这个信息，因不起眼而没人注意的尘细芥小的小症状，抓住不放，步步深入地分析，或可挖出大问题，公安局的破案，很多在微不足道的线索中破了大案。

（三）不应该斤斤于现有的症状

王燕昌《王氏医存·久病治因》："凡杂病久治不效者……勿治见有之证也"（卷六）。所以久治不效者，大多都以临床见有的症状而失败的。当然并非把临床症状弃之不采，应当在这样见有的症状，穷追细问中找到一个不被人注意的小线索。

（四）"见病医病，医家大忌"

此言出于明·周慎斋的《慎斋遗书·辨证施治》里。如其作用于治疗疑难杂症，则更可奉为经典之言。周氏认为"盖病有标本，多有本病不见而标病见者。有标本相反不相符者。若见一证即医一证，必然有失。"周氏指的是一般性疾病。而疑难杂症则肯定本证隐晦不见，而且也可肯定"标本相反不相符者"，所以不能采用见病医病的一套常规。

六、强调准、狠、稳三个字

疑难杂症具有两个特点，就是显示出辨证的根据，迷离扑朔，使人分析困难，甚至无证可辨；以及对药物的接受和反应，木然迟钝。所以辨证必须持重，一定要准确无误；以其反应漠然，取药务重务峻，因之出手要狠。但一狠之下，一击而中，当然可见疗效。一击不中，必致后患，因之，你必须稳重稳健，治疗效应，只许成功，不许失败。

七、总结

所以治疗疑难杂症，并不像一般人认为的什么病都能应付的幼稚、庸俗、低级的看法，而是一门把疑难杂症药到病除、药到健康的技术。你要达到这个技术，必须要有六个大支柱来支撑你这个工作。

1. 对中医全部理论要精通、能变化、善运用。

2. 知识要广博，尤其是对于边缘科学。

3. 善于捕捉信息、利用信息。

4. 具有明察秋毫的辨别能力和燃犀烛奸的眼力。

5. 胸有成竹地储备着应付疑难杂症的不少方法手段，随时随地可以拿出来应用。

6. 具有贯虱穿杨的手段（铤而无险的治疗方法）和精详暇豫的审慎（三思而行的决定治疗计划）。

你身上拥有这六大支柱，治疗疑难杂症即可应付裕如，能操胜券了。如其再加以精简、浓缩，则下面八个字也能说明问题，其是：饱拥知识，随机善变。

如再添上一个"经验丰富"，那就更如虎添翼了。[此文为"中国中医药学会二十周年暨学术年会"专家学术报告，后被《亚洲医药》杂志 2000 年第 12 期转载（22 页）。]

重新认识中医

家父在最近写的一篇文章《今日中医》（未定稿）中是这样解释中医的：

中医的家业有两款，一为独特的理论学说体系；二为烦琐的治疗手段。

正因为他理论学说体系和治病手段，独特得异乎寻常，世无其匹，故而也称之为特色。

另外还有一个不能目为特色而确实是宝贵家业的，就是漫长历代诸子百家遗留下来含有教育意义，具有经典身价、可作治病准则的格言。都是言语不多，分量沉重的吉光片羽。这种无价之宝，谁拥有得多，谁就可技术提高。但十分可惜，这份遗产，不能人人可以得之，只有博览群书者可以独占，诸如"治风先治血，血旺风自灭"；"见痰莫消痰，出血休止血"；"要解其毒，先祛其邪"；"耳聋治肺，鼻塞治心"；"女子肝常有余，男子肾常不足"等等，都是这型的珍贵格言。

有人把五行、六气、脉诊、舌诊等也作为中医的特色者，等于把被褥床帐、衣服鞋帽、台桌凳子等作为家业者一样，是错误的。因为这是生活用品，绝对不是家产。这批生活用品，固然似乎人的生活中不可作须臾之离，但没有它，人照样可以生存。

一、独特的理论学说体系

中医至今还没有人承认是科学的,但实质上是实事求是的"驭宇学"。

人是最聪明的动物,从太古祖先开始就把野兽改造为家畜;野鸟驯训成家禽;在百草中筛选出五谷而培育之;把这林林总总的动物、植物征服、改造到为人们效劳服务。这种手段,就是驭御术。

看得见、摸得到的有形之物固然征服了、改造了。但空空洞洞,无声无色,无质无嗅的空间、时间以及瞒昧于生理解剖时代而要认识人身生理、病理等等,怎办!

难不倒聪明的人,他可以凭日出日入来称之为一天,凭月盈月晦来称之为一月,凭寒煊变化来称之为季,凭四季的周而复始而称之为年。但一年复一年看不见、捉不到的瓜代交接,不断的变异下去,不要说百年千年无法筹计,即使十年八年也难以清算。于是把"甲乙……"、"子丑……"22个记号,作辔缰之用,抛向空间、时间,套住了这乌有之物而驭之御之。且看《左传》开始就取用了甲子纪年法,使几千年历史,完整地保存到今天。考:把硬壳(甲)、鱼腮骨(乙)、鱼尾巴(丙)、中心位置(戊)、人口(丁)、我(己)、暑天(庚)、五味中的辣味(辛)、奸佞者(壬)、女子月经(癸)、儿子(子)、丑恶(丑)、恭敬(寅)、木器榫头上的凹眼(卯)、北极星(辰)、过去的(巳)、一纵一横的交错点(午)、没有到来(未)、上海市的别名(申)、蓄水池(酉)、门窗上的环纽(戌)、容貌清瘦(亥)22个乱七八糟的单字,搜集到一个容器里,真是盲人盲事、莫名其妙。可是编织成了天干、地支，马上化腐朽为神奇的"甲子"学说，成了希世珍宝。用它来立竿测影，历学就建立起来而成为不可缺少的一门专业学科。后人就步迹这个驭御无形事物的方法手段，继续生产出星期、二十四节令、闰年闰月，旁及地球的经纬等等，终于形成了这门计算日月星辰的运行以定岁时节候的历学这个学科。

同时医学在那时开始形成，也如历学同样的依靠幼稚初级的解剖所见人身脏腑作基础，再利用当时现存的阴阳、经纬、五行、粗糙的天文、地理、人事等知识，加上自战国到后汉几代人智慧的推理、实践、总结而完成大业。同步见之于笔录者，就是一部《内经》。

形成中医医学的这样一个学科，完全是把除了有形有质的事物之外的宇宙间所有"无色无声，无形无迹"的乌有之物，加以扑捉、套上圈套（专用的名称、名词）、驯化而驭御它为人类服务。这个作为圈套来箸缰宇宙间无形物空间的武器，最有代表性的就是三阳三阴。其实少阳是太子居住的东宫，太阳是日的通称，阳明是指太阳光，少阴是秋季或西方，太阴指幽暗之处，厥阴指什么不知。总之也是一如甲乙丙丁、子丑寅卯一样的乱七八糟货色，但编织成六经，则又是在中医领域里成了无价之宝。因驭御的对象是宇宙，所谓宇宙，根据《庄子·庚桑楚》、《淮南子·齐俗》的解释，是"空间"和"时间"。所以这种手法，就是驭宇术，当然也就是驭宇学。

110 年前，李鸿章提出"用本草三百六十四品，制为一百十三方，迹其记录，非不粲然雄观，然以意进逻，病机凭虚构象，实非实测而得其真也"（见 1894 年美华书馆出版，美国医士洪士提反译《万国药方》李鸿章序）来评中医的理论体系。之后这一百年中的局外人也没一个不作如此看法和评议。不过他们确没有针对历学作出同等的看法和评议，真是太不公平的厚彼而薄此了。每当中西医笔战时，西医一定搬出这个法宝，就是"你们能不能拿出可靠明确的数据来"。中医就拿不出数据而成为败阵者。其实我们也不妨请他们拿出历学的许多学说及六十甲子的数据来，或拿出除夕及元旦之夜之间，或星期日和星期一交替之际的行踪实象的数据出来，恐他们也只有瞠目结舌而无法拿出。

所以中医们可以堂堂正正地告诉怀疑中医不科学的人们说"我们是驭宇学"。一如哲学、声学、力学、运筹学、逻辑学、经济学、伦理学等，谁敢说他不科学。它们中也有不少抽象的东西。而且中医学通过黑箱证实，它的获效率并没有逊于世界上任何一种医学。

二、麻烦的治病手段

西医处理一个病号，只需通过搜集病史、作出诊断、处方付药几道工作顺序就可完成。不这样，一个医生一班（4小时）怎能处理 30~40 号病号。

但中医则不然。搜集病史，使用"望闻问切查"五诊，认清病种。再把临床症状用中医理论来转化为"证"。再用你掌握的中医理论通过你的智慧和经验来总结出"理"、选择定"法"、配之以"方"、写出了"药"。而且还要把你的思路、主张、决断作出旁白，使病家获得了知情权，使第三者看到你这种"理法方药"。这个旁白就是书写"医案"。可惜得很，五十年来放弃了书写医案的一段操作过程。的确，西医没有医案，他们治病是"对症发药"，一病一药，某病某药，院院相同，处处统一，甚至全世界是一个样板，的确不需要书写医案。

不过也有人认为这样门诊，一班（4小时）至多16号，怎能完成30~40号的任务，不简化是不可能的。如此想法，一如一个手表厂厂长，他看到大饼司务，每天生产大饼300~400个，于是也要工人一人平均日产300~400个手表，能吗？！

这就是中医治病手段的特色。

三、中医治病的工具和手段

这种工具和手段，纵然也是独特或奇异，但都非产业，仅仅是为中医特色——即独特的理论学说和麻烦的治病手段——服务的，根本不能独立其门户来对外。但这种工具和手段很多。兹将举要介绍：

（一）天人合一学说

对于天人合一学说，家父认为不是中医独有的。他提出是春秋战国时代关于天和人关系的一种观点。那时子思、孟子首先提出这个理论。

中医不过是将"跳到船上的鱼"，随便拿来运用而已。接受这个学说的有儒家、医家、道家等几家。不过各家都为了自己本身的情况和需要，各自衍化发展以便服务于各自的学说。这种情况发轫于汉代。医家张仲景得之，发展为"人与周围环境的统一性"论。董仲舒为了为统治阶级统治人民服务为宗旨而写出《天人三策》名著。张道陵从道教的经典派中分离出去，另立符录派，说是人通过道士的祈祷打醮，天可以给你除灾降福，更可天从人愿而呼风唤雨祛疾消灾。所以也形成了道教符录派的天人合一学说。

（二）阴阳

中国人的特性，就是任何事物有力求完全、完整、统一、对偶、以虚代实等习惯加保守的思想。所以阴阳学说的渗入医学，就是求"完全""完整"思想的结果。

《易经·系辞上》疏"天下万物，皆有阴阳"。我们一个堂堂学科，怎能没有阴阳，当然请进来加个坐位。所以也可以说，阴阳不是中医学说，而且没有它也可以。

（三）五行

五行是中国古代称构成各种物质的元素。

常以此说明宇宙万物的起源与变化。所以就可证明不是中医的，仅仅以天人合一作工具而挪用过来。充其量，也不过是使用的工具。

中医是强调统一的，人与周围环境的统一，已有了"天人合一"。人身内部脏器组织的统一工具，就是五行。

五脏是独立的，各自为政的，只有使用五行的生克联系成为一个整体。

其实还有一个仅仅是老中医、真中医能独享其利的：就是面对疑难杂症无从下手时，运用五行学说来处理，也能获得不可思议的疗效。它的具体使用，就是"培土生金""伐离（火）扶坎（水）""抑木救水""壮水制木"等小巧门。

（四）表里

五脏已有五行来统一，六腑怎办？就用表里来由脏及腑而统一它。

五脏为心、肝、脾、肺、肾。六腑为胆、胃、大脑、小肠、三焦、膀胱。奇数与偶数怎能成对。于是在五脏中增添心胞，也就是"心胞与三焦为表里"。这个三焦也者，还可体现出"以虚代实"的具体表现。

（五）六经、十二经

五脏已统一起来了，因为是小范围，容易。加上六腑和心包，这两群庞然大物，这仅五个数字的五行，已显然无法满足，成了鞭长莫及之势，于是来一个六经和十二经学说来大范围统一从而把人身五脏六腑再来一个大统一。

（六）归经属脏

纵然有了统一办法，但尚有遗珠散玉之处，于是又产生了一个"眼属肝""耳属肾""鼻属肺""口属阳明""乳头属厥阴、乳房属阳明""少腹属肝""腰为肾区"等的归经属脏方法来拾遗补缺，使中医学说完整到滴水不漏的境界。

如其再推进到最细致达于末梢细缕者，还有眼科的四轮八廓，喉科的"声带属肝，室带属脾……"（见《建国40年中医药科技成就·嗓音研究·干祖望提出新观点》430页）。

（七）三因

三因学说，专用于辨证手段里的工具。它的任务，用之于疾病的归类，有利于辨证。

（八）五诊十纲

我们阅读历来中西医论战的文献，可以发现一个明显的中医必败问题，就是中医没有把"独特的理论学说体系"和"麻烦的治病手段"作为中医的特点来标榜示众，而反把"治病的工具和手段"当作中医家业来作护身符。造成了"资盗以粮"的局面来承受其"以人之道，还治其身"的抨击。更有甚者，还把运气学说悬挂出来，真是伸长了脖子来等候别人打你的耳光。

四、使子孙头痛的遗产

运气学说

运气，乃五运六气的简称。它是运用五行的相互推移，六种气候的转变，通过天干地支来推断而得来。

在正常中医学中产生了它，一如道教的"通过道士打醮法事，可以呼风唤雨，去病除灾"，佛教的"点蜡烛，烧锡箔，求子求财"，儒教的八股文一样。也即是人身上的赘瘤。无聊、迷信、误导、可笑。请看现在哪一位中医用它，甚至根本就不知道它。

这种迷信性质的画蛇添足、作茧自缚之举，并非现代人开始怀疑与否定，两百多年前就已有人抨击过。如：

清·何梦瑶曾谓："运气之说，构牵不通，因为有识者所不信"（见《医碥·运气说》）。近贤曹赤电在吴鞠通《医医病书·运气论十四》篇后注曰"按司天运气之说，黄帝不过言天人相应之理。后人以为是年何气司天，民生何病，拘定何药，岂千万人之病，一一与之尽合，不许一人生他病乎。此皆固执不通之言，误人不少。"章太炎在《章太炎医论（卒病新论）》中，也批判这种唯心的学说，写了不少使人共鸣而信服的言论。

中医强调科学化。科学化是什么？是"实事求是"。

年谱

1912 年 9 月　出生于江苏省金山县（今为上海市）张堰镇一个老秀才家中。

1915 年　开始读"方字"（为当时启蒙教育法之一）。

1917~1929 年　进姚氏私塾读书。

1929 年 2 月　去浙江省嘉善县西塘镇名医钟道生（马培之学生）处习医。

1933 年 4 月　出师（即中医结业）在家乡私人开业。

1935 年　进上海张崇熙主办《东亚医学函授学校》学习四年，获得毕业文凭。

1940 年　任金山县中西医师公会理事。

1946 年 1 月　迁松江县城开业于松江蒋金桥。

1947 年　任松江中医师公会理事。

1944 年　任江苏省中医师公会监事。

1951 年　组织松江县城区第四联合诊所并创立中医界第一个耳鼻喉专科。

1953 年　在北京中医进修学校进修半年。

1954 年　在北京中央直属机关第二医院耳鼻喉科进修一年。

1956 年　进江苏省中医院、江苏省中医学院（即南京中医药大学前身）工作。编撰我国第一部中医耳鼻喉科专著《中医耳鼻喉科学》，并于是年在《新中医》杂志上长期连载。

1957 年　通过实际访问调查，写成《南京现存中医书目初稿》由卫生厅作内部资料付印。

1962 年　晋升主治医师。

1970 年　江苏省中医院建立耳鼻咽喉科（一个人）。

1980~1986 年　受命主办"中医耳鼻喉科培训班"（内一期为师资班）五期。

1983 年　江苏科技出版社出版《干校尤氏喉科》。

1985 年　获江苏省人民政府授予"优秀教育工作者"称号及奖章。编撰：《中医耳鼻喉科学》（高校教材）由上海科学技术出版社出版。

1987 年　越级任教授。同年晋升主任医师。亦是同年任中华全国中医耳鼻喉科学会主任委员至今。

1989 年　编撰《中国喉科学》由光明日报社出版。

1991 年　获国务院"发展我国医疗卫生事业做出突出贡献"的特殊津贴及证书。

1992 年　严道南、陈小宁编《干祖望中医五官科经验集》由江苏科学技术出版社出版。

1995 年　著《孙思邈评传》由南京大学出版社出版。

1996 年　获中华人民共和国国家教育委员会"高等学校教师资格证书"。同年应聘厦门卫生局主办"国际中医耳鼻喉科班"。著《干祖望医话》由人民卫生出版社出版。

1999 年　著《干氏耳鼻咽喉口腔科学》由江苏科学技术出版社出版；著《干祖望耳鼻喉科医案选粹》由人民卫生出版社出版。

1999 年本科室荣获全国唯一的"中医耳鼻喉科建设中心"称号。

至今未退休，仍在工作中。

对中医学的发挥

一、三因

对于造成疾病的因素，中医以三因作解答。

它的奠基人是张仲景（145—208）。《金匮要略·脏腑经络先后病脉证治第一》云："千般灾（《高注金匮要略》）难，不越三条。一者经络受邪入脏腑，为内所因也。二者四肢九窍血脉相传，壅塞不通，为外皮肤所中也。三者房室、金刃、虫兽所伤"，已绘出了内、外、不内外三因学说的轮廓。

至北宋·陈言（1121—1190），上承张氏三条，并结合自己的心得体会，认为"医事之要，无出三因"（见《三因极一病证方论》）而总结出三因学说，并撰有《三因极一病源论粹》一书，简称《三因方》。

把病因分为三类，至今还有其指导作用。当然，800多年的沧海桑田，刻下应该适当地予以调整和补充。

至于病机，自《诸病源候论》后，代有发挥阐明，可惜还没有人把它提纲挈领地加以概括总结。其实病机的产生与发展，都从病因及其演变而致。如果纲领性地总结一下，可称"五变"、"六致"、"三种结果"。

"五变"，是五种"证"。这五种"证"，必须通过转变然后形成。如热盛生风、血燥生风的风；脾虚内湿自生的湿；湿邪久困而蒸化为热的热；风能致燥、津枯血槁必燥的燥；原阳无温的寒。这风、湿、火、燥、寒五证，从根本上说与六淫的五证完全不同。

"六致"，也是六种"证"，都是其他诸"证"变化中产生的终产物，没有一个是原发性的。这六致是：气滞、血瘀、痰浊、郁证、脏躁和升降失度六者。

"三种结果"，是：痊愈、死亡和带病延年。

这样一套病因病机学说，似乎更贴近临床。当然将来肯定会有更完整的理论来代替它，这是唯物论的规律。经过调整补充适合于现在的三因，内容如下：

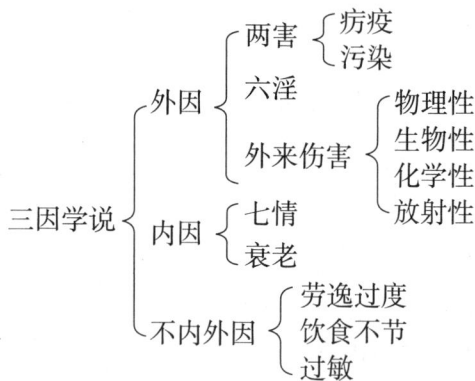

```
                        ┌ 疠疫
                  ┌ 两害 ┤
                  │      └ 污染
            ┌ 外因 ┤ 六淫      ┌ 物理性
            │      │          │ 生物性
            │      └ 外来伤害 ┤ 化学性
三因学说 ┤            │      └ 放射性
            ├ 内因 ┤ 七情
            │      └ 衰老
            │            ┌ 劳逸过度
            └ 不内外因 ┤ 饮食不节
                        └ 过敏
```

这里必须加以说明：

六淫

"淫"，解释为太过、过头。例如雨量过多称淫雨，言语过多者称淫辞，滥用权威而超越一般尺度者称淫威等。"六"是风、寒、暑、湿、燥、火六种气，它是宇宙间自然界的产物，也是生物——当然也包括人类不可缺少的东西。但太过之下，便为淫，淫则为害，人被侵即病。有益的六气是人类生命来源之一；有害的六淫，当然会对人的机体带来各种各样的灾难损害。所以六气是"水能载舟"的水；六淫乃"亦能覆舟"的水。

此外，淫字的另一解释为"邪也"。六气而太过，就是邪气。所以作六邪来领会，也未尝不可。淫字在《佛学大辞典》中就释之为"甚也、邪也"两者兼而有之。

风　风为百病之首、六淫之魁。以其善行而数变，所以发病多为急性，常先侵犯头面。又因它的禀性轻飘上旋，故而耳鼻咽喉常为侵袭对象，在急性咽喉病中，所占比例也更多。凡夹热则风热，夹寒则风寒，即使风寒则也可寒化为热而成风热者。临床上急性中耳炎、耳丹毒、耳咽管急性阻塞、急性鼻炎、急性鼻窦炎、慢性鼻窦炎急性发作、鼻疔肿、急性咽炎、急性扁桃体咽炎、咽部疱疹、急性会厌炎、急性喉炎、急性失音、急性喉阻塞、白喉、猩红热、唇血管神经性水肿、疱疹性口腔炎等，绝大多数为风邪所导致。

寒　由于外感寒邪，阳气不得宣通透泄而出现恶寒、发热、少汗等症。例如急性鼻炎、急性咽炎、急性喉炎等。至于某些突发性严重的急性失音（暴喑），乃是重寒直中肺经所致，是寒邪之为患最严重者，大多发生于北方的严冬。

暑　暑为阳邪，不管中暑、伤暑，发病都在夏天。在我科比较少见，唯耳疖肿、鼻疖肿、耳丹毒、鼻衄等，偶然一见。

湿　湿属阴邪，性黏腻而质滞重，好犯于人体的下半身，耳鼻咽喉诸病俱在头面至高之处，似乎不应该有湿证。但如湿邪久困于下，即酵蒸雾化，弥漫上凌。这种雾化物，便是湿浊。湿浊之气已由滞重之质而一变为弥漫浮悬之气，则在人体各处都可游荡为患，五官为空清之窍，更经不起湿浊的侵犯。外耳道湿疹、化脓性中耳炎脓液长期不干、耳中憋气、鼻前庭炎、多涕症、口腔各种黏膜病等等，大多为湿邪所致。

燥　凡含有水分的物质，一旦水分蒸发消失，使该物干枯槁萎者，就是燥。燥邪致病在耳鼻喉科疾病中所占比例较高，但多数是"五变的"燥气。"在六淫"的燥气仅仅是诱发而已。燥证最多见于慢性鼻炎、慢性咽炎、萎缩性鼻炎、萎缩性咽炎、干燥综合征等病。凡肿瘤经过放疗者，绝大多数都有燥证出现。

火　有光、热、燃烧作用的火，能毁灭一切，诚如《无量寿经》所谓："犹如火王，燃灭一切"，所以刘河间的"主火论"，最易使人接受。在六淫中的火，可与热作同义词，如果更仔细一些分析，则热为火之轻者，火为热之重者。火中所有一切炎症及化脓性疾病的初期，大都为火证。

两害

六淫的前身六气，是人类必需的，成"六淫"之后，才开始危害人身。而"两害"则对人类有百害而无一益，它一开始就是有害的东西。所以"两害"与"六淫"，绝对不能相提并论，要严格区别。

疠疫　也称疫疠。疫是瘟疫，疠是疠气，都是戾气。《疫疹一得·运气便览篇》所谓"感其病气，而从鼻口入也"的具有流行性、传染性的邪气，即是疠疫。我科疾病中最典型的是白喉、猩红热。

污染　污染是外界环境中混入对人体有害或破坏环境卫生的物质所造成的现象，《阿弥陀经》的"五浊恶世"，十分形象化，当然它还包含着思想活动的七情污染。中国在公元前两个世纪时，已注意到了这种情况，例如《吕氏春秋》："轻水所，多秃与瘿人。"又如清代江宁梅柏言《白下琐言·议东关水利》（卷九）："况沿河居民，日倾粪桶污水，荡涤无从，郁积日增，病症日作"。他对南京东关闭塞之后引起水源污染与疾病，已认识得十分清楚。我科中由噪声、戴耳机导致的耳鸣、耳聋，有害气体引起的慢性鼻炎、慢性咽炎、慢性喉炎等，比比皆是。

外来伤害

外来伤害，过去仅有物理、化学、生物三者。17世纪开始，这三者都被西方医学所重视与吸收引进到医学中来，使西方医学更上一层楼。之后放射医学的兴起，致放射性损伤也挤进了"四百四病"（引《千金要方》语）的庞大队伍里来，理所当然地应在病因学中增添它一个座位。

物理性的、生物性的、化学性的三者伤害，在我科较为普遍。而鼻咽、口咽、喉部经过放射性治疗而引起的咽干口燥，最为多见。

七情

"人非草木，孰能无情"，这种"情"都是属于生理活动范围内的精神情志变化过程中的七种表现，但这种活动过度强烈与持久，则可导致内脏功能失常，气血不调而发生疾病。正确的名称，该称七情病。这种七情病，在《内经》中早已言之颇详。

凡我科的各种慢性病，很多与七情病有关，最多见的有幻听、幻嗅、癔性失音、癔性咽喉异感症等。

衰老

衰老作为一种病因，古人言所未及。刻下科学发展，一种专事研究老人人体衰老退化的原因、机理以及老年性变化、老年病防治和老年人卫生保健的老年医学专科，在整个医学领域里已由形成、发展到作为一个重要的组成部分。《素问·上古天真论》："六八阳明脉衰于上，面皆焦，发始白。七八……形体皆极。八八，则齿发去，身体重，行步不正"的描述，就是衰老的具体表现，我科的老年性耳聋、老年性多涕症以及老年性舌背味蕾萎缩等，都属于此。

劳逸过度　中医一向是讲"劳役所伤"，但现今劳虽依然存在，役则在社会主义国家里早就不存在了，理当删去。不过古人之所谓劳，仅仅视线集中于体力劳动，而今天的劳，脑力劳动的劳，可能反占有重要的位置。古人对"荒奢淫逸"的逸，纵然也有予以谴责鞭挞，但对它危害人身方面，尚没有足够的重视。其实它的有害于人身比劳还严重几倍。家父曾作过这样的一个统计，得出安逸人的寿命远远比劳动者短促得多，写有"自古帝王多短命"的纪实文章，发表于1998年19卷第5期《江苏中医》杂志上，可有力地证实过分闲逸有害人身。耳科的某些耳鸣、鼻科的某些鼻炎、咽喉的癔性咽喉异感症中绝大多数的患者，就是终日无所用心、无所事事的人。

饮食不节　古人强调"饮食所伤"，正符合当时的生活背景。我们现在的生活水平，已远远离开"一箪食，一瓢饮"的不饱处境而进入小康，膏粱厚味，食饱酒酣。否则的话，那隐性的高脂、高糖、高血压病，和一望而知的肥胖症、退休综合征何以日见其多。所以用"饮食不节"来替代"饮食所伤"是合乎实际情况的。凡耳疖肿、化脓性中耳炎、原发性乳突炎、鼻丹毒、鼻疖肿、扁桃体周围脓肿等，很多与饮食有关。《素问·生气通天论》中"膏粱之变，足生大丁"，正指此而言。

过敏　中医对过敏性疾病的认识，最早为《诸病源候论》的漆疮，谓"漆有毒，人有禀性畏漆，但见漆便中其毒，然后胸背臀皆悉瘙痒。……亦有性自耐者，终日烧煮（烧煮为造漆中的工艺过程），竟不为害也"，但书中无"过敏"一词，理应补入。如此人"性自耐者"，虽然接触到漆，也安然无恙。若人"禀性畏漆"而不接触到漆，也无过敏的产生。因之漆疮既有外来伤害，更有内伤两者俱备，典型的不内外因。我科以过敏性鼻炎与唇血管神经性水肿，最为典型。

另外，"五变""六致""三种结果"，上面仅仅纲领性地一提，言之未尽，在这里重复地讨论一下：

二、五变

风　在习惯上称为内风，以便与六淫之风严加区别。鼻疖肿严重者，发展到败血症、海绵窦栓塞时，最容易出现这种内风。它是激惹肝阳而动的风，与六淫之风，截然不同，所以治疗上已非疏风、祛风所能解决，只有潜阳熄风法可以应付。

寒　在习惯上称为内寒或虚寒。由于种种原因而致阳气式微，五脏无温，终至真阳无火。真阳又称肾阳、元阳、命门之火。肾所藏之精，需赖命门之火的温养，才能发挥其滋养机体内各部分器官组织和繁殖后代的作用。所以这个寒证，理应温之养之。

湿　在习惯上称为内湿。由于脾阳困顿，失其温化功能。所以也不能简单地燥之、渗之，必须醒其脾气或补益脾土，前者名醒脾，后者名补脾。

燥　津液干枯，就是燥。在人身上仅有津液与营血可以干枯。津液之枯，表现在黏膜；营血之枯表现在肌肤。我科病变都在黏膜，因之也一谈到燥证，即想到津液枯槁。急性的不外热病后期或鼻咽腔放疗之后，致津液干枯。慢性的大多受七情的长期折磨，致阴津暗耗，精微难以升化。所以这个"燥"，不能简单的润之濡之，必须从脾、肺、肾三经入手。因精微升化于脾，阴精贮藏于肾，使津液遍注全身则又赖乎肺之输布。

火　习惯上称为五志之火，以区别于六淫之火。它可以由六淫之火转化而成，但更多的是在七情内伤之下继发的。"五志过极"的情况下，把六淫的火进一步强化或使生理上有益之火，嬗变为病理上有害之火。这个火更可析为：

$$
五志之火
\begin{cases}
属实——邪火 \\
属虚
\begin{cases}
一般性虚火 \\
龙雷之火
\end{cases}
\end{cases}
$$

邪火虽然有些是慢性病，但其性质仍然是实证，在临床上切勿被"慢性"的假象所蒙蔽。虚火多见于咽病、口腔病；龙雷之火多见于耳病及咽喉病。

三、六致

致，招也，到达也。六致，就是说这六种证是由于其他诸症（或证）所招引，然后继发的证。

气滞　它是由于某一种原因而产生气机流行不畅、阻滞的病变。在肥大性鼻炎、慢性咽炎、扁桃体周围脓肿、癔性咽喉异感症等病例中，经常可以遇到。最典型的是航空性中耳炎。

血瘀　除外伤性跌仆撞击损伤引起的瘀症之外，更不乏由体内营血失于流畅而瘀滞所致。它也经常与气滞同时出现，因为"气以血帅，血以气行"之故。四物汤中用川芎，就是一个有力的证明。我科疾病中，如某型的耳聋、耳鸣、肥大性鼻炎，以及慢性喉炎、声带血性息肉等等，很多为血瘀导致。

痰浊　《直指方》的"风搏寒凝，暑烦湿滞，以至诸热郁蒸，啖食生冷煎腥膻，动风发气等辈，皆能致痰也"。这说明许多原因都可以产生痰浊。《三因方》的"七情汩乱，脏气不行，郁而生涎，涎结为饮"。饮即是痰，则更指出痰之生，由于七情。因之得知，痰证没有原发而只有继发的。再看开六郁的"越鞠丸"，用苍术以开湿郁，川芎以开血郁，香附以开气郁，神曲以开食郁，山栀以开火郁，独独痰郁无药，但反过来说以上五药也都能开痰郁。理由很简单，其他五郁都可续发痰郁，治疗五郁，痰郁当然治在其中矣。痰证我科很多，如卡他性中耳炎、梅尼埃病、慢性鼻窦炎、慢性声带肥厚、声带小结、声带息肉以及各种囊肿等等，痰浊往往是主要的作祟者。

郁证　习惯上把气、血、火、湿、痰、食六者之郁，称为郁证。《证治汇补》所谓"七情不快，郁久成病，或为虚怯"的郁，为内因所致。总的来说，诚如朱丹溪所谓："气血冲和，万病不生。一有怫郁，诸病生焉"。我科疾病中最典型的为癔性咽喉异感症。

脏躁　一般认为精神因素起着重要作用，临床表现多种多样。其特点是，根据目前的检查技术水平不能发现与其症状相应的形态方面或病理、生理方面的变化。如果女子在更年期，更为严重。我科的幻听、癔性失音、癔性咽喉异感症等病多属于这个原因。

升降失度　指清阳和浊阴的应升而不升，应降而不降。人的活动与生存，都在矛盾中求统一。一旦失去统一性，就是失去平衡，则非病即死。例如阴阳、气血、营卫之外，还有升清降浊，都要求升降有度，相互协调，维持着生命的平衡与机体的统一。一旦失度，疾病即至。我科某些耳鸣、耳聋、鼻塞、失嗅、顽固性口腔黏膜病，很多是升降失度所导致。

四、三种结果

就是所有疾病的归宿，我们称为预后。

痊愈　凡正气充沛，消灭了侵入的邪气，并修复了邪气所造成的机体损害，恢复到正常者，就是痊愈。

死亡　正气荡然无存，邪害嚣张，机体被损害到无法承受时，即死亡。

带病延年　它是介于两者之间，既不痊愈，也不死亡。这是正气尚存，但邪害不能彻底消除，或邪害虽去，而被损害的机体一时或永久无法修补恢复，只有这样，辨证论治才有可靠的保证。

五、病源理论

《诸病源候论》，是中医现存第一部论述病理机制的专书。内有风病、热病、温病、气病、癖病、水病等1730则的"候"。

但有两个不足之处：其一，一个病配一个证，没有初、中、后期之分，张仲景六经传变的精神完全没有被吸取和表达出来；其二，对每一个证没有轻重、缓急之分。例如"风"证，第二卷《风病诸候下·风热候》的"风热之气，先从皮毛入于肺也"。这个风是六淫外感之风，仅仅是风寒（或热）外袭而致。第二卷《风病诸候下·风头眩候》的"风邪入脑"的风邪已绝对不是上面这个风了。它是人身得病以后，正与邪在斗争中产生的各种表现，如头痛、发热、呕吐、腹泻等，以及在正邪斗争后的终产物，如脓液、脓涕、组织坏死、干酪性鼻炎的干酪等。这个风，已经是现在尚未说得清楚的机制下的风。第一卷《风病诸候上·风舌强不能语候》的"心脾二脏受风邪"的风，更非上面两个风的风了，病出脑血管意外，属于抢救的危重病证。这3个表里、缓急、轻重绝对不相同的风证，如再不加以树标区别，不利于病因的认定和病机的确立。

家父曾提议过，把第一个风划为单纯性风，专用药有桑叶、防风、荆芥之类；第二个为复合性风，专用药有羌活、独活、白蒺藜之类；第三个为难以逆转性风，专用药有羚羊角、龙骨、全蝎之类。

至于分期的问题，则容易解决，就是今后写书，在"辨证"一项中介绍实情分期及证情的演变。

同时更希望中医界有识之士，在这个薄弱环节上，多多发挥智慧才能来加强这个单薄之处。家父在1987年第10期《江苏中医杂志》上发表过"中医要推陈出新，不要新陈代谢"，重点在"病机还要充实"一节中，介绍了许多设想。

六、四诊发展为五诊

传统的辨证的手段，是四诊。一贯以中医特色标榜的四诊，在 21 世纪来临之际，的确大有不足之感。家父反对把这个浅表诊断法作为中医的特色。但也并不赞成有人认为四诊是中医的弱点，因为正是四诊使中医独特的理论在临床上扬威几千年。

所以不认为四诊是中医的特色，因为除了"切"诊一半内容的切脉之外，其余的诊法西医也都在运用，何特之有？

有余和不足，是在同一事物中对比而后发现的。现在西医的检查手段、医疗器械，正在日新月异，翻新发展，中医四诊让人感到不足，已势所必然，毫不奇怪。所以今天我们必需增添"查诊"，成为"五诊"。

所谓五诊，是在原有望、闻、问、切四诊基础上，加上一个查诊。

望、闻、问、切，似乎都是全身检查，但我科则还有局部检查，不能不再申新意。

望

如鼓膜的浑浊、凹陷、充血、破裂、穿孔的大小与位置，鼻腔有无异物、息肉还是恶变，立特尔氏区完整还是充血糜烂，咽峡的各种表现，声门的各种病变，口腔黏膜的各种变态等，都决不可少望诊。

闻

闻诊有二：一为鼻闻嗅，一为耳闻声。这两者在我科具有重要意义，也是有力的诊断依据。嗅，凡口腔病很多有臭气，如焦臭味者热，粪臭味者阳明经大热，尸臭味者非坏疽性口龈炎即恶性肿瘤，腥味者为寒为虚，抹布霉味者实证为湿浊、虚证为脾虚等，还有几种臭气，必须问清是主观性的还是客观性的，主观的自己闻到而旁人闻不到，客观者自己可闻到或闻不到，而别人可闻到。

治疗喉科病，闻诊更重要。在检查之前，循例先听其"咿"的发音，凭其发音，有经验的医生，大体上可以区别出是小结、息肉、声带闭合不密、瘫痪等等。

《建国40年中医药科技成就·嗓音疾病的研究》有一节关于中医对闻声的新理论，即：

家父提出发声机理的新观点：无形之气者，心为音声之主，肺为音声之门，脾为音声之本，肾为音声之根。有形之质者，声带属肝，得肺气而能震颤，室带属脾，得气血之养而能活跃，会厌披裂属阳明，环杓关节隶乎肝肾。

又提出声音特性与脏腑的关系：

音调属足厥阴，凭高低以衡肝之刚怯，音量属手太阴，别大小以权肺之强弱，音色属足少阴，察润枯以测肾之盛衰，音域属足太阴，析宽窄以蠡脾之盈亏。肝刚、肺强、肾盛、脾盈，则丹田之气沛然而金鸣高亢矣（见430页）。

问

周密而有分寸的问诊中，可以发现许多对诊断有极高价值的资料。

例如慢性咽炎干燥时想不想求水以润？如其干而不思饮者，多为脾虚；干而思饮者，多为肺肾阴虚。再应追问，所饮的水喜温、喜凉甚至要灼热的？喜温多脾虚，喜凉者多肺肾阴虚，喜灼热者脾气虚赢已极。

又如耳鸣患者，必须问及其鸣声是连续性的还是间断而伴有节奏的？盖前者为古籍医书中常常谈论的耳鸣。而后者大多为《素问玄机原病式·火类》的"耳鸣有声，非妄闻也"的冒牌耳鸣。这两者绝对不能混为一谈，治法更完全不同。应该再追问一下，对外来噪声反应表现。这种反应不出三者，其一，听到噪声鸣声可以抑低，甚至消失；其二，听到噪声鸣声也相应的大起来，甚至出现烦躁不安者；其三，对噪声漠然不觉。第一种对噪声能接受，属虚证；第二种对噪声不能接受，属实证；第三种无参考价值。

张介宾（1563—1640）《景岳全书·耳》："耳鸣当辨虚实，凡暴鸣而声大者，多实；渐鸣而声细者，多虚"。诚然，暴鸣者多实；渐鸣者多虚，但渐鸣属实证也不少，暴鸣者也有虚证可见。至于鸣声的大小，则必须知道张氏之大小，仅仅指音调而言，并不包括音量大反而为大虚之证，所以对古人的经验之谈，更应结合个人的切身体会加以分析为是。

切

切者，按也，除切脉之外，我科还有局部的触诊。

我们常用触诊为诊断鼻窦炎的四个窦区的有无压痛。鼻疖肿开始疼痛，触诊不能用手指，因手指的面积很大，无法辨别在哪一个毛囊，必须要用间接喉镜的尾端去探触。也可用火柴的尾部去探触。取其面积小而容易触到小范围的痛点。

咽扁桃体不萎缩引起的后果，是增殖体肥大，一般检查主要依赖触诊。方法是把左手食指套上指套，伸进咽部向上鼻咽部探查，同时将右手拇指深深置于上下牙齿之间，食指、中指托住下颌骨，以防患者咬到自己的手指。

凡疼痛在喉部明显有痛区者，必须在环状软骨、甲状软骨上寻找压痛点。找到之后，压住压痛点，令患者作吞咽动作以辨别压痛点。移动则痛出自软骨，否则软骨无恙。

查

查，是指现代一切检查仪器、检查方法，这些都是中医耳鼻咽喉口腔科医生必不可少的，但有一点必须强调，即检查出来的阳性体征，在病历上可以如实记录，但在理论上不能用西医理论来解释，一定要用《内经》体系的精神来把它融解成中医理论，然后纳入（见下表）"逐项分析、综合取舍"的辨证中。

有一点我们必需知道，现在检查出来的是"病"而不是"证"。因之必须把"病"过渡到"证"，用"证"把查到的病象融入到中医的理论视野中去。怎样过渡接轨，可参阅家父著的《孙思邈评传》（1995年初版，1998年再版，南京大学出版社出版）。

七、八纲调整为十纲

阴阳、表里、寒热、虚实八纲，使用了几千年，总有老化感觉，而且确有不妥之处。不妥之处，主在阴阳两纲。阴阳是其他六纲的统帅，位置是总纲，其他六者应是目。纲与目属两个层次，不能并立。理应将阴阳两纲提出八纲，再加四个纲，成为"表里、寒热、虚实、标本、体用"十纲。十纲中没有阴阳。因为《素问·阴阳应象大论》："阴阳者，天地之道也，万物之纲纪，变化之父母，生杀之本始"。《易·系辞上》："阴阳不测之谓神"。原注"天下万物，皆由阴阳"。可证阴阳也者，就是天地间最大的。且看整个太极图，就是阴阳两者所独占。它的等级层次决不可与寒热、表里、虚实等等量齐观，它是统帅十纲的领袖。再从另一个角度上来看寒热等十纲，虽然抽象，但尚具体一点，不若阴阳抽象到无可捉摸。这十纲中，寒者温之、热者凉之，虚则补之、实则泻之，表则宣解、里则吐下，标者先治、本者后医，体病考虑手术、用病坚持药治，他们都有应付办法。而阴阳则独无应付方法，未闻有"阴者阳之、阳者阴之"的一语。所以阴阳是十纲的统帅，只能用来统领十纲。

寒热

从略。

表里

从略。

虚实

从略。

标本

标本两纲肯定被古人所疏漏了。《素问·至真要大论》："大气标本，所以不同"。《灵枢·师传》："春夏先治其标，后治其本；秋冬先治其本，后治其标"。《灵枢·病本》："先病而后逆者，治其本。……先病而后中满者，治其标"。这标本两纲在《内经》里被一再强调它的重要性。张仲深（元代人）在《子渊诗集》中谓："欲探六脉致调和，曷审三因正标本"。李东垣在《试效方》展卷第一句话就是"夫治病者，当知标本"。根据张、李两氏的语气，标本还是诸纲之首哩。所以我们有理由来怀疑古人制订八纲时遗漏标本两纲。何梦瑶（1693—1783）虽然在《医碥》中把寒热、虚实、标本、表里、阴阳并列而归了队，但影响不大。我们今天应该欢迎它的归队。

以疾病来谈标本，是多方面的。如病有主次，主为本，次为标。重病、久病为本，轻病、暴病为标。慢性病与急性病同时存在的，则慢性为本，急性为标。新病、旧病同时存在者，旧病为本，新病为标。人与病，则人为本、病为标。

以脏腑言，脏病为本，腑病为标。以三因言，外因为标，内因为本。

体用

"体"，《易·系辞》："故神无方而易无体"。其疏谓："体，谓形质之称"。所以器质性疾病属"体"。"用"，《论语·学而》："礼之用，和为贵"，它的含义可以作功用、作用来讲。所以在这里凡功能性疾病属"用"。由此可知，凡有形有质者，都可称"体"。看不见而具有功能者，都可称"用"。

范缜（450—510）在《神灭论》中解释得很清楚，谓："形者神之质，神者形之用。是则形称其质，神言其用。表之与神，不得相异"。佛家也有"体灭"与"用灭"之分。

医学上第一人提到"体"、"用"者，李东垣也。《脾胃论·五脏之气交变论》："鼻乃肺之窍，此体也；其闻香臭者，用也"。所以运用这"体用"两纲时，主要是属"体"者可考虑手术，"用"则坚持服药治疗。

到此，中医理论体系的基础，五诊、十纲已然俱备，则中医唯一的赖之以生存的辨证论治即可顺利产生了。除了五诊、十纲之外，还有"脏腑归经"。这两者，经纬相加，相互配合，就可以准确地辨证了。

八、辨证论治

中医之所以成为中医，几千年来在保卫人类健康事业中长盛不衰，在新陈代谢中一切求新的 21 世纪里依然占有一席黄金地位者，就是依靠这个唯一无二的特色：辨证论治。

中医每治疗一个病，必须通过四道顺序，即理、法、方、药。

理：就是运用中医独特的理论体系为指导在疾病表现过

程中捕捉信息，并将这种信息用中医的辨证思维整合成一个"证"。

　　法：根据这个中医所独有的"证"，然后用各种不同的方法手段来消灭这个"证"，证去则身安康复。这个方法手段称法。

　　方：治法既有，乃去选择某一首最适合的方剂来应付。称方。

　　药：把这个方剂的组成药物，逐一书写出来，就是药。取药方面应该更针对实际情况而加加减减。

　　这四者，理与法，是不允许你随便更改，只有无条件的老实遵守，这是"固定安排"。而方则可以自由地选择，经方派的用经方，时方派的用时方。药更自由，动物药、植物药、矿物药随便取用。但有一个绝对的要求，必需不违背这个法。这是"灵活应用"。

　　没有"固定安排"，则无章无法，就不可能有中医一门理论与技术的存在。没有"灵活应用，无法利用你的聪明智慧及积累的经验来提高疗效。进一步讲，中医事业也不会再发展、兴旺。

　　辨证论治，理法方药和"固定安排，灵活应用"三者之间并非孤立的，是浑然一体地存在于我们日常临床工作之间。辨证论治与理法方药的对应关系见表1。

表1　辨证论治与理法方药对应关系表

辨证	论治		
理	法	方	药
"固定安排"	"灵活应用"		
认识病"证"	治疗方法		

这样则与见什么病用什么药的"见病发药"的用中药的医生，当然不可同日而语矣。

以下再介绍辨证方法与论治的由繁反约。

辨证方法

"辨""证"与"辨证"

"辨"，是辨别。其实用在这里的，应该作为明察的意思去领会，要比辨别更深入一层。《周礼·天官》："六日廉辨"。原注："辨然，不疑惑也"。就是要把疑惑，辨别得清清楚楚，洞察秋毫。

"证"是什么？首先与"症"字区别开来。"症"，在正规字林里没有，即使在《康熙字典》也查不到。工具书中最早出现此字的，是1914年的《新字典》。在医学文献里最早见到的，是1786年的《奇症汇》。

"证"，在春秋战国时是作为"病"字的同义词。"证"与"症"，应该是同义词而相互通用，但是现在一般人概念，是把"症"与"病"作为同义词，而"证"则指足以帮助作出对某一个问题的分析、判断的名词，例如证券、证章、证据、证人、证件、证明书，等等。

"证候"，自陶弘景（452—536）在《肘后方》修订本的序文中有"其论诸症证候"之后，"证候"一名，即沿用到今天。

"辨证"，是中医根据传统理论，以五诊为手段、十纲为准绳来明辨各种不同的证候。根据脏腑、经络、舌诊、脉诊以及检查所得的阳性体征等，从整体观念出发，分析病人的体质特点及其对疾病、接受治疗后反应，结合发病时令、地区、环境差异等因素，探讨其致病原因与发病原理的普遍性与特殊性，于同中求异，异中求同，做出确切的诊断以便治疗。西医治疗，同样离不开一个"辨"，但不同之处，西医辨的是病，而中医则是"证"。

现在再谈"证"在疾病中的概念和形成。它是一个物体（指人）受到外来的刺激，当时在物体与刺激两者相互激惹之下产生的反应产物，这个产物，就是"证"。例如一面静止的铜锣，打了它一下（是刺激），必然发出响声。这个响声，就可以帮助人们去辨出——也就是明察打锣的东西是什么？手呢还是木槌甚至铁棒？打几下？用力大小？铜锣被损坏与否？损坏的话则其程度如何？这一声锣声，就是"证"。

"证候"的"证"，当然也是如此。当一外来的或内在的致病因素，影响人的机体时，机体当然产生反应而产生"证"，即五变、六致和三种结果。这个反应的过程，包含着两个内容：

其一，是机体对这种致病因素与转变发出的生理自卫措施，例如疼痛、发热、呕吐、喷嚏、咳嗽、泄泻，等等。

其二，是机体被这种致病因素或转变所致损害的表现，例如肿胀、化脓、溃疡、缺损，等等。通过这种反应所产生的一切症候群，就是"证"。所以"证"是病的现象，病是"证"的本质。因为病是无法观察到的，只有通过"证"来认识这个病。

症状、病名、辨证，在中医第一部书《内经》中就已反映出来了。当然，元始创立者，肯定是粗糙的。

例如，耳的例子，《素问·脏气法时论》"肝气逆，则耳聋不聪"内，不聪是症状，耳聋是病名，肝气逆是证。

鼻的例子，《素问·气厥论》"胆移热于脑，则辛頞鼻渊。鼻渊者，浊涕下不止"内，浊涕下不止是症状，鼻渊是病名，胆移热于脑是证。

咽的例子，《素问·五常政大论》"火气高明，心热烦，嗌干善渴"内，心热烦、善渴是症状，嗌干是病名，火气高明是证。

喉的例子，《素问·宣明五气》"五邪所乱，搏阴则为喑"内，喑字既为症状，又为病名，五邪所乱、搏阴是证。

口腔的例子，《素问·气厥论》"膀胱移热于小肠，隔肠不便，上为口糜"内，口糜烂是症状，又是病名，膀胱移热于小肠是证。

张仲景伤寒六经传变辨证，就专用于伤寒的辨证，《金匮要略》的辨证也都用于当时的多种疾病中。

《诸病源候论》"虚劳耳聋候"的"劳伤则肾气虚，风邪入于肾经，则令人聋"，"解散鼻塞候"的"肺主气，开窍于鼻，其冷滞结不宣通，故鼻塞"，"伤寒咽喉痛候"的"邪客于足少阴之络，毒气上熏，故咽喉不利"。……你看哪一个疾病的认识基础，不建立在辨证上。

封建社会里最后一部官家医书《御纂医宗金鉴》指出，耳疗为"肾经火毒所致"，鼻疮为"肺经壅热"，紧喉风为"肺胃积热，复受邪风，风火相搏"，牙宣为"胃经务热久积"。《高等医药院校教材·中医耳鼻喉学》讲义，更强调"辨证"，你不会辨证，你就不能治病，不能成为真正的中医，充其量是一个用中药的医匠。

对症投药，即头痛取头痛药，呕吐取呕吐药，泄泻投止泻药，失眠投安眠药。对一般性病症，当然有效，但复杂一些的病即难以取效。

辨证论治则不然，只要掌握了证，不管是什么病，根据"证"来作为处理的依据。举例一，风热型的流感、风热型的咽炎、风热型的鼻炎、风热型的肺炎、风热型的血管神经性水肿、风热型的腮腺炎、风热型的巩膜炎、风热型的脂溢性脱发等，我们只要掌握风热这个"证"，就可以通用疏风清热法来治疗，这又称异病同治。举例二，一例明确诊断为咽炎，开始为风寒外感，则用辛温解表剂。继而化热，即用辛凉解表剂。风邪渐彻而热势严重的，即改用清热利咽剂。炎症严重者，又应取用清热解毒剂。如其盛热不衰，里实便秘者，则马上改用通腑清热剂。如其热盛之后而津劫咽干者，当然又需取用甘寒生津之剂。之后转为慢性，干涩而不思饮，咽后壁淋巴滤泡团块增生者，又取用参苓白术散之类。干而善饮喜冷水，咽后壁淋巴滤泡散在性增生者，则用六味地黄汤。不同病人患不同疾病而用药相同者，这是异病同治；病人患同样一个病，而用药绝对不同，这是同病异治。其所以异病同治或同病异治，都是根据"证"的不同而处方用药不同。

"证"的表现，有些是单纯的、明显的，但更有复杂的、隐晦的，甚至错综迷离，矛盾百出。更有甚者以假象出现，如寒极反热、热极反寒、阳盛格阴、阴盛格阳之类，这时就要根据疾病的各种表现，去粗取精，去伪存真，综合判断。这种"去粗取精，去伪存真"的手段，就是"辨"。

但可惜几千年来辨证的方法手段，至今前辈们没有教给我们。世世代代就是看老一辈怎样来捕捉这个"证"，我也这样模仿。等到你20年30年终于熟能生巧运用如意而左右逢源之后，你会感到这套技术来之不易而想传给下一代，可又垂死老矣。就在这种情况下，辨证的方法手段，可能永远成为一个谜。我们这一代，再也不能视若无睹了。

家父在35岁（1946年）时，招收了第一批门生徒弟，就开始传授辨证方法，后以投身教育界，更有机会、条件来改进、充实之。当时暂名为"逐项分析，综合取舍"法。自1987年10期《江苏中医》杂志、1989年《光明日报》发表

《中医喉科学》到现在，已有全国及东南亚各国的中医界人士，来了很多信讨论这种辨证方法。

（一）辨证公式

（1）先在脑子里拟订一份表格（见表2）。

（2）再将临床望、问、闻、切、查五诊中捕捉的信息，逐项填入"临床表现"一栏里。

（3）选择适合的理论根据来逐项解释临床表现的产生原因。这种理论的来源，包括《内经》、常规定律、个人心得见解等。

（4）对每一个症状、体征，凭"理论根据"来分析，作出单独的（只管本项，不管其他各项）、片面的初步印象，就"填写"在"印象"一格中。

（5）再将全部的"印象"汇集起来，用去粗存精、去伪存真的方法来突出主证。

（6）许多印象，不可能清一色地趋于一致，甚至会自相矛盾。所以还需要再来一个"取本舍末"的手段来取其本质而去其现象。把这个过程，用最简单的语言"填写"在"分析"一格中。

（7）最后作出总结性的判断——是什么证，把它"填写"在最后一格的"证"里。整个辨证方法与过程完成了，"证"也准确地辨了出来。

再强调一下，这里的"表格""罗列""填写"……并不是确有其事的采用实物，乃在脑子里想的，古人谓之"腹稿"。而这里的理论根据，也不一定真正去找出典，可以取用常规的、常用的及自己心得的就够了，但必须要合乎中医的理论，绝对不能掺假的、掺洋的、掺扭曲的。这是原则。

表 2　病证辨证表

临床表现			辨			证
器官			理论根据	印象	分析	
问	全身					
	局部					
望闻查	检查					
	舌	苔				
		质				
切	脉					

诊　　察

表3　急性耳咽管阻塞（窒）辨证表

诊察		临床表现	辨		证
			理论根据	印象	分析
位置	上身	上身	"伤于风者，上先受之"（《素问·太阴阳明论》）	风邪	表证、实证，病在肺经，因属风热，以失于宣，泄为主要原因。
器官	耳	耳	"肺经之结穴，在耳中"（《温热经纬·疫证条辨·24条》）	病在肺	
问·全身	全身	曾有感冒	"风邪伤卫"（《类证治裁·伤风篇》）	失于宣解	
		暴发型	"暴聋气豪"（《素问·通评虚实论》）	气滞气闭	
问·局部	局部	鸣	"阳气万物，盛上而跃"（《素问·脉解》）	阳气旺	
		鸣	"痰火上升，郁于耳中而鸣"（《明医杂著》）	痰火	
		鸣声大	"凡暴鸣而声大者，属实"（《景岳全书·杂证谟·耳证·论治》）	实证	
		耳中闷	"偏寒闭不能，内气暴薄也"（《素问·通评虚实论》）	气闭	
		耳中痛	"盯、聋、痛，皆风热凑也"（《医学入门·外感·耳》）	风热	
望·检查		鼓膜内陷	阳气不升，乃陷	实证	
闻		音>气	浊蒙清窍	实证	
望·舌	舌	薄白苔	"微白，寒邪初入太阳"（《伤寒舌鉴》）	实证	
切·脉	脉	浮	"浮脉，主伤风发热"（《察病指南》）	表证	

证：风邪外束，肺气失宣

表 4　神经性耳聋辨证表

诊察	位置器官	临床表现	理论根据（辨）	印象	分析	证
诊	全身	上身	"上气不足，耳为之苦鸣"（《灵枢·口问》）	气虚	脑为髓海，肾属髓，肾阴亏损，精气内夺一派见证。	少阴不足，精气内夺。
	器官	耳	"肾在窍为耳"（《素问·阴阳应象大论》）	病在肾		
	全身	病已久	"经年不愈，谓之元虚"（《证治汇补》）	正虚		
		头昏晕	"髓海不足，则脑转"（《灵枢·海论》）	脑髓虚		
	局部	聋	"精脱者，耳聋"（《灵枢·决气》）	精脱		
		耳鸣	"液脱者，脑髓消，胫酸，耳数鸣"（《灵枢·决气》）	液脱		
		鸣声低	"肾虚者，鸣微"（《世医得效方》）	肾虚		
		鸣在夜间夜重加重	"合夜至鸡鸣，天之阴，阴中之阴也"（《素问·金匮真言论》）	阴证		
望闻查	检查	吕内氏阳性	"亏损于内，则不足于外"	内损		
		施瓦伯氏缩短	"亏损于内，则不足于外"	内损		
	舌	质红	"亏损已极"（《辨舌指南》）	亏损		
切	脉	软、联	"虚脉迟大而软……尺部""肾与命门居尺部"（《濒湖脉诀》）	肾虚		

表 5　血热妄行鼻衄辨证表

诊察	器官	临床表现	理论根据	印象	分析	证
	器官	鼻				
问诊	全身	发病较速	"入通于肺，开窍于鼻"（《素问·金匮真言论》）	病在肺	肺火通血妄行，但太阴经乃多气少血之经，无大量血液以供大量消耗，多气多血的阳明，才有大量之血，所以更须责之于胃	肺胃积热，通血妄行
		发病时头痛	"有新久之分，新者……乃肺伏火邪"（《证治汇补》）	肺火		
	局部	头昏眩晕	（阳明）"所谓客孙脉，则头痛鼻衄"（《素问·脉解》）	病及胃		
		活动性出血	"诸血失道妄行，此眩晕之生于血虚也"（《寿世保元》）	贫血		
		血出量多	"火与火斗而血逆行，从鼻而上越矣"（《百病辨证录》）	火气		
察	检查	立氏区糜烂	"多气多血唯阳明"（《灵枢·痈疽》）	病在阳明		
			"热盛则肉腐"（《医宗金鉴·外科心法要诀》）	热盛		
		鼻黏膜充血	"在天为热，在地为火，在色为赤"（《素问·阴阳应象大论》）	热与火		
	望闻检查　舌	苔　薄黄	"舌见黄苔，胃热之极"	胃热		
		质　红	"血中热"	血热		
	切　脉	数或大	"数主热"，"大主邪盛"（《脉理求真》）	实热		

427

表6 脾不统血鼻衄辨证表

诊察	器官		临床表现	辨 理论根据	印象	分析	证
问诊	全身		反复发作	"足阳明之脉，起于鼻，交颏中"（《灵枢·经脉》）脾胃相为表里	病及脾		脾不统血
			头晕头眩	"久则传里"（久病必虚）（《证治汇补》）	虚		
			四肢乏力	"头晕者，脾气不上升也"（《内科摘要》）	脾气不升		
	局部		血从鼻出	"脾主四肢，故虚则不用"（《素问·调经论》）注	脾虚	脾气虚衰，失去统血摄血功能，致血不受约束而离经外溢	
			血衄量多而频	"荣病鼻衄……脾不统血也"（《罗氏会约医镜》）	脾不统血		
				"肺气上逆，咳嚏勋衄"（《素问·平人气象论》）原注	肺气上逆		
望闻查	检查		黏膜苍白	"血脱而不华于色也"（《素问·平人气象论》）原注	血脱		
			血红蛋白低	不足者虚	虚		
切	舌	苔	薄	（无参考价值）			
		质	胖	"脾气薄弱，气血皆虚"（《中医舌诊》）	气血两虚		
	脉	脉	弱小	"弱主气虚，小主气虚"（《脉理求真》）	气虚		

表7　急性咽炎辨证表

诊察	器官	临床表现	理论根据	印象	分析	证
问	全身	咽喉	"喉乃太阴呼吸之门，主气而属天，咽乃水谷之道，属胃而主地"《素问》	病在肺胃	病在肺胃两经。属表证，实热证，为风热（寒）外侵，痰浊热内结。	风热（寒）夹痰束于肺胃
		发病急切	"病有新久之别，新者……乃肺伏之邪"《素问》	病在肺		
		寒热头痛	"第三日必发寒热，或头痛，兼风寒者，宜疏散"《类证治裁》	风寒或风热		
		烦渴便闭	"热毒蕴结，胸膈不利"《证治汇补》	热毒		
	局部	肿痛	"肺痛闭寒，为风疼郁火热毒上攻"《类证治裁》	热毒		
		言语不便	"声音难出，痰涎壅墙"《医宗金鉴·外科心法要诀》	痰浊		
		饮食不利	"风热上壅，气不能通，咽物不下"《喉科秘钥》	风热		
望闻查	检查	扁桃体肿胀	"此肺经积热，受风凝结而成，生咽喉旁"《医宗金鉴》	肺经风热		
		黏膜充血	"感风热起，满口发红"《喉科秘钥》	风热		
		义膜	"烂喉，乃火郁之症"《喉科秘钥》	火郁		
	舌	黄腻苔	"热郁痰涎，湿浊为患"《中医舌诊》	湿热痰浊		
切	脉	洪大	"咽喉之脉，两寸洪溢，上盛下衰"《喉科指掌》	邪在上		

表 8　慢性咽炎辨证表

诊察	器官	临床表现	辨：理论根据	印象	分析	证
问诊	全身	反复发作久治难痊	"肾足少阴之脉，其支者循喉咙，夹舌本"（《灵枢·经脉》）	病在肾	病在肾经水亏肿。津液内竭，难以濡养清窍。	少阴不足，阴津内枯，相火偏旺。
	局部	干燥	"血虚病痛……时痛时止"（《喉科心法》）	虚		
		微痛	"气虚火炎，咽膈干燥"（《证治汇补》）	虚火		
		多粘痰	"劳苦而发，微红而痛"（《喉科秘钥》）	疲劳		
		痒	"此痰乃津液所化也"（《囊秘喉书》）	津伤		
			"痒乃相火之化也"（《百病辨证录》）	相火		
		异物感	"脾胃畏木之刑也"（《百病辨证录》）	肝旺侮脾		
望闻查	检查	后壁污红	"本原不足，虚火上炎，关内上下红色同有白斑"（《喉科秘钥》）	虚火		
		淋巴滤泡增生	"阴虚损肺，时生斑形若癞虾皮"（《喉科秘钥》）	阴虚损肺		
		慢性充血	"劳苦而发，微红而痛"（《喉科秘钥》）	疲劳		
	舌	苔少	主邪少	少邪		
		质红	"阴液内伤"（《中医舌诊》）	伤津		
切	脉	细弱	"脉虚者，此症肾虚火旺"（《尤氏喉科》）	阴虚肾火旺		

（二）论治的由繁返约

随着时日的推进，中医治疗学也跟着不断发展，什么七方、八法、十剂、十二剂学说，也由简而日趋烦琐。不过事物的发展，更具有循环性的周而复始，永无止境。近来似乎应该对有些内容要删繁就简、由繁返约了。所以家父提议，用攻、和、补、抢四大法已足够。

攻：一提到攻，首先使人想到的必然是攻下的泻法。当然不可否认，泻下剂是攻剂，但以泻下剂等同攻剂，则不够全面。考"攻"的含义是"出也""伐也"，是以武力来除掉的意思。所以这里的攻，是用药力来除掉疾病之有邪者。

和：就是调和阴阳、气血、升降以及脏腑等。疾病的本质就是"乱"的表现，所以人身一旦作乱，当然亟需调和来使其不乱。对和，还有一个体会，因为攻的对象，是有邪袭入。补的对象，是正气不足。至于和呢？即没有邪，又没有虚，所以与"去有余之攻，充不足之补"又有不同。

补：是修复、充实、续断、填补，凡事物破碎、不足、断折、空虚的，都需要去补。人的机体当然也是如此。

抢：是抢救，是急迫到分秒必争时的紧急措施。

使用上，大体如此：

　　　　　　　　　　疏邪解表

　　　　　　　　　　清热解毒

　　　　　　　　　　通腑攻下 *

　　　　　　攻　　　祛寒温中 *　　　适用于单纯性的证

　　　　　　　　　　利湿化浊 *　　　（有 * 者，也可用于复合性）

　　　　　　　　　　消痰

　　　　　　　　　　清火

　　　　　　　　　　调和气机

　　　　　　　　　　治营理血

　　　　　　和　　　升清降浊

　　　　　　　　　　宣通开窍

　　　　　　　　　　攻结散聚

　　四法　　　　　　酸涩收敛

　　　　　　　　　　补气血　　　　适用于复合性的证

　　　　　　　　　　补肝

　　　　　　　　　　补肺

　　　　　　补　　　补脾

　　　　　　　　　　补心

　　　　　　　　　　补肾

　　　　　　　　　　养津液

　　　　　　　　　　劫痰解窒

　　　　　　抢　　　平肝息风

　　　　　　　　　　解毒护心　　　适用于难以逆转的危急重证

　　　　　　　　　　回阳解逆

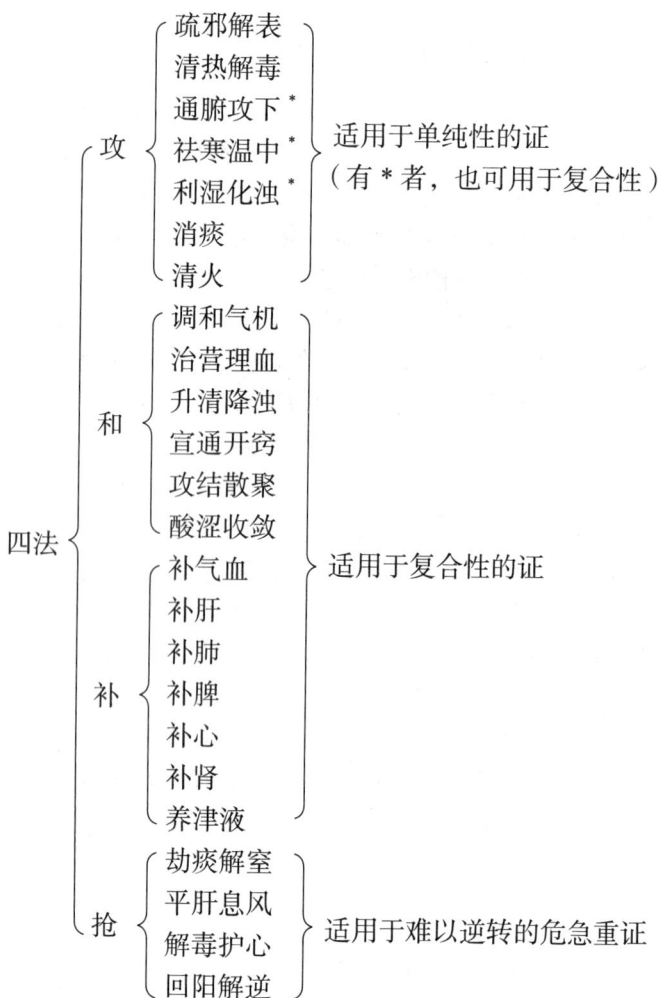

（这里所举治法，都为耳鼻咽喉口腔病之常用治法）

如将治法与证对照起来，大体情形是这样的：

单纯性证 —— 攻 —— 有邪无虚
复合性证 —— 和 —— 无邪无虚或有邪有虚
　　　　　　补 —— 有虚无邪
难以逆转证 —— 抢 —— 有邪有虚

九、小结

整个一门中医学，是博大精深的学问。但现在深入研究者不多而登堂入室者更少。他们仅仅凭平铺直叙讲义式的介绍，至多得到"只知其然而不知其所以然"的一份常识。即使能运用你介绍的一套办法，但也没有变化，一遇复杂一些的即束手无策。

为了"予人以鱼，不若授人以渔"计，宁可多讲些废话，所以上述风格特殊的理论阐述也因之而敢于面世。

同时，以上仅仅两万多字的理论阐述，根本无法表达得既详且博，只能浓缩、浓缩再浓缩，因之必然有衔接生硬、挂一漏万之处。希谅。

记我师的绝招和对中医事业的贡献

吾师干祖望，是南京中医药大学教授、江苏省中医院主任医师、国家中医药管理局厦门国际中医培训交流中心客座教授。1912年生于上海市金山县（1987年版《中医年鉴·医林人物》作松江），5~18岁攻读古文，18岁从浙江名医钟道生习咽喉外科，22岁开业行医，45岁进入中医教育界。现是全国首批 500 名名老中医药专家之一。今年 87 岁的干老，仍然精力充沛，带着我们徒弟从事正常的医疗工作。

吾师从 1956 年写成并出版全国第 1 部《中医耳鼻喉科学》起，至今已有 9 部著作，与人合作的巨著 10 多部，发表论文百余篇，形成了现代中医界一个独特风格的学派。1985 年获江苏省人民政府优秀教育工作者称号及奖章，1991 年获国务院发展我国医疗卫生事业做出突出贡献证书与特殊津贴奖。因未退休，故现尚兼任中华全国中医耳鼻咽喉科学会主任委员。江苏省中医耳鼻咽喉科学会主任委员等职。

吾师勤恳耕耘，埋头苦干，他的绝招很多，而且并非枝叶小节，都可影响整个中医学的全局。如：

一、擎拿抢救急性喉阻塞

吾师一生勤奋（勤于学习、读书、工作、撰写），凭他的苦练功夫，他的飞刀法不亚上海大名医"飞刀夏墨农"。1987 年《中医年鉴·杏林人物》谓我师"以抢救急性喉阻塞的擎拿术名噪上海、松江、金山一带"。

二、为数千年中医学续写遗编

（一）用现代条件整理的"三因"学说（参考 1987 年《江苏中医》第 10 期 43 页）。

（二）把"四诊八纲"推进为"五诊十纲"，并明确指出"阴阳"列入八纲是错误的（发表同上）。

（三）设计填补中医空白的辨证"公式"（同上）。

（四）创立了病因病机的"中介症"学说。

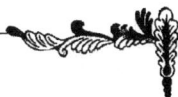

三、有质有形地发展中医学

长期观察、实践、总结出现两个新病种：其一为"多涕症"，其二为"喉源性咳嗽"（《光明中医函授大学讲义·中医喉科学》127页，现已推广到全国）。

四、脾胃学说治疗慢性咽炎

吾师凭半部《脾胃论》把不治之症的慢性咽炎疗效提高到治愈率达89%，有效率达98%。这一绝招在全国已有广泛的影响。

五、山东快书式的教学

1980~1987年举办了5期"全国中医耳鼻喉科师资班"，从编写讲义、课堂授课、辅导、临床实习等，一人包办，而成绩斐然，得到卫生部夸奖。这一绝招，令人无不咋舌称奇。用他自己的话是"别个教研室是大京班、话剧团，独独我是山东快书"。1990年在厦门国际中医培训交流中心也办了一期"中医耳鼻喉科国际培训班"，情况同上。

六、中西医结合的巧妙绝招

吾师反对"用夷变夏"式的中西医结合。但他自己对西医的学习，比一般人还认真深入。他的绝招通过他临床所记医案中的"医案"语中得到了充分的反映，概括说来就是："用夏变夷"的偷天换日的手法。如：

"微循失畅，鼻甲留瘀"，指肥大性鼻炎病因。

"太阳吐纳，少阳哄隆，竟是铜山东崩，洛钟西应之象"，指耳咽管异常开放的病理。

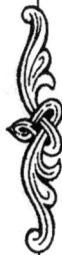

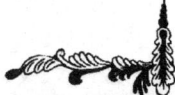

"卫气失藩篱之责，清阳乏煊养之温"，指免疫功能差的病理。

"殊符《原病式》之耳鸣有声，非妄闻义"，指震动性耳鸣。

"万里扶遥，长空失坤德之载，即《杂病广要》之所谓，故通天下之一气耳"，指航空性中耳炎。

"伏庆父于萧墙，鲁难必作"，指胆脂瘤型中耳炎。

七、在"医案"上显出绝招

从明清至建国初期一段时间里看病必不可少的"医案"，最近50年来已基本上无人写了，但吾师还在认认真真一病一案、一诊一案地书写，既保持了中医特色，更留下一份宝贵的遗产。1989年7月22日《健康报》"干老大夫的字"一文中有谓："干老写的病案，每份约3000字，真是确切得当，把病说绝了"。

八、凭他的绝招开拓了耳鼻咽喉科

中医向无这个专科，一切都从零做起，分散的要联贯起来，缺少的要补上，浅的要加深，吾师在这些方面做了不少工作，在《建国40年中医药科技成就·中医耳鼻喉科的研究进展》中可以反映出一部分。

九、从来不知道的另一绝招

说来很惭愧，日本朋友在1986年第4期《新中医研究》（第3页）上就称吾师为"大读书家的诗人"。我们直到拜师后追随了一个时期才知道他的文学根基之深。诗、词、散文、随笔，尤其是六朝风格的四六、骈体，实在很少人能够可以媲美（1990 年上海市《金山县卫生志》第一篇序文是他写的）。

近年来吾师年逾八旬，但仍然耕耘不息，除专家门诊、带徒、审稿、讲座、外出开会讲学等事务外，其余时间即撰写医话。他所写的医话，有几家报刊杂志予以刊登和连载，并已辑集为《干祖望医话》由人民卫生出版社 1996 年出版。（节录自《干祖望耳鼻喉科医案选粹》419 页）

（陈国丰）

"八以"治学经验

业师干祖望，现已杖朝之年。在执医 60 多个春秋的生涯中，用严谨的治学精神，步入了博学多能、医术精湛的名望之中，又以独具匠心的诊疗方法，一丝不苟的服务热情，别具一格的医案格调，令人满意的疗效，深得广大病者的赞誉。所以挂他的号，常常需排队 24 小时之久（最近出现黄牛票，票价高至 200 元，见《南京晨报》2000 年 12 月 27 日；《报务导报》2001 年 1 月 5 日）。

一、求之以博

博古通今在于寻找与探索。干师认为："医者有二：一为理论家，一为临床家，两者俱备较为难得。欲想俱全，就必需通达文、史、哲、医之理。"因此，只有博览群书，才能通向博学多技，并在浩如烟海的中医古籍中，深索其奥秘，领悟其学术思想和要旨，以扩大视野，丰富知识面，以之作为提高学术水平和临床经验的源泉。干师不仅精研经典著作，而且对历代喉科及与喉科有关的专著，尤其是清代喉科专著，无一不知，无一不晓，故被人们誉为藏书家、读书家。从这些书中可了解到，许多先哲名医将毕生经验精练地总结在只言片语之中。这种貌不惊人的吉光片羽，往往不被人们发现和重视，但若用于临床，可弥补一般书本中的常法，竟能有立起沉疴的作用。如干师以"耳聋治肺"之片语，用三拗汤加味治疗耳咽管阻塞性中耳炎之耳聋，收效敏速。又以活血化瘀法治疗肥大性鼻炎、甘麦大枣汤治疗癔性失嗅症（包括癔性失听、癔性失音）以验"鼻塞治心"之理而获效。正因为干师在临床上辨证入微，绝技多端，所以反对"转科"。只要以耳鼻喉科疾病来诊者，不管兼症多少，不肯一推了事。他说："喜欢转诊的话，10年医生当下来，什么病都写不出方药来了。当然，把所有病包下，你就苦了，但正因为你苦了，而业务也就提高了。"

二、思之以深

"极末形之理则曰深"。中医深奥的精微理论在于思考、思索以通之。干师认为学中医是由"懂→通→精→化→神"的过程。一般中医人员对中医理论应做到懂、通、精，而高层次的中医人员还必须在此基础上达到"化"、"神"的境界。所谓化，就是变化。《辞源》注："变，谓后来改前，以渐移改，谓之变也；化，谓一有一无，忽然而致，谓之为也。"所谓神，就是神而通之。《辞源》注："神者，变化之极，妙万物而为言，不可形诘者也；神通广大，变化多般"。欲想达到这样一个高度的境界，必来之于深思熟虑。所以，干师推崇传统的中医理论，但也不墨守陈规，而是不断探讨出新的理论观点。比如干师指出：在三因学说的外因中应补充"两害"；内因中增设"衰退"；不内外因中增添"意外灾害，异禀过敏"；在诊法上加上"查"诊，变为五诊；辨证方法中加上"标、本，体、用"四纲，除去原居统帅地位的"阴阳"成为十纲。

所谓"两害"，即指毒邪与污染。毒邪具有传染性，如艾滋病、肝炎等病毒。污染为环境污染所致。由于工业的日益发展，有害物质的不断增加，环境卫生的破坏而导致人体发病。如噪声性耳鸣、耳聋患者日趋增多。更体现在耳机盛行，而造成耳鸣等耳部的很多病变。

所谓"衰退"，是指人体脏腑、器官的衰老与退化。常见于年老体弱者而为患。

所谓"意外灾害，异禀过敏"，是指突然伤害人体的因素和特殊的体质差异。如车祸、地震、战争、花粉及青霉素等过敏。

所谓"查诊"，是在四诊之外，借用现代化一切手段和方法，为辨证提供更多的依据。如孔窍黏膜红艳型充血为热；晦黯型充血属瘀；淡白者为气虚；苍白或惨白的属寒、阳虚等，均为传统的四诊所难得。

所谓"标、本，体、用"，标本不叙便知而略。体即本体，指器官；用为功用，即功能。这对辨别功能性病变与器质性病变，确定治法，起着决定性的作用。

总之，这些新的观点、新的理论，将对中医事业起到后来改前，以渐移改的推动作用。

三、取之以理

韩非子曰："理者，成物之文（指规律）也。""理"为事物的特殊规律，和普遍规律的"道"有区别。干师主张采用之理要有准则，也就是既不离开中医的传统理论，又不能生搬硬套，而应找出新的辨证与治疗规律。如涕液、汗液、尿液等均为人的体液范围，然而缩泉丸能治多尿症，何不可用于多涕（清涕）症！又如《素问·阴阳类论》"喉咽干燥，病在脾土"和李东垣"阳气不升，伏留化火"的论述，被干师用来解释慢性咽炎之咽部烧灼感与口干的病机，并用培土生津、升清润喉之法，论出"七窍以脾为本"的观点。再则《审视瑶函》有"眼具五轮"之说，干师类推出"喉有五属"，即：声带属肝，得肺气而能震颤；室带属脾，得气血而能活跃；会厌、披裂属于阳明；杓状关节隶乎肝肾。这些论点都表现了既不泥于传统，又不摆脱理的准则，而且提供了新的理论。

四、试之以慎

"无妄之药不可试也"，尝试与试用务必谨慎。干师反对人云亦云、因循沿袭，而必须立足于临床实践的尝试。主张在辨证时要详审其因，明辨正气之盛衰，认为毫厘千里，在乎一识之间耳，如有一着之错，则全局不堪设想。故强调治疗要胆大心细，审慎处理，切忌生搬硬套，孟浪从事。如干师将近人治疗荨麻疹的验方（茜草、紫草、旱莲草）加味组方试用于过敏性鼻炎，获效甚佳。又如痔科坐浴方（石榴皮、乌梅）加白芷、皂角煎熏鼻腔治疗中鼻甲息变及鼻息肉，收到良好的效果。还有加味三甲散（鳖甲、炮山甲、地鳖虫、僵蚕、当归尾、赤芍、刘寄奴）尝试于声带小结及声带息肉而优胜于其他诸方等等，都是从谨慎尝试中以达到楚才晋用的目的。

五、用之以当

运用中医理论、辨证、方药全在于是否合适。干师反对"头痛医头、脚痛医脚"式的某病吃某方某药的"医匠"。强调即使取他人之长，也必须在辨证的基础上明察秋毫。从天人相应，人与社会关系上，顾及全身，统筹安排，发挥中医的法宝——辨证论治。否则追求一方一病，对号入座，取消辨证，都属于用之不当。因此，干师在临证中认为中医"不治病而是治证"，形成了治病三部曲。即初诊主在祛邪和调整的各个方面；复诊时视其情况，再予以针对孔窍本病论治；再则以巩固性论治。也就是说第一步扫除障碍，为下步治疗创造条件；第二步有的放矢，可缩短疗程，提高疗效；第三步巩固疗效，控制复发。例如1991年江苏淫雨连绵、阴霾泽国之际，干师拟方中都离不开藿香、佩兰等芳香之品，甚至于方中无一味专治耳鼻喉诸症的药物，而病都霍然而愈，这大有古人所谓"见血休治血"的微妙和天人相应之理。充分说明了应用恰当而取得的结果。

六、持之以恒

《论语·子路》："人而无恒，不可以作巫医。"干师主张在执持治法及方药时要有恒心，尤其是对疑难杂症要锲而不舍，循序渐进，不能以平常普通病种一方一击有效而为之。干师曾治汪某顽固性过敏性鼻炎，该患者常以激素、抗敏药治疗10余年，还作了鼻甲封闭、激光等处理未效。干师予以却敏汤治之。当服完20剂时开始逐渐减少西药，服至40余剂时完全停服一切西药，服完85剂后，所有的症状完全消失。但停服3个月后，鼻痒、有涕之象再现，干师仍令服用此方，按隔日 1 剂维持量服，共服 200 余剂而停药，随访 1 年未复发而病愈。

干师是新华书店、古旧书店从 1956 年以来每周 1 次的常客。因此，医疗、读书、撰写是吾师的日常生活中的主要内容，也是几十年如一日的生活节奏，这也充分说明了学习也要持之以恒，才能踏上成功之路（干师今年 88 岁，至少每月一次到新华书店及其他书店去买书）。

七、待之以严

干师不仅严格对待中医的精髓理论，而且对自己所倡导的新理论、观点、治则等，也是责己从严，没有空隙，经得起他人的推敲。比如干师每诊治一位病者时都细致地问诊，精察于舌诊，认真地检查，以流畅的笔墨，引经据典、一丝不苟地严格书写医案。对待处方用药也做到尊重理法，知常达变，丝丝入扣。复诊时一一对照，了解药后效应。

又如干师倡导的"声带属肝"理论，其理由是声带在形态上色白坚韧如筋膜，而"肝主身之筋膜"。再则"肝主调节"，调节人体一身气机，从而也可调节喉气，使之发音高低有度；调节人体血液，同样声带得血而能运动。若肝之失调，声带失养，运动失利，则致喑病。如此严谨的论点，丰富了中医的理论。

八、证之以据

干师虽宗东垣补中，倡七窍以脾为本，推崇调脾土治窍病，但也不摆脱诸家之长，其关键在于辨证要有依据，立法用药要有证据。如干师用大苦大寒之龙胆泻肝汤治疗耳部之带状疱疹、急性外耳道炎、突发高亢之耳鸣。前两者以肝

442

胆湿热为据，后者以突发高亢为肝火之证。亦有以脓涕黄绿为据，将龙胆泻肝汤用于鼻窦炎。也常用泻下通便之品疗肺胃积热的急性会厌炎等等，但都要有应用依据。干师还强调要善于寻找辨证依据。如鼻黏膜淡白时多为虚寒证，主张先用桂枝、细辛，若用后不转色，予以肉桂，甚则鹿角片、附片。又如同样的咽痒"有风致痒，也有燥致痒，亦有瘀致痒"。总之，以理论为准绳，以症状为依据，以依据辨出证，从证立法选方，从而提高临床辨治能力。（节录自《干祖望耳鼻喉科医案选粹》422页）

（陈国丰）

吾师谈中医特色与疗效要旨

一、以整体观点为骨架

整体观点是中医特色的重要组成部分。其一是机体内部的统一性，也就是说中医将人体五脏六腑、四肢百骸、五官七窍、皮肤毛发、经络气血等，用五行生克、十二经络、归经属脏等手段将人体联系成一个不可分割的、统一的有机整体。每一个器官几乎都直接、间接或在这个学说之下可与任何一脏一腑都能发生关系。正如，徐大椿认为："病之从内者，必由于脏腑；病之从外而入，必由于经络。"所以《医学流源论》又说："必先分经络脏腑所在，……然后择何脏对病之药"。

其二是人体与外界周围环境的统一性。这说是"天人相应，天人合一"。如果在临证时不注意四时气候的变化而择药，也就等于失去了中医的骨架。比如，咽喉干燥，若是由夏季湿重，湿浊困遏脾胃，不能运化津液上濡咽喉所致，而盲于养阴润喉，事必适得其反。而应当考虑到四时气候对人体的影响，予以芳香化浊，健脾助运，使咽喉得津液的布达，则咽干即解。除此之外，还要注意到人体与社会、文化、经济、家庭生活等各方面对人体的影响。

整体观点始终贯穿于中医生理、病理、辨证、治疗等整个理论体系之中。所以在诊疗过程中，只有从整体出发，才能体现出中医特色和优势，提高疗效。

二、以辨证论治为精髓

辨证论治是中医学的精髓，也是中医特色的核心。所谓辨证论治，是中医学对疾病的一种区别于其他医学理论的特殊研究和处理方法，它必须在望、闻、问、切四诊合参的基础上，分析疾病的病因，明确病变的部位，判断正邪的消长及疾病发展情况，并加以综合归纳，确定病证的病机，予以相应的治疗方法，并具备理法方药齐全，君臣佐使配伍用药等一整套规律，而形成了"同病异治，异病同治"的格局。用干师的话来说，就是"中医治证而不治病"，也就是"见血不治血"、"见痰不治痰"。鉴于此，只有辨证论治，才能全面地有侧重地用药。只有辨证用药，才能做到既针对疾病的主要矛盾，又注意兼顾疾病的次要矛盾；既注意疾病引起的整体变化，也注意疾病引起的局部改变。否则头痛投止痛药，呕吐投止吐药，泄泻投止泻药，炎症投清热解毒药而形成对症投药，这就失去了辨证论治精神。这样不但不能取得良好的疗效，同时也丢掉了中医特色。还有不根据病情具体分析辨证，而是受着某种学派的影响，偏于一法施药。如善补者，多以补法为主，从而出现了失眠就想到养心安神，其实"胃不和则卧不安"也往往常见；四肢乏力而困倦，只知道气虚，其实湿困于中亦可；口干咽燥，仅了解阴亏，其实外感燥、风之邪亦然；一旦见到耳鸣耳聋者，就认为肾虚阴亏，然而实证的肝火及耳咽管阻塞，照样可致，等等。或者借用西医的诊断为急性炎症，马上就用上大剂量的清热解毒药，甚至于连自己也不相信自己，还要再加上抗生素同用等。这些都是违背了中医辨证论治的要求，而失去中医特色的精髓，同时也不会提高疗效。

三、以发挥优势为血肉

干师认为：中医对某些病种确实没有好的治疗方法，疗效远不如西医；对部分病种的疗效可与西医相提并论；还有一些病种，西医根本没有办法，而中医疗效很佳。因此，如何发挥中医各方面的优势，也是保持中医特色的一个方面。中医的优势体现在下述几方面。一是中医疗效占优势的，如肝炎、慢性咽炎、胃肠疾病、妇科病等；二是对一些疾病的康复治疗，如外科术后、重危病的后期、癌肿的放疗化疗之后等；三是中药多为自然植物，不像化学制剂，其毒副作用小；四是中医的治疗方法多，可在一个病者身上施展内服、外治、针灸、食疗等综合性措施，比西医的单一疗法要强得多；五是养生、延年益寿的方法、药物占优势等。这就需要我们积极探索如何很好地发挥这些优势，以扩大中医的诊疗地盘，这将对发扬中医特色、提高疗效起到积极的作用。

四、以病历医案为华表

中医的医案是由病历记载加上华丽的词藻和丰富多姿的文学语言写就的独具风格和文学艺术色彩的散文。它既是中医在书写病历方面的一个特色，也是继承、发扬中医特色的一种实践形式。医案书写得好与差，可直接反映医生的理论水平、诊疗技能、临证思路和疗效的好坏。中医理论水平不高者，只要能够认真书写医案，也能促进理论水平的不断提高。因为做到认真书写医案，就必需在理法方药上思考一番，力求丝丝入扣，从而避免几句病情一问、不加辨证分析、方药一开了事，有利于提高疗效。

五、以博览群书为食粮

中医是一门多学科的学问，从天时到地理，从化学到物理等都与中医学有着密切的关系。如果仅仅以医学医，以医论医，是无法成为高明医生的。或者用了一法一方无效，就加大药物的剂量，还是不效，就宣告黔驴之技已尽，甚至乞灵于西药。如此又怎么谈保持与发扬中医特色呢？其二，中医的学术流派很多，各自都有独特的见解和经验，多看书学习，吸取他们的经验，服务于临床，施展出更多的技能，可以提高诊治技能和疗效。还有，中医的微妙之处很多，如荆芥和防风同为解表药，但荆芥用于浅在的，防风宜于深在的；党参与黄芪，同属补气药，但党参适用于深在，而黄芪适用于浅在；熟地配麻黄即不留邪滋腻，麻黄得熟地即不出汗，等等，这些都是需要我们领悟和发掘的内容。因此，只有博览群书，才能开阔眼界，放宽思路，掌握更多的临床诊疗手段和技能、技巧，不断更新知识，以增加治疗方法及绝招，从而发扬中医特色，不断提高疗效。

六、以用夏变夷为充实

中医与西医本来就是两个不同的理论体系。我们不能以西医的观点来衡量中医的理论，更不能以西医的诊断指导选方用药，否则将会出现西医取代中医。但是，我们不是不需要西医知识，更不是反对学习西医理论，而是强调如何把西医的一些知识为我中医所用，与中医传统学说相结合，融化、改造成为中医的东西，以达到衷中参西、用夏变夷，以弥补中医的不足之处。比如西医现代化的检查手段很多，但如何将这些检查结果变为我们中医的辨证依据，以充实中医辨证的内容，对发展中医特色、提高疗效是有裨益的。例如中医把嘶哑一症，归纳为"金实不鸣、金破不鸣"。所谓金实不鸣，就是肺气壅塞，治当宣散肺气。肺气得宣，嘶哑得除。所谓金破不鸣，就是肺气虚弱，宗气不足，声带无力振动而声音嘶哑，治当补益肺气，认为肺气得充便可声嘶获愈。其实并不如此。通过西医的检查，了解到嘶哑可由声带许多疾患造成，如声带充血、肥厚、小结、息肉、闭合不全、麻痹、癌肿等。单从上述两个病机理论设立治疗法则，是不能解决全部问题的，那就必须从检查所见中，找出新的辨证与治疗用药的规律。如：声带充血鲜红者治以宣肺散热凉血，暗红者多治以活血化瘀；声带肥厚、息肉从活血破瘀入手，佐以化痰；声带小结治以化痰散结为主，佐以和瘀；声带闭合不全、麻痹者多宜补益中气或益肾纳气；喉癌必须与放疗、化疗或手术等综合性的治疗措施相结合，只有这样，才能提高疗效，同时也保持了中医特色，并充实了中医学说的内容。

总之，保持、发扬中医特色，提高辨证能力和疗效，离不了上述这几点要素，否则就无法谈中医，更谈不上提高疗效。正如春秋时虢射所谓"皮之不存，毛将安附"。（节录自《干祖望耳鼻喉科医案选粹》428页）

（陈国丰）

临床辨证经验阐微

一、辨证守精髓　立中医之本

干师强调整体观点和辨证论治是中医理论的精髓。临床必须通过"十纲""五诊"（主要内涵见前文）的诊查、综合、分析疾病之病因、病性、病位、病证、病机，针对性地立法、选方、用药（具体例证见前文），这就是干师强调的整体观点和辨证论治，治病求本的具体内容，为医者应崇之为法钥。

二、辨证求析微　寻细节特点

干师常从通过周详而又细致的五诊（四诊＋查诊）所获得的症候群中，寻找微妙的特点、特征作为剖析明辨的手段，所谓"一滴水中窥天下"。如：舌有裂纹，若进酸、咸等食物时感到有刺激疼痛者，即为气阴虚证；如其不痛，即为生理性的，对辨证没有参考意义，更不能误作阴虚论治。便溏者，便后用3张以上的便纸都擦不净，属脾虚；若虽为便溏，擦之即净，要考虑属实证。耳鸣病症，有轰鸣音，且音调高、音量大，拒纳外来噪声（即听到外来噪声而心烦讨厌）者为实证。实证中，青壮年、脑力劳动、事务烦多者，舌尖红或有朱点者，多为心火亢盛；脾气急躁，口干口苦，舌红苔黄者，多为肝火偏旺；形胖、舌苔腻浊者，多为痰浊夹火上扰清空。若耳鸣音调低、音量小，对外来噪声听之不烦、不厌而无所畏者，多为虚证。咽炎之咽干有毛涩烧灼感者，多为五志之火，属实证或虚实夹杂；若疲劳、多言即咽干不适者，多为脾虚不能布达津液于咽喉。鼻流清涕如水，遇冷、遇热即自淋者，多为肾虚不固；若鼻痒、喷嚏频作而清涕滂沱，为过敏体质。咽喉异物梗阻感，以进食即有，不进食则无者，应高度考虑为食道新生物及其他器质性病变；而咽炎、咽癔感症多为空咽或不进食时有异物梗阻感，在进食时症状反而消失或舒服。若嗳气泛酸灼喉者，为肝木旺盛之实证；嗳气、泛清水而无酸灼喉者，多为胃寒之虚证。矢气臭者为实；不臭者为虚。对有些疾病经西医应用抗生素、输液后而舌苔腻浊者，属西医药副作用的表象，不能决断为中医的湿浊证。扁桃体周围脓肿若有跳动性（搏动）疼痛者，说明已成脓；若虽疼痛而无跳动感，则未成脓。凡窍病疼痛者，多为火证；然微痛微干为虚火，干甚痛剧者为实火。咽痒即咳，新作者为风邪束喉（咽），久作者为风邪兽困肺经；若微干微痛微痒，常以夜甚者，为相火上炙咽喉。口气浓郁，本属胃热，但有龋齿者则例外。眩晕者直立即甚，得卧则减者，多为清阳不升，反之则为肝阳上亢。鼻塞者，运动后即畅，为微循环失畅，瘀留鼻甲使然。失眠以入眠难者，多见于青壮年，为实证之心火亢盛或胃不和；眠后易醒而再难眠者，多为虚实夹杂，常属胃强脾弱；早醒者，多为老年人心血不足之虚证。由此可见，这种细致析微的手法，对准确辨证、指导用药、提高疗效等具有现实的指导意义。

三、辨证探新路　融贯中西医

五官七窍是人体的一个组成部分，它与人体的脏腑、经络、气血都有着密切的关系，发生疾病时也同样在四诊八纲的辨证基础上来进行论治。但是，干师认为在耳鼻喉科，单以四诊还不够。尤其是孔窍有病，而全身及脏腑无症状表现或不明显，可能产生无症可辨的情况。这就必须探出新路而设"查诊"。查诊就是通过运用现代医学的一些检查手段，如内窥直视孔窍，洞察局部的变化表现，用来作为辨证的资料及依据，从而弥补四诊的不足。如中耳腔积液，经穿刺抽吸到清稀淡黄液者，为肺气失宣，饮停耳窍；若液体粘稠起丝，色呈深黄者，为痰浊凝聚耳窍。查见鼓膜浑浊或菲薄者，多为肾虚。鼓膜轻度充血、鲜红、疼痛者，常为风热之邪上扰。若鼓膜充血呈血泡样，疼痛剧烈，有搏动感者，为肝胆实火。查见鼻甲肥大，黏膜淡红，收缩良好者，多为风寒袭肺；黏膜鲜红者为风热犯肺；若鼻甲肥大而呈紫暗、收缩欠佳者，为瘀留鼻窍；黏膜淡白而鼻甲肥大不显者，为气血两亏；若黏膜苍白，伴有狂嚏、清涕滂沱、鼻痒者，多为金寒卫弱。若鼻塞而查见鼻腔空旷、干燥结有涕痂者，为肺肾阴亏。查见中鼻道有脓涕潴积者，多为胆移热于脑；下鼻道积有浊涕者，为肺热证。见咽部黏膜充血红艳者，为风热或胃热；充血晦黯者，为瘀滞证；红而不艳者为相火偏亢；红白相杂少液者，为肺肾阴虚；若充血不明显，伴见表面附有白色透明分泌物者，多为脾虚生痰。咽后壁淋巴滤泡散在性增生，其病在肺肾；团块状增生者，其病在脾土。喉镜查见声带充血艳红者，多为风热；充血紫黯者多为气滞；暗红而瘦小欠润泽者，多为阴虚火旺。若声带肥厚、息肉、小结呈苍白色滞者，多为血瘀夹痰；嫩泽淡白如水泡样者，多为水湿痰浊夹瘀。声带闭合不全呈梭缝者，多为宗（中）气不足；后端呈三角缝者为肾不纳气。当然将查获的结果与全身的临床表现结合辨证，即更是相得益彰，若无脏腑表现者亦能确定其证，这对明辨和采取相应的治疗措施提供了可靠的依据，同时为开辟中西医结合提供了新的途径。

四、辨证重环节　扣权衡规矩

证是许多症状和病理、生理等反应所作出的高度概括。因此，证的表现，有些是单纯者，明而易辨别，但也有错综复杂、隐晦虚假而难能明辨者。只要通过权衡分析，注重辨证环节，是能清楚可辨的。干师认为，辨症环节首要的就是从每个症状的印象，即属脏属腑、属虚属实、属气属血等不同证的印象出发，通过这些复杂的症状印象（证）里进一步分析，去粗存精，去伪存真，去次要的，抓主要的，而得出来的就是准确的证。若不按此步骤环节，囫囵吞枣，单凭印象而武断为某证，往往容易辨证不准确甚至辨证错误。

其二，要注意疾病的起因和治疗后反应的辨证。如风邪犯肺之感冒咳嗽，初起未按痒证治疗而运用止咳糖浆及凉性感冒药，以致咳嗽长期缠绵不愈而出现咽痒即咳，咽不痒则咳即暂停。干师认为是因服用糖浆或凉药后，以致外感风邪不得外泄，伏困于肺经，上凌于咽喉所产生的后果。这时辨证，尽管虽无外感表证的现象存在，但仍需采取射干麻黄汤或喉科六味汤之类的方药来补上宣邪外泄的一课，方能获愈。若以久咳而辨为肺虚，予以润肺止咳，其结果必成徒劳。

其三，对每个疾病的治疗过程中的环节辨证。在临床时既要重视疾病的发生、发展、转化的辨证规律，还要避免固守一个证型，一治到底的机械辨证论治的现象。一般在一个疾病的治疗过程中，疾病的初、中、后期，都有其证的转化与侧重的规律。如外耳廓湿疹，多以风、湿之邪所致，而在辨证论治时，初期以风盛为主，其次是湿；中期以湿盛为主；恢复期以阴血不足为多。在治疗上也就必须随之而应，才能效如桴鼓。

总之，干师的辨证经验，概括起来就是坚持中医体系，抓住特点，灵活运用，对准确辨证具有实用意义。（节录自《干祖望耳鼻喉科医案选择》432页）

（陈国丰）

遣方用药经验

一、取轻灵制胜　忌大量重剂

人之所病，不外乎阴阳表里、寒热虚实、脏腑气血的失调。其治疗也不外乎祛邪扶正，调整阴阳、脏腑气血，予以补偏救弊，使之平衡，需赖药力，而药亦有利害之弊。再则人体受邪所产生的机体失衡也是相对而言的，如同天平，稍予增损，即使之平衡。鉴于此，干师主张用药轻灵，意在驾轻舟过险峡。或取安慰剂，以利用自身正气来调整其失调，使之康复。切忌大起大落、猛攻猛打之重剂，以免人为地造成病者机体的失衡。也就是说，凡药能逐邪者，皆能伤正；能补虚者，皆能留邪。所以临床上干师用药，每味量一般不超过 10g；对大苦大寒、峻猛之品如黄连、黄芩、黄柏、龙胆草、胆南星等，多用 3g；矿石、介类的药量常为 30g 左右。其要义是轻能去实和宁可服药时间长些，使之慢慢向愈，其疗效可靠而且巩固。反对重剂急于求痊，认为凡求之过急，虽能使症状很快减轻，但反而会造成缠绵难愈的局面。更重要的是临床上往往对一些未能明辨之证，亦易陷入深峻，产生不能自拔的后果。

二、以味少而精　取一箭双鹛

干师认为，只要明辨其证，投药不在多而在于精；用药不宜杂乱而是选择一药多用。他的处方一般不超过 10 味药，紧扣其证。反对得其证即将同类药如同砌墙垒砖样地堆砌。如他对辨为心火亢盛证者，就常以导赤散加上灯心草、白茅根、芦根、连翘即可，若其重证再加黄连 1.5~3g。又如虚火喉痹者，往往因阴虚火旺，虚火又炼津为痰，阻于咽喉。这时既要养阴清火，还要化其痰，若选用陈皮、半夏化痰，就会更伤其阴，因此，他常取天竺黄，既能化痰而又不伤阴之精品。又如对证为血虚夹瘀者，就取补血兼又活血的丹参、当归尾。鼻衄兼表证者，选用荆芥炭。过敏性鼻炎多半兼有过敏性哮喘，临床上常常先为过敏性鼻炎发，继则哮喘随之而应，他所选用的干地龙，具有良好的抗过敏作用，且能止咳平喘，有一箭双雕之功。还有实热火证易耗散人体之阴液，而黄芩具有清火泄热之功，且偏于滋润，伤津耗液不甚，故为首选之品，黄连、黄柏虽也是清热泻火之品，但燥性较大，易伤津液，而为次选之药。

三、宗东垣之理　善用益脾药

诸窍为用，责于脾土。是说脾胃得健，水谷精微充旺，诸窍得以濡养而健用。痰浊蒙窍，也必赖于脾胃健旺主能驱逐。清阳不升，诸窍失濡，非脾胃健运而不能上承濡之。所以干师擅以参苓白术散、四君子汤、异功散、补中益气汤等方药运用于耳鼻喉疾病，以调整脾胃健运功能，而使诸窍病除。

脾胃为后天之本，有胃气则生，无胃气则死。只有留得脾胃之气，才能有利于窍病的康复。因此，干师常常注意顾及脾胃功能，善取不伤脾胃的甘寒药，如生地、玄参、金银花、石膏、芦根、白茅根、天花粉之类，不太用苦寒败胃之药，即使对一些危重病证或必用苦寒之品者，也多半伍入苓、术、草、枣、麦芽、六曲之品，以护其脾胃。同时还注意到应用苦寒药时，以中病即止为原则。

四、加减再变通　喜投经验药

病的证候是错综复杂的，不可能一方一证，原封不动地对号入座，常常需要临证加减再变通。于此，干师处方中善于投一二味经验之药。如多汗，常在辨证的基础上加入一味料豆衣，而不去选用止汗敛汗之品。干师认为料豆衣具有良好的止汗作用。可用于各种多汗症，而又无留邪及助湿的副作用。鼻出血者，伍入苏子或羚羊角粉，取其降气和平熄肝气的作用，使得气降血亦降而达衄止的目的。只要见到精神极度疲乏无力者，常加仙茅或仙灵脾，认为其有类似激素的作用，而具振奋精神的功效。另外，干师认为射干作用于喉部；马勃作用于咽部；挂金灯作用于急、慢性扁桃腺炎；角针、穿山甲，对化脓性炎症，欲其化脓、提脓者宜小剂量，一般 3~5g，欲其消散、吸收者宜大量，可用 5~10g。临证时，一般只要对症即予以取用。

五、以诸窍特点　常伍引经药

耳鼻咽喉，谓之空清之窍，位于人首，居位最高，药力常常难以到达。干师认为除取用轻扬之药外，还需要配伍引经药，使之药力引达病所。如治疗咽喉病者，常以桔梗、马勃作为引经药；鼻病者，以辛夷、白芷；耳病者以苦丁茶、柴胡、夏枯草；口腔病者，以升麻、藿香，等等。然而诸窍以清为本，以通为用，故又常配合具有升阳升清的升麻、柴胡、葛根，以及通窍的菖蒲、防己、木通、路路通等参酌应用。

六、久慢性顽疴　挥戈与食疗

临床上常常遇到一些慢性疾病、顽疴久缠，令人束手无策，或常规之药效如蚁进。如何增强疗效，加速进程，干师常常采用挥戈一击之法，即重用化痰涤痰、破血攻瘀、软坚散结、虫类峻药等。如声带麻痹，用蜈蚣、全蝎、僵蚕、桃仁、红花、三棱、莪术等，以泰山压顶之势，有时竟达一槌定音之功。

再则干师还常嘱其膳食之谱，以协助药力或直接以食代药。如：声带小结、息肉、肥厚性喉炎、声带淀粉性变者，嘱其多食海带、海蜇、芋艿，以化痰软坚；鼻衄者，多食藕、枸杞头，以凉血清肝；老年性耳鸣、耳聋者，多食黑芝麻、核桃肉，以补益肾精；慢性咽炎者，用话梅糖含噙，以生津润喉；咽喉癔感症者，用麦芽泡茶饮，以缓脏躁；虚火喉痹者，多吃猪肤，以清肺、降浮火归根。

七、独到的药用经验

老师在临床上对许多药物的功用具有独树一帜的经验。

仙鹤草、仙茅、仙灵脾，治脱力症，即神疲乏力，精神萎靡不振，但食欲尚可，大便正常，并非脾虚气怯之范畴。三药同用为三仙汤（自拟方名）。在各种病症中，只要患者感到整天的疲劳乏力，精神不振者，均可选用，服后即能消除疲惫而振奋精神。仙鹤草，在上海一带民间又称脱力草。

豆衣，亦称料豆衣，治各种多汗症。干师认为一些常用的止汗、敛汗药，效果并不理想，或许还会带来一些副作用。如麻黄根止汗，有时服后反而汗更多。收涩药止汗，有时又敛邪。唯料豆衣对阴虚盗汗、阴虚自汗、卫表不固之多汗均可应用，其效灵验。尤其是对动则易汗，汗后容易感冒者更佳。干师有"一味料豆衣，胜过玉屏风"之说，而且既止汗又不敛邪，更不会产生闭门留寇之弊。

鸡内金，治口疮和口腔溃疡，在辨证的基础上加鸡内金，其效更验。尤其是对复发性口疮和兼夹消化不良及有脾胃症状者，更为适宜。其机理可能是因口疮而使咀嚼困难，以致食物难以消化和影响脾胃功能造成脾胃更虚，使胃浊熏蒸口腔所然。所以，鸡内金具有磨谷消化的功能，而起健脾胃、疗口疮的作用。

白术，通大便。凡脾虚大便秘结者，干师不主张用润肠通便药，更不用泻腑通便药，而是加一味白术。意在脾虚不能运，而大肠乏力传导，若脾气健运则大便自调矣。

蚕砂，煎水漱口，可去口腔污秽，清洁口腔。用于口腔炎、口臭及口腔术后，以代替西药的漱口液，而且无刺激。

此外，蚕砂的煎液去油污力也较强，可谓相当于现代的洗涤剂。

挂金灯，为治疗扁桃体炎的要药，急、慢性扁桃体炎均可应用。其次是山豆根、金果榄。

马勃、射干同作用于咽喉病。但马勃用于咽部的红肿及水肿为好；射干用于喉部的红肿及水肿为佳。

刀豆，具有补肾作用，对肾虚之耳鸣、耳聋等均可。其道理难说，据干师自谓"乃学习于南京名老中医曹光普的经验"。更重要的是认为刀豆的形状如肾样，故有补肾之功。

黄芩、黄柏、黄连，除常规辨证应用外，若结合西医的炎症应用，干师认为前两者宜于弥漫性炎症；后者宜用于局限性炎症为佳。

蒲公英，用于分泌性腺体的炎症，疗效显著。如腮腺及腮腺管炎、舌下腺及唾液腺炎、乳腺炎等。

皂角刺、穿山甲，可用于脓肿。但小剂量（3~5g）有促化脓、提脓的作用，故多用于成脓期。大剂量（6~10g）有消散、吸收的作用，多用于未成脓期。

赛碧散，治带状疱疹。赛碧散即用稻草包明矾，点燃后烧尽，灰矾共研末而成。使用时加麻油调敷患处，其效甚佳。

防己、木通（丝通）、荸荠地上茎（通天草），具有通窍启憋之功，尤其是对耳朵憋气，有堵塞感者最为适宜。（节录自《干祖望耳鼻喉科医案选粹》436页）

（陈国丰）

治疗慢性鼻炎经验

一、肺怯金寒，鼻失温养，则温肺通窍

《灵枢·本神》曰："肺气虚则鼻塞不利"。肺气虚弱则不能宣发卫气输精于肌表，往往易于受邪，而鼻为肺窍，故出现鼻塞不通，或交替性鼻塞，鼻涕清稀，鼻黏膜及下鼻甲肿胀，色淡红。全身症状可有怕冷。平素易感冒，舌苔薄白，脉细等肺气虚寒，寒邪凝聚之证。

干师常以党参、黄芪、白术、茯苓、炙甘草温补肺气，防风、桂枝、细辛温肺祛寒，桔梗、路路通、菖蒲宣通鼻窍。若气虚明显者，加紫河车。

二、脾虚不健，痰湿泛鼻，则健脾通窍

《素问·至真要大论》曰："诸湿肿满，皆属于脾"。脾失健运，聚湿成痰，痰湿泛鼻，以致鼻腔肌膜肿胀，鼻甲肿大充盈鼻腔而鼻塞不通，鼻涕白粘量多，全身症状可有头昏头重、体倦乏力、大便软或溏、舌淡苔薄白腻、脉缓等脾虚湿困之证。

干师常以党参、白术、茯苓、山药、白扁豆、甘草健脾益气，陈皮、法半夏利气化痰，藿香、菖蒲芳香通窍，因中虚多寒，用荜茇温中祛寒，且能通利鼻窍，桔梗引药上行，使诸药性能抵达鼻窍。

三、清阳失举，浊蒙鼻窍，则升清通窍

鼻居面中，为阳中之阳，是清阳交会之处，故又属"清窍"，清窍则需清阳之气升腾濡养。若脾阳不振，升清失常，则浊邪郁积鼻窍不降，出现鼻塞不通，浊涕较多，嗅觉减退，鼻黏膜充血，鼻甲肿胀，鼻腔见黄白分泌物潴积，全身症状可有头昏体倦、食欲不振、舌苔薄黄而腻、脉濡等浊邪上蒙之证。

干师常以升麻、葛根升举清阳之气，太子参、白术、茯苓健脾助运，藿香、佩兰、辛夷、苍耳子、菖蒲芳香化浊，鸭跖草清化湿浊，桔梗引药上行，且能宣通清窍。

四、瘀血阻滞，鼻窍不利，则活血化瘀

《素问·五脏别论》曰："心肺有病，而鼻为之不利。"心主血脉，若心气虚，气不帅血，瘀血阻滞鼻窍而鼻塞不通。但邪滞鼻窍所致气血瘀滞，也可鼻塞不通，鼻甲肥大，但运动后鼻通气改善。虚证者鼻黏膜淡红，实证者鼻黏膜充血。

干师常以桃仁、红花、当归尾、益母草、乳香活血化瘀，辛夷、白芷、菖蒲、路路通、桔梗祛邪通窍，乌药、陈皮顺气破滞。若气虚者，加党参、黄芪。

五、肺气壅滞，气壅逆鼻，则宣泄肺气

《灵枢·脉度》曰："肺气通于鼻，肺和则鼻能知香臭矣"。可见，肺气宣畅，则呼吸平和，鼻窍通利，能知香臭。反之，肺气失于宣泄，则壅滞上逆鼻窍，出现鼻塞气热，张口呼吸，黄脓涕多，涕擤出后则鼻塞改善，鼻甲肥大，黏膜

充血，鼻腔有脓液潴积，全身症状可有咳嗽、胸闷、口干喜饮、大便干等肺失宣降之证。

干师常以桑叶、桑白皮、黄芩、马兜铃宣泄壅塞之肺气，山栀、天竺黄、鱼腥草、桔梗、芦根清肺排脓涕，菖蒲、路路通以通鼻窍。

六、气滞夹风，清窍闭塞，则顺气破滞

风邪郁鼻，气机失畅，气滞则脉络不通，出现鼻塞不通，两耳闭气，头昏头胀，鼻甲肿大，黏膜充血，鼓膜内陷，全身症状可有胸闷不畅、舌薄苔、脉弦等气失畅通之证。

干师常以广木香、乌药、青皮、枳壳顺气破滞，蝉衣、羌活、僵蚕祛风通络，防己、菖蒲、路路通通窍利鼻。

干师在临床中，注重整体，结合局部，强调辨证，抓住特点进行治疗。综上 6 个证型，各有其特点：如肺气虚寒的主要辨证要点，是患者平素容易感冒；脾虚湿聚的辨证要点，是鼻涕白粘量多；清阳失举，浊积鼻窍的辨证要点，是浊涕较多，嗅觉减退；瘀留鼻甲的辨证要点，是鼻塞在运动后即通；肺气壅滞的辨证要点，是黄脓涕多，鼻塞气热，擤出涕后鼻通气改善；气滞夹风的辨证要点，是鼻塞不通伴两耳闭气，胸脘闷胀。总之，中医治病要抓证，根据不同的证型施用不同的治疗方法。（节录自《干祖望耳鼻喉科医案选粹》441 页）

（陈国丰）

独特的辨证思路

中医治病，离不开辨证论治。但许多复杂病例在常规的辨证论治下，不能收效。这时干师常以独特的辨证思路，在常规外别取一法，使一些难治之症得以缓解甚至治愈，值得我们学习与借鉴。

一、破常规套法　清心息耳鸣

随师门诊时，经常遇到一些耳鸣患者，几经周折，先后予以清肝熄风、育阴潜阳、滋补肝肾、重镇安神等法，均无寸进。而干师通过了解鸣声的音量大小，音调高低，拒绝或接受外来噪声，并诊察舌质、脉象，从而辨别是否存在心火之证。若耳鸣的音量大，音调高，拒绝外来噪声，心烦，舌质红或有朱点，脉有数意者，多从清泻心火入手。盖心寄窍于耳，故心火平耳鸣息。常用方为导赤散加白茅根、芦根、连翘、灯心草。严重者加黄连。往往收到料想不到的效果。

二、泄邪开困束　宣发治咳嗽

新感咳嗽，运用宣发肺气之法来治疗，往往药到病除。但有些患者咳嗽一年半载，从成药糖浆、中药汤剂到西药的抗生素、止咳剂，乃至于西医的麻醉镇咳剂，一一用遍，其效漠然，仍然表现为咽痒阵作，痒作则剧咳，痒缓则咳停而反复不愈。西医的各种理化检查亦无特殊的阳性病变，但病者苦不堪言。干师认为这类患者虽然病久，刻下亦无外感之征，但是因为病初使用寒药或糖浆类药，使本来的外感之邪，未能得到宣散而阻遏困伏于肺经，移祸于咽喉，导致咽痒咳嗽缠绵不愈。故仍然需要用三拗汤、射干麻黄汤、喉科六味汤化裁，予以宣发肺气，透邪外达而起竿影之效。

三、泻火求出路　清散疗口疮

口舌生疮，红肿疼痛，舌红苔黄，脉数，伴见大便干燥，尿黄，乃为肺胃火热之证，治当清泻肺胃。但曾遇一患者，每值秋冬之季即作口疮，反复 10 余年。作时，经用清泻肺胃之药，很快即愈，即使不治，八九日后亦可自愈。如何控制其复发？虽经久治，病仍应时发作而巍然不动。干师主张，发作时在清泻肺胃的基础上加荆芥炭，使之既入血分，又能将邪热从肌肤中发散出来，其疗效更佳。再则次年在夏末之时服用发散剂，使邪热有出路而控制其复发。如法炮制，证明自有见地。

干师认为，该患者素有肺胃积热，当到秋冬收藏之时，腠理致密，玄府闭锁，使内伏之肺胃热郁，固束更甚，只有蒸熏冲凌口舌而病发。故在发病前用荆芥、薄荷、芦根等发散之剂，使腠理开泄，玄府洞开，郁热随之而解，哪有再作之理。

四、诸法难润喉　化瘀愈咽干

咽干是急慢性咽喉病中常见的主要症状之一。多系风、热、燥邪及肺肾阴虚所致，祛风散热、滋阴润肺、清肺润燥等法早已被医者所掌握。余随诊时，遇一患者咽喉奇干，引饮仅润片刻，而干又来，病已两年之多。曾经用过清热泻火、滋阴润肺、育阴除火、养阴润燥诸法，未得其效，慕名求干师诊治。干师予以活血化瘀之三棱、莪术、桃仁、红花、丹皮、赤芍、泽兰、玄参、桔梗、甘草等，服 20 余剂而见功覆杯。

干师谈思路，咽喉奇干，过去已用遍诸法，未能获效，若再蹈前者踵迹，势必绕熟路而还原地也！因此，开辟新径，取活血化瘀一法，意在血液瘀滞，不能载精气运行布散所然，所以说"瘀能致燥"，这正合乎于唐容川《血证论》中的"血渴"。

五、见血休止血　泻肺治鼻衄

鼻衄反复发作者，欲止容易，控制其复发实难。干师常对一些年轻体壮者，多在秋、冬频作，诊查时见有鼻黏膜充血潮红，立特氏区小血管扩张显露，舌薄苔，舌质红者，多以泻肺之桑白皮、马兜铃、桑叶、黄芩、苏子、白茅根、丹皮、赤芍等药治之，而不用止血药，甚佳。

干师认为，青壮年气血方刚，肺气壅滞，逆乱于鼻窍，而致立氏区小血管扩张显露，易于破裂及血溢。治从泻肺气而平降气血，使衄止而不发。若以止血之法，仅为治其标，未治其本，故难以根治之故也。

上述是干师临证论治中的几点思路。给我们的启发是中医治病，一定要坚持辨证论治，但也要灵活变通，思路要广，变法要多，应用要活，更重要的是多阅读古今中医文献，不能仅局限于教科书上的一些常规套法，如此才能更好地去发挥中医特色。（节录自《干祖望耳鼻喉科医案选粹》444 页。）

（陈国丰）